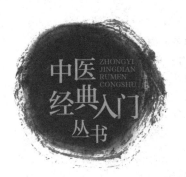

中医
经典入门
丛书

ZHONGYI
JINGDIAN
RUMEN
CONGSHU

伤寒论

白话解

SHANGHANLUN
BAIHUAJIE

㉠ 张仲景 原著

刘俊 李琳霈 主编

化学工业出版社
·北京·

本书是对汉·张仲景所著《伤寒论》的白话文解释，编排上分为【原文】【白话解】【解析】，对一些难解字句进行了【注释】。本书尊重原著，并查阅了大量历代、近现代的文献资料，注释简明扼要，白话解通俗易懂，适合中医药院校学生、中医药临床工作者及广大中医药初学者、爱好者学习参考。

图书在版编目（CIP）数据

伤寒论白话解/刘俊，李琳霈主编．—北京：化学工业出版社，2017.2（2024.11重印）
（中医经典入门丛书）
ISBN 978-7-122-28509-6

Ⅰ.①伤…　Ⅱ.①刘…②李…　Ⅲ.①《伤寒论》-译文　Ⅳ.①R222.22

中国版本图书馆 CIP 数据核字（2016）第 274252 号

责任编辑：邱飞婵　　　　　　　文字编辑：王新辉
责任校对：宋　夏　　　　　　　装帧设计：关　飞

出版发行：化学工业出版社（北京市东城区青年湖南街 13 号　邮政编码 100011）
印　　装：涿州市般润文化传播有限公司
850mm×1168mm　1/32　印张 12　字数 283 千字
2024 年 11 月北京第 1 版第 8 次印刷

购书咨询：010-64518888
售后服务：010-64518899
网　　址：http://www.cip.com.cn
凡购买本书，如有缺损质量问题，本社销售中心负责调换。

定　　价：39.00 元　　　　　　　　　　版权所有　违者必究

编写人员名单

张仲景（汉）　原　著
主　编　刘　俊　李琳霈
副主编　符　佳　潘　圆
编　者（以姓氏笔画为序）
邓叔华　刘　俊　杜中华　李琳霈　邹光翼
符　佳　喻　莉　潘　圆

前言

中医的生命力在于临床疗效，而提高临床疗效的捷径，就是继承前人宝贵的诊疗理论和丰富的临床经验。古今大凡著名医家，无一不是在熟读古籍，继承前人经验的基础上而成为一代大家的。从古到今，我们的中医书籍汗牛充栋，限于时间原因，不可能全面读到，只能选择性地读，如何在有限的时间阅读更多可靠、实用的书籍成为了现在中医初学者需要思考的问题。

每门专业都有相应的经典著作，中医更是如此，学习传统中医的捷径，就是从中医经典著作入手，目前公认的中医经典著作主要包括《伤寒论》《金匮要略》《黄帝内经·素问》《黄帝内经·灵枢》《温病条辨》等。由于这些经典著作文辞深奥，阅读时有一定困难，往往会有"寻思旨趣，莫测其致"和"览之者造次难悟"之感。若没有扎实的文言文基础水平，学习这些经典则会有些吃力，特别是对于现代年轻中医初学者更是有些难度，不容易理解原文的意思，因此，我们本着尊重原著的本意，查阅了大量历代、近现代的文献资料，用现代汉语风格对这些经典著作进行了白话解释，以便于中医爱好者、中医初学者学习参考。

本书编排上主要分为【原文】【白话解】【解析】，对一些难解字句进行了【注释】，本书文理浅易，内容丰富，力求深入浅出，实为中医经典初学者登堂入室之阶梯，也可作为中医院校学员和中医临床工作者的参考资料，是一本可以让初学者学懂的《伤寒论》的入门书。

本书从整理到付梓，时间仓促，书中定有不足之处，恳请读者批评指正。

编者
2016 年 12 月

《伤寒论》序

【原文】余每览越人入虢之诊，望齐侯之色，未尝不慨然叹其才秀也。怪当今居世之士，曾不留神医药，精究方术，上以疗君亲之疾，下以救贫贱之厄，中以保身长全，以养其生，但竞逐荣势，企踵权豪，孜孜汲汲，惟名利是务，崇饰其末，忽弃其本，华其外，而悴其内，皮之不存，毛将安附焉。卒然遭邪风之气，婴非常之疾，患及祸至，而方震栗，降志屈节，钦望巫祝，告穷归天，束手受败，赍百年之寿命，持至贵之重器，委付凡医，恣其所措，咄嗟呜呼！厥身已毙，神明消灭，变为异物，幽潜重泉，徒为啼泣，痛夫！举世昏迷，莫能觉悟，不惜其命，若是轻生，彼何荣势之云哉！而进不能爱人知人，退不能爱身知己，遇灾值祸，身居厄地，蒙蒙昧昧，蠢若游魂。哀乎！趋世之士，驰竞浮华，不固根本，忘躯徇物，危若冰谷，至于是也。

【白话解】每当我阅读秦越人到虢国为虢太子诊病、为齐桓侯实行望诊的记载，都感慨地赞叹他才能出众。奇怪当今世上的读书人，竟然不重视医药，精心研究医术，对上用来治疗君王和父母的疾患，对下用来拯救贫苦百姓的病苦，对自己用来保全身体健康长久，保养生命。只是竞相追求荣华权势，攀附权豪，非常急切地一味追求名利。重视功名利禄之末节，轻弃身体之根本，使自己的外在华美，却使自己的内在衰敝。假如皮不存在了，毛将附着在哪里呢？突然遭受邪气的侵袭，身染严重的疾病，祸患到来，才震惊发抖。降低身份，委心屈身，虔诚地将期望寄托于巫祝。等到巫祝办法用尽，只好听天由命，坐等死亡。拿百年的寿命，把最宝贵的身体，交付给平庸的医生，听凭他们处置。哎！他们的身体已经死亡，精神已经消灭，变成了死尸，深埋于地下，别人只能白白地为他们哭泣，痛心呀！整个社会上的读书人都昏昧糊涂，没有人能够醒悟，不珍惜自己的生命，像这样轻视生命，他们哪里还谈得上什么荣华权势呢？他们进身为官不能爱护照管子民，退身为民又不能爱护照管自身，遇到灾祸，身处困境，愚昧无知，愚蠢得如同游荡的鬼魂。悲哀呀！在社会上奔波忙碌的读书人，竞相追逐虚浮的荣华，不保重身体这一根本，完全不顾及自己的身体去营求身外之物，危险得如履薄冰，如临深渊，竟然达到了这样的地步！

【原文】余宗族素多，向余二百，建安纪年以来，犹未十稔，其死亡者，三分有二，伤寒十居其七。感往昔之沦丧，伤横夭之莫救，乃勤求古训，博采众方，撰用《素问》《九卷》《八十一难》《阴阳大论》《胎胪药录》，并平脉辨证，为《伤寒杂病论》合十六卷，虽未能尽愈诸病，庶可以见病知源，若能寻余所集，思过半矣。

【白话解】我宗族的人一向很多，原先有二百多口。自从建安元年以来，还不到十年，死亡的人有三分之二，其中死于伤寒的人占十分之七。我为先前宗族的没落衰亡而感叹，为意外早亡的人得不到救治而悲伤，于是就勤奋探求古代医家的著作，广泛收集各种医方，选用《素问》《九卷》《八十一难》《阴阳大论》《胎胪药录》等书，结合自己诊脉辨证的体验，写成《伤寒杂病论》，共十六卷。虽然不能全部治愈各种疾病，或许可以据此看到病证就知道病源。如果能探究我这部著作，对治病的要领就基本领悟了。

【原文】夫天布五行，以运万类，人禀五常，以有五藏，经络府俞，阴阳会通，玄冥幽微，变化难极，自非才高识妙，岂能探其理致哉！上古有神农、黄帝、岐伯、伯高、雷公、少俞、少师、仲文，中世有长桑、扁鹊，汉有公乘阳庆及仓公，下此以往，未之闻也。观今之医，不念思求经旨，以演其所知，各承家技，终始顺旧。省疾问病，务在口给，相对斯须，便处汤药，按寸不及尺，握手不及足，人迎趺阳，三部不参，动数发息，不满五十，短期未知，决诊九候，曾无髣髴，明堂阙庭，尽不见察，所谓窥管而已。夫欲视死别生，实为难矣！

【白话解】 自然界分布五行，来化生万物；人禀受五行之常气，而具有了五脏。经络气府腧穴，阴阳交会贯通；人体生理的运化玄妙隐微，变化难以穷尽。如果不是才学高超、见识微妙的人，怎么能探究其中的道理要旨呢？上古有神农、黄帝、岐伯、伯高、雷公、少俞、少师、仲文，中古有长桑君、扁鹊，汉代有公乘阳庆和仓公，从此以后，没有听说有这样的名医了。看看当今的医生，不去研究探求医经的要义，用来扩大自己的知识，而是各自秉承家传的技艺，始终沿袭旧法。诊察问讯病情，致力于口才敏捷，面对病人片刻工夫，就处方用药。诊脉时只按寸部，却不按尺部，只按手部脉，却不按足部脉；人迎、趺阳及寸口，三部脉象不进行综合分析；按脉却不等病人脉搏跳动的次数满五十动。病人很快就要死了尚且不能确诊，九处诊脉部位的脉象竟然连一点模糊的印象也没有；鼻子、眉间和前额，都没有被诊察。这就像所说的"以管窥天"罢了。想要辨别生死预后，实在是难呀！

【原文】 孔子云：生而知之者上，学则亚之，多闻博识，知之次也。余宿尚方术，请事斯语。

【白话解】 孔子说：生来就明白事理的人是上等，通过学习懂得事理的人是第二等。经过多方面求教，广泛记取才懂得事理的人，就又差一等了。我一向崇尚医术，愿奉行"学而知之""多闻博识"这些教导。

目录

辨太阳病脉证并治·上 / 1

辨太阳病脉证并治·中 / 30

辨太阳病脉证并治·下 / 110

辨阳明病脉证并治 / 158

辨少阳病脉证并治 / 214

辨太阴病脉证并治 / 220

辨少阴病脉证并治 / 227

辨厥阴病脉证并治　厥利呕哕附 / 259

辨霍乱病脉证并治 / 297

辨阴阳易差后劳复病脉证并治 / 306

附录 / 313

方剂索引 / 363

参考文献 / 366

辨太阳病脉证并治 上

合一十六法，方一十四首

○【原文】
太阳之为病，脉浮，头项强痛而恶寒。[1]

【注释】

① 脉浮：脉象浅表，轻手按之即得，犹如木浮水面。

② 强（jiāng 抢）：僵直而不自如。

③ 恶（wù 勿）：厌恶。恶寒：怕冷的意思。

【白话解】

太阳病的临床表现是：脉象浮，头痛，后颈项部强硬，转动不舒，而且必定畏寒。

【解析】

此条为太阳病提纲。太阳病一词，一般都以病名看待，实际上它可以看成是一个术语，指人体最表一层为风寒外邪所侵袭，受到阻郁，出现脉浮、头部巅顶、下连项后、强急疼痛、恶寒等症状，叫作太阳病。

脉浮，是说人体被风寒之邪所侵袭，毛孔紧闭，但正气能奋力抗邪于表而充盈于外，故脉象应之而浮。头痛各经都有，只有头痛连项，才能认为是太阳头痛，因为头为三阳共有，项为太阳独有，太阳经脉受邪，经气运行发生郁滞，出现头项强直，转动不灵而牵引作痛。恶寒是指通体而言，包括恶风在内，是太阳之气受损而失去正常卫外功能所致。

● **【原文】**

太阳病，发热，汗出，恶风，脉缓者，名为中风。[2]

【注释】

中（zhong 仲）：即伤于风的意思，与淬然暴倒、口眼歪斜之中风病不同。

【白话解】

太阳病，发热，汗出，畏风，脉象浮缓的，为太阳中风证。

【解析】

"中风"，即感受风邪而发生的病证，和今之属脑病范围的猝然昏倒、不省人事、口眼歪斜的"中风"，名同而病异，不可混淆。在太阳病脉证的基础上，兼见发热、汗出、恶风、脉缓，是太阳中风证。中风为风邪所伤。风为阳邪，伤人较浅，病位在卫、在表。风阳之邪伤了卫阳之气，卫阳与之相争，两阳相并，"发热"一症常先见，而且突出，故本条把发热列在诸症之首。"汗出"证是因卫阳被风邪所伤，卫不固营；又因风性开泄，使营阴不能内守，于是营阴外泄而为汗。汗出则营阴越伤。由于发热与汗出并见，故扪之肌肤多是热而湿润，而非干热灼手。"恶风"即指怕风而言。恶风是因风伤卫阳，汗出肌疏之故。"脉缓"，指脉搏柔弱弛缓，与紧脉相对而言，在"太阳病"前提下见缓脉，即指浮缓之脉。脉浮为邪在表，脉缓为汗出营弱的反映。太阳中风证，即太阳表虚证，是因汗出伤营、营阴内弱，与太阳伤寒表闭营郁之表实证相对而言，切勿与内伤"表气虚"之黄芪证相提并论。

● **【原文】**

太阳病，或已发热，或未发热，必恶寒，体痛，呕逆，脉阴阳俱紧者，名为伤寒。[3]

【注释】

① 脉阴阳俱紧：阴阳有两种解释，一是认为指脉的尺

寸，脉尺寸俱紧；二是认为指脉的沉浮，脉浮沉俱紧。两说都有理，但从表证脉必浮来看，应是浮紧，那么，则以尺寸俱紧更符合实际。参考麻黄汤禁例有尺中脉迟、尺中脉微禁用，也可资佐证。"紧"指脉的紧张状态，与弦脉相似而如转索有力。

② 伤寒：太阳病无汗脉紧，寒性凝敛，故名为伤寒。此属狭义伤寒，不是泛指外感热病的广义伤寒。

【白话解】

太阳病，或者已经发热，或者还暂未发热，但必定畏寒，多伴有周身疼痛、呕吐，寸关尺三部脉都呈紧象的，就称之为"伤寒"。

【解析】

本证是太阳病的另一类型，为风寒外束肌表，表阳被遏，营阴郁滞而成。"或已发热，或未发热"，提示发热一症有早有晚，然而发热之迟早，多与感邪轻重、体质强弱有关。"或已发热"是风寒袭表，卫气能及时伸展与邪相争，故起病即见发热，"未发热"是感受风寒较重，卫阳郁闭不能及时伸展达表抗邪，故发热较迟，然不论迟早，必有畏寒。"必恶寒"，强调了恶寒必见。寒为阴邪，卫阳被阴伤，肌表失其温煦，故恶寒必见；"体痛"即周身疼痛，是太阳伤寒主症之一；寒性凝涩，伤人可外闭卫阳而内郁营阴，使营卫气血涩滞不畅，而致周身疼痛；"呕逆"，是寒邪束表，胃气上逆的反映。

● **【原文】**

伤寒一日，太阳受之，脉若静者，为不传；颇欲吐，若躁烦，脉数急者，为传也。[4]

【注释】

① 伤寒：指广义伤寒，包括中风在内。

② 脉若静：静者，平静之意。此处指脉不数不急，与证符合尚未发生变化。

③脉数急：与脉静相对而言。

【白话解】

外感病第一天，邪在太阳，如果脉证静止在太阳未变的，这是疾病未发生传变。如果想呕吐、烦躁不安、脉象数而急，为邪气传里之象，表示病已传变。

【解析】

"伤寒一日，太阳受之"指太阳病，包括中风及伤寒在内。初感外邪，太阳首当其冲，故先发太阳病。如何辨别太阳病是否发生传变？仲景提出要根据临床表现而定。如其人"脉若静"即脉不数不急，原浮脉不变，反映太阳之邪仍在表，没有传变的迹象。"脉数急者"是指脉象由平静而变为数急。此数急之象与脉静相对而称，说明邪有化热入里的趋势。因为脉为气之先，它反映了一定的疾病现象，脉不变的，病亦未变；脉已变的，则标志疾病欲有传变。"颇欲吐"是指病人频频想吐。由于喜呕欲吐是少阳病的特征，故常以此症为邪入少阳的象征。"躁烦"即烦躁之意。为阳热内盛的反映，它标志阳明里热渐成。欲吐与烦躁的出现，提示了太阳之邪已向里传变。脉证皆变，即可判断太阳病已有传经的趋势。

◉**【原文】**

伤寒二三日，阳明、少阳证不见者，为不传也。[5]

【白话解】

外感病二三天，如果不见阳明、少阳病症状，而只见太阳病症候的，表示病未传变。

【解析】

上条说伤寒一日，就有传变的可能，本条说伤寒二三日，亦有传变的可能。但二三日，若没有不恶寒，反恶热，口渴等化热的里证，也没有口苦，咽干，目眩的半表半里证，说明病邪尚未传变，治疗时仍可从太阳病施治。

● 【原文】

太阳病，发热而渴，不恶寒者，为温病。若发汗已，身灼热者，名风温。风温为病，脉阴阳俱浮，自汗出，身重，多眠睡，鼻息必鼾，语言难出。若被下者，小便不利，直视，失溲。若被火者，微发黄色，剧则如惊痫，时瘛疭，若火熏之。一逆尚引日，再逆促命期。[6]

【注释】

① 风温：温病误用辛温发汗后的变症，与后世的外感风温病不同。

② 鼾（hān）：呼吸时鼻中发出的响声。

③ 失溲（sōu）：大、小便自遗的意思。

④ 被火：误用火法治疗。火法包括烧针、艾灸、熏、熨等。

⑤ 瘛疭（chì zòng）：手足抽搐痉挛。

⑥ 若火熏之：形容肤色发黄而晦暗，如烟火熏灼的一般。

【白话解】

太阳病，出现发热、口渴、不怕冷，就叫作温病。温病为感受温邪所致，所以禁用辛温发汗、禁用攻下、禁用火攻。如果误用辛温发汗，就会使热势更甚，出现身体灼热、尺部和寸部脉象均浮盛、自汗出、身体沉重、时时嗜睡、呼吸时鼻有鼾声、说话困难，这就叫风温。如果误用攻下，耗伤阴液，就会出现小便短少不通畅，两目直视，大便失禁。如果误用火攻，就会使邪热更炽，火热内攻，轻的会引起肌肤发黄，严重的会引起手足阵发抽搐，好像惊痫发作一样的症状，皮肤像烟火熏过一样。一次误治，病人尚可苟延时日，反复误治，就会断送病人生命。

【解析】

首条已明确指出，太阳病必具恶寒。如不恶寒而冠以太阳病，出现发热而渴者即为温病。在温病初期，有些病人恶寒不重，时间亦短，恶寒之证不甚明显，此其一；其次，患者在就诊时虽不恶寒，而询问病史，在初发病时曾出现恶寒，不过就诊时恶寒已罢。初病时既具恶寒，则当属太阳病。诊时不恶寒而渴饮，是病已离开太阳，转为温病。由此可知太阳病除伤寒、中风两型外，温病初期，亦有属太阳范畴者。

● 【原文】

病有发热恶寒者，发于阳也；无热恶寒者，发于阴也。发于阳，七日愈；发于阴，六日愈。以阳数七，阴数六故也。[7]

【白话解】

患外感病，如果出现发热、畏寒的，是病在阳经的表现；如果无发热，只畏寒的症状，是病在阴经的表现。病在阳经的，大约七天可以痊愈；病在阴经的，大约六天可以痊愈。这是因为七是奇数属于阳、六是偶数属于阴的缘故。

【解析】

"发于阳，七日愈，发于阴，六日愈"和"阳数七""阴数六"，注家多含糊其辞，或阙疑待考。

● 【原文】

太阳病，头痛至七日以上自愈者，以行其经尽故也。若欲作再经者，针足阳明，使经不传则愈。[8]

【注释】

欲作再经：此处指欲传阳明。

【白话解】

太阳病，头痛超过七天而自行痊愈的，是因为邪气行尽太阳经的缘故。如果邪气未尽，有向阳明经传变的趋势，可以针刺足阳明经穴，使经气疏通，抗邪力增强，邪气不能内传阳明，疾病就会痊愈。

【解析】

伤寒七日为一候。其愈与否，每以一候之期为转机。病在太阳，经过七日以上，是一候之期已尽，其势当衰，如无传变则可愈。所谓自愈，当不排除治疗。如其不愈，势将传变。一般传经之序，一日（候）太阳，二日（候）阳明……本条以阳明为例，针足阳明以防再传。临证时当以脉证为据，不可拘泥于必传阳明。太阳病，当具首条之脉证，仅云头痛，是省文。

"针足阳明"，临床上可取足三里穴，此穴是强壮穴，能使人气血旺盛而增强抵抗力。若再针刺趺阳灾，泻阳明已入之邪，则效果更佳。据此原则，亦可以用药预防，辨别所出现的阳明证候，随症治之。

● 【原文】

太阳病欲解时，从巳至未上。[9]

【注释】

从巳至未：巳，上午九时至十一时；未，下午一时至三时。从巳至未，即从上午九时至下午三时。

【白话解】

太阳病将要解除的时间，多在上午九时至下午三时之间。

【解析】

太阳病缓解的时间是从巳时到未时，此时自然之阳气隆盛，有利于抵抗阴寒之邪。伤寒所言十二时辰是以真太阳时为准，也就是当地日出为卯，日落为酉，其他时间以此类推。

● 【原文】

风家，表解而不了了者，十二日愈。[10]

【注释】

不了了：就是余邪未净、尚未复原的意思。

【白话解】

容易患太阳病的人，表证解除以后，身体仍感觉不舒适的，需待一定的时日，正气恢复，才能痊愈。

【解析】

"风家"，指经常外感风邪的病人，这是因卫气素虚所致。风解则邪解，邪解则病自除。今表证已解，但未彻底康复，病人仍觉身体不爽，故云"不了了"。本条说明，素体虚弱易患外感的病人从病状消除到康复要有一个正气恢复的过程，这个过程约十二天左右，时间如此之长，正是由"风家"体虚所致。临证之时不得再用解表发汗之法，当考虑建中益气，实卫固表。

【原文】

病人身大热，反欲得衣者，热在皮肤，寒在骨髓也；身大寒，反不欲近衣者，寒在皮肤，热在骨髓也。[11]

【白话解】

病人身体发热，反而想穿很多衣服，这是外部假热、内部真寒的表现；身体非常怕冷，反而不想穿衣服，这是外部假寒、内部真热的反映。

【解析】

皮肤指表言，亦指现象言；骨髓指里言，亦指本质言。身有大热，当恶热喜冷，患者反欲近衣就暖，此系表热而病本属寒，乃真寒假热；身觉大寒，形寒肤冷，反欲去衣被，此系表寒而病本属热，乃真热假寒。

【原文】

太阳中风，阳浮而阴弱，阳浮者，热自发，阴弱者，

汗自出。啬啬恶寒，淅淅恶风，翕翕发热，鼻鸣干呕者，桂枝汤主之。 方一 。[12]

桂枝三两，去皮　芍药三两　甘草二两，炙　生姜三两，切　大枣十二枚，掰

右五味，咀三味，以水七升，微火煮取三升，去滓。适寒温，服一升。服已须臾，啜热稀粥一升余，以助药力。温覆令一时许，遍身漐漐，微似有汗者益佳，不可令如水流漓，病必不除。若一服汗出病差，停后服，不必尽剂。若不汗，更服，依前法。又不汗，后服小促其间，半日许，令三服尽。若病重者，一日一夜服，周时观之。服一剂尽，病证犹在者，更作服。若汗不出，乃服至二三剂。禁生冷、粘滑、肉面、五辛、酒酪、臭恶等物。

【注释】

① 啬啬（sè sè）：形容恶寒畏缩的状态。

② 淅淅：风声，如冷雨凉风侵入肌肤的感觉。

③ 翕翕（xī xī）发热：形容发热的轻浅，病人感觉像羽毛披覆在身上一样。

④ 鼻鸣：鼻中窒塞，气息不利而发出的鸣响。

⑤ 啜（chuò）：喝的意思。

⑥ 温覆：覆盖衣被，使周身温暖，以助出汗。

⑦ 漐漐（zhé 哲）：《通雅》云："小雨不辍也。"形容微汗潮润之状。

⑧ 周时：一日一夜二十四小时，称为周时。

⑨ 五辛：《本草纲目》以大蒜、小蒜、韭、胡荽、芸苔为五辛。

【白话解】

太阳中风证，卫阳抗邪而浮盛于外，营阴不能内守而弱于内，卫阳浮盛于外就发热，营阴不能内守则汗自出，病人畏缩怕冷，瑟瑟畏风，像皮毛覆盖身上一样发热，鼻塞气息不利，干呕，应当用桂枝汤主治。

桂枝汤方

桂枝三两（去皮），芍药三两，甘草二两（炙），生姜三两（切片），大枣十二枚，辦以上五味药，捣碎前三味药，与后两药混合，加水七升，用微火煎煮成三升，去掉药渣，待药汁冷热适当时，服药一升，一日服三次。服药后一会儿，喝热稀粥一大碗，以助药力，并覆盖棉被约2小时，取暖保温来帮助发汗。发汗程度最好是遍身微微出汗，不要让汗出如流水一样淋漓不断，否则伤阳耗阴，疾病就一定不能解除。如果服了第一次药后汗出疾病痊愈，就停止服第二次、第三次药，不需要把一剂药都服尽。如果服第一次药汗不出，可以依照以上服药方法服第二次药。如果服第二次药还无汗出，那么，第三次药可适当提前服，可在半天左右将一剂服完。如果病情重，可以白天夜晚服药，一天24小时进行严密观察。如果服完一剂药后，病症仍然存在的，可以再继续服药，倘若服药后仍不出汗，那么，就可一直服药二三剂。服药期间禁食生冷、黏滞滑腻、油腻之品，以及大蒜、小蒜、芸苔、胡荽、动物乳类及其制品，腐败变质及不良气味之品。

【解析】

太阳中风，阳浮而阴弱，阳，是指浮取；阴，是指沉取。太阳中风发热是因卫阳受邪，风阳并于卫阳，故发热；而营阴得不到卫气的保护则外越，加上冈阳之邪的开泄，所以出现汗出。肺气上通于鼻，外邪犯表，肺气不利则鼻鸣；正气抗于表，不能固护于里，里气升降失常则干呕。此二状乃中风兼证，临床中可见可不见，仅供参考。

【原文】

太阳病，头痛发热，汗出恶风，桂枝汤主之。**方二。**

`用前第一方。` [13]

【白话解】

太阳病，只要出现头痛、发热、汗出、畏风的，就可以用桂枝汤主治。

【解析】

本条承上条言桂枝汤的主证。虽未言脉象，但从汗出，脉之缓已寓其中。前人有说此条是推广桂枝汤的应用，即凡见到头痛、发热、汗出、恶风者，无论中风、伤寒或其他外感病早期，都可采用桂枝汤治疗。

●**【原文】**

太阳病，项背强几几，反汗出恶风者，桂枝加葛根汤主之。`方三。` [14]

葛根四两　麻黄三两，去节　芍药二两　生姜三两，切　甘草二两，炙　大枣十二枚，掰　桂枝二两，去皮

右七味，以水一斗，先煮麻黄、葛根，减二升，去上沫，纳诸药，煮取三升，去滓。温服一升，覆取微似汗，不须啜粥，余如桂枝法将息及禁忌。臣亿等谨按，仲景本论，太阳中风自汗用桂枝，伤寒无汗用麻黄，今证云汗出恶风，而方中有麻黄，恐非本意也。第三卷有葛根汤证，云无汗、恶风，正与此方同，是合用麻黄也。此云桂枝加葛根汤，恐是桂枝中但加葛根耳。

【注释】

几几（shū shū 舒）：项背强直不舒服，俯仰不能自如，如落枕的感觉。

【白话解】

太阳病，项背部拘紧不柔和、俯仰不能自如，本应当无汗，反而出现汗出、怕风等太阳中风证，用桂枝加葛根汤主治。

桂枝加葛根汤方

葛根四两，芍药三两，生姜三两（切片），甘草二两（炙），大枣十二枚（剖开），桂枝二两（去皮）。以上六味药，用水一斗，先加入葛根煎煮，煮去水分二升，除去上面的白沫，再加入其他药物，共煎煮成三升，去掉药渣，每次温服一升。服药后覆盖棉被取暖保温以助发汗，使病人遍身微微汗出为度。除服药后不需喝热粥外，其余的调养护理方法及服药禁忌均同桂枝汤。

【解析】

太阳病兼项背强症，大多是无汗恶风，这是因为太阳经脉循行在脊背之间，风寒外束，太阳经脉阻滞，经气不利的缘故。应当无汗恶风，却见汗出恶风，故用一"反"字以资区别。汗出恶风是太阳中风证的主症，故用桂枝汤，太阳经脉不利，故加葛根以宣通经脉之气，而治太阳经脉之邪。

●【原文】

太阳病，下之后，其气上冲者，可与桂枝汤，方用前法。若不上冲者，不得与之。 方四。[15]

【白话解】

太阳病，误用了泻下药之后，病人自觉胸中有气逆上冲感觉的，可以用桂枝汤治疗，服药方法同前。如果误下后没有气逆上冲感觉的，则不能用桂枝汤治疗。

【解析】

病在太阳，概不可下法。误下则胃气受伤，表邪易陷，可观结痞、结胸、下利之变。如下后胃气未伤，仅见冲逆之势，无邪陷证候，只要太阳中风证仍在，仍可予桂枝汤治疗。"若不上冲"，乃提示其证已变，桂枝汤已不适应，当观察所变，随证治之。

【原文】

太阳病三日，已发汗，若吐、若下、若温针，仍不解者，此为坏病，桂枝不中与之也。观其脉证，知犯何逆，随证治之。桂枝本为解肌，若其人脉浮紧，发热汗不出者，不可与之也。常须识此，勿令误也。 方五。 [16]

【注释】

① 温针：针灸的一种方法，用针针于一定穴内，以艾裹针体而蒸烧之，以冀发汗。

② 坏病：因治疗错误致病情发生恶化，症候变乱。

③ 不中与：不适用的意思。

【白话解】

太阳病第三天，已经用了发汗的方法，或者用了吐法，或者用了攻下法，或者用了温针的方法，病情仍然不解除的，这就是坏病，桂枝汤已不再适用。对于坏病，应该详细诊察其脉象、症状，了解使用了何种错误治法及演变为何种病症，因证立法，随证治疗。桂枝汤本来是解肌和营的方剂，适用于太阳中风证。如果病人脉象浮紧、发热、不出汗，属太阳伤寒证，不可用桂枝汤治疗。医者务必记住这一点，千万不要表实发生错误。

【解析】

病在太阳，当需汗解。仲景根据有无自汗出将太阳病分为伤寒、中风两型，以发汗、解肌二法治疗之。无汗者用麻黄汤，有汗者用桂枝汤。如用麻黄汤治疗中风，则药过病所，往往大汗致变；反之如用桂枝汤治疗伤寒，则药力不达，而往往贻误病情。

【原文】

若酒客病，不可与桂枝汤，得之则呕，以酒客不喜甘故也。[17]

【注释】

酒客：平素嗜好饮酒的人。

【白话解】

平素嗜酒的人，如果患了太阳中风证，不能用桂枝汤治疗，如果服用了桂枝汤，就会出现呕吐，这是因为嗜酒的人多湿热内蕴，而桂枝汤是辛甘温之剂，用后更助热留湿的缘故。

【解析】

本条的意义，是提示医者治病用方，不但要方与症相符，而且要注意患者的平素嗜好，否则就不会收到预期的效果。但也应当灵活看待，嗜酒的人并不一定都不喜甘甜，相反，不是酒客，也会内蕴湿热，桂枝汤同样忌用，还应作具体分析，要领会其精神实质。

【原文】

喘家作，桂枝汤加厚朴杏子佳。 方六。[18]

【注释】

喘家：素有喘病的人。

【白话解】

宿有喘疾的病人，患了太阳中风证，引动喘疾发作的，用桂枝汤加厚朴、杏仁治疗最好。

【解析】

素来有喘病宿疾的病人，外受风寒，这时除具有桂枝证外，还可见气逆作喘。桂枝证自应治以桂枝汤，喘乃肺气上逆，则应加入宣降肺气之品以治喘，厚朴、杏仁长于宣降肺气，所以加用之。

【原文】

凡服桂枝汤吐者，其后必吐脓血也。[19]

【白话解】

凡是内热炽盛的病人，如果服用桂枝汤而发生呕吐的，以后可能会出现吐脓血的变症。

【解析】

此承酒客慎用桂枝汤而进一步阐述误投后可能出现之变症。

服桂枝汤引起呕吐，在排除患者精神因素及肝胃气逆等情况下，应做进一步观察。如兼具口干、咽燥、舌红苔黄等肺胃蕴热，或阴虚阳旺体质，服用辛通之剂桂枝汤，可加重肺胃燥热，不仅可为胃气格拒而吐，亦可伤及血络，导致出血。

◉【原文】

太阳病，发汗，遂漏不止，其人恶风，小便难，四肢微急，难以屈伸者，桂枝加附子汤主之。 方七。 [20]

桂枝三两，去皮 芍药三两 甘草三两，炙 生姜三两，切 大枣十二枚，擘 附子一枚，炮，去皮，破八片

右六味，以水七升，煮取三升，去滓。温服一升。本云，桂枝汤今加附子，将息如前法。

【注释】

① 漏：渗泄不止的意思，在这里是形容汗出不断。

② 小便难：小便不通畅。

③ 急：拘急，屈伸运动不得自如。

【白话解】

太阳病，发汗太过，导致汗出淋漓不止、病人怕风、小便排出不畅、四肢微感拘急疼痛、屈伸困难，用桂枝加附子汤主治。

桂枝加附子汤方

桂枝三两（去皮），芍药三两，甘草三两（炙），生姜三两（切片），大枣十二枚（剖开），附子一枚（炮制，去皮，破成八片）。以上六味药，加水七升，煎煮成三升，去掉药渣，每次温服一升。旧本说：现用桂枝汤加入附子，其调养护理的方法同前。

【解析】

太阳病，本当治以发汗，但必须是微汗，始得邪去表解，若服药后大汗淋漓，不但病不能除，反能产生种种变症。经发汗后漏汗不止，是卫阳伤而卫外不固。病人恶风，有两种可能，一是表邪未尽，二是卫阳虚弱。汗多不仅伤阳，同时也必伤阴，阴液不足则小便难而不畅。阳气阴液俱虚，筋脉得不到温煦濡养，则四肢微急难以屈伸。本症漏汗恶风，仅是卫阳虚，而未达肾阳虚的地步，溲难肢急，也仅是暂时液脱不继，而未到真阴耗竭的程度，况且病机侧重在卫外不固，所以治疗不需四逆诸方，只用桂枝汤加附子一味以温经散寒复阳固表为主，阳复则表固汗止，汗止则液复，而溲难肢急自愈。这正是治病求本的科学价值所在。

●**【原文】**

太阳病，下之后，脉促，胸满者，桂枝去芍药汤主之。促，一作纵。 方八。[21]

桂枝三两，去皮　甘草二两，炙　生姜三两，切　大枣十二枚，擘

右四味，以水七升，煮取三升，去滓。温服一升。本云，桂枝汤今去芍药，将息如前法。

【注释】

胸满：即胸闷的意思。

【白话解】

太阳病，误用攻下之后，出现脉象急促、短促，胸部胀闷的，用桂枝去芍药汤主治。

桂枝去芍药汤方

桂枝三两（去皮），甘草二两（炙），生姜三两（切片），大枣十二枚（剖开）。以上四味药，用水七升，煎煮成三升，去药渣，每次温服一升。旧本说：现用桂枝汤去掉芍药，调养护理方法同前。

【解析】

太阳病误用下法，最易发生表邪内陷的变症。本证胸满乃胸阳受到损伤而失于展布所致，然而胸阳虽伤但邪并未全陷，仍有欲求伸展之势，主要反映在脉势急促上，如果脉不急促，则正伤甚而无力抗邪，邪必全陷。本证的脉促是胸阳被遏求伸，就其本质来说，是胸阳不足，阴邪溢漫，所以仍用桂枝汤之辛甘，温通阳气，祛邪出表，因芍药酸寒，于阳虚被遏不宜，去而不用，这样就更利于发挥温通阳气的作用。

●【原文】

若微寒者，桂枝去芍药加附子汤主之。 方九。 [22]

桂枝三两，去皮　甘草二两，炙　生姜三两，切　大枣十二枚，擘　附子一枚，炮，去皮，破八片

右五味，以水七升，煮取三升，去滓。温服一升。本云，桂枝汤今去芍药加附子，将息如前法。

【白话解】

如果误下后出现胸部满闷、脉微、畏风寒较重的，用桂枝去芍药加附子汤主治。

桂枝去芍药加附子汤方

桂枝三两（去皮），甘草二两（炙），生姜三两（切片），大枣十二枚（剖开），附子一枚（炮制，去皮，破成八片）。以上五味药，用水七升，煎煮成三升，去掉药渣，每次温服一升。旧本说：现用桂枝汤去掉芍药加入附子，其调养护理方法同前。

【解析】

对于本证之治法，或谓病人漏汗不止，阴阳俱伤，为何还要加大辛大热的附子？这是因为本病的根本在于阳虚，而不是阴虚，治疗时不能用养阴药，只能以扶阳而达到解

表之目的，故用附子温经扶阳，阳复则表气固，表固则汗止，汗止则阴液不再外泄，诸症可解。

● **【原文】**

太阳病，得之八九日，如疟状，发热恶寒，热多寒少，其人不呕，清便欲自可，一日二三度发，脉微缓者，为欲愈也。脉微而恶寒者，此阴阳俱虚，不可更发汗、更下、更吐也。面色反有热色者，未欲解也，以其不能得小汗出，身必痒，宜桂枝麻黄各半汤。**方十**。[23]

桂枝一两十六铢，去皮　芍药　生姜切　甘草炙　麻黄去节各一两　大枣四枚，擘　杏仁二十四枚，汤浸，去皮尖及两仁者

右七味，以水五升，先煮麻黄一二沸，去上沫，内诸药，煮取一升八合，去滓。温服六合。本云，桂枝汤三合，麻黄汤三合，并为六合，顿服。将息如上法。臣亿等谨按，桂枝汤方，桂枝、芍药、生姜各三两，甘草二两，大枣十二枚。麻黄汤方，麻黄三两，桂枝二两，甘草一两，杏仁七十个。今以算法约之，二汤各取三分之一，即得桂枝一两十六铢，芍药、生姜、甘草各一两，大枣四枚，杏仁二十三个零三分枚之一，收之得二十四个，合方。详此方乃三分之一，非各半也，宜云合半汤。

【注释】

①如疟（nuè）状：寒热发作的情况，好像疟疾一样。

②清便欲自可：清同圊，圊即厕所。即大小便尚能如常的意思。

③阴阳俱虚：这里的阴阳，指表里言，谓表里都虚。

④热色：红色。

【白话解】

太阳病，已经得了八九天，病人发热怕冷，发热的时间较长，怕冷的时间较短，一天发作二三次，好像疟疾一样，病人不呕吐，大小便正常，这是邪气郁滞在表的表现。

此时，如果脉象渐趋调匀和缓，是邪气去、正气复的征象，疾病将要痊愈。如果脉象微弱而怕冷，这是表里阳气均虚，可能系误用汗、吐、下所致，因此，就不能再用发汗、攻下、涌吐的方法治疗了。如果面部反而出现红色，表明邪气仍郁滞在肌表未能解除，病人皮肤还一定有瘙痒症状，适宜用桂枝麻黄各半汤治疗。

桂枝麻黄各半汤方

桂枝一两十六铢（去皮），芍药、生姜（切片）、甘草（炙）、麻黄（去节）各一两，大枣四枚（剖开），杏仁二十四枚（用水浸泡，去掉皮尖及双仁）。以上七味药，用水五升，先加入麻黄煎煮，待煮一二沸，除去上面的白沫，再加入其余各药，煎煮成一升八合，去掉药渣，每次温服六合。旧本说：取桂枝汤三合，麻黄汤三合，合为六合，一次服完。调养护理方法同前。

【解析】

本方为桂枝汤、麻黄汤的合剂，而剂量仅有两方总量的三分之一，因为既不得汗出，就不是桂枝汤的适应证，但表邪已微，又不宜用麻黄汤以免发汗太过，所以合两方为一方，变大剂为小剂，故能收到小汗邪解的效果，却无过汗的副作用。

疾病的发生发展是一个动态变化过程，所谓分期、分型、分证、分阶段，都是医生根据疾病发生发展的动态变化过程中，对最常见、最典型、相对固定的病理状态，人为划分的，所以在桂枝汤与麻黄汤之间有许多过渡型，对于这些过渡型根据辨证施治的原则，就出现了桂枝麻黄各半汤、桂枝二麻黄一汤（第25条）。两者的区别在于前者"不得小汗出"，后者"大汗出，脉洪大"。所以桂枝汤与麻黄汤的比例有所不同，充分体现辨证施治原则。

●【原文】

太阳病，初服桂枝汤，反烦不解者，先刺风池、风府，却与桂枝汤则愈。 方十一。 [24]

【注释】

① 风池：穴名，在脑后（脑空穴下）发际陷中，枕骨斜下方凹陷中，是足少阳胆经穴，可治热病汗不出、偏正头痛、颈项强直等症。

② 风府：穴名，在项后入发际一寸，枕骨与第 1 颈椎之间，是督脉穴位，可治头项强痛、中风、偏枯、头痛项强等症。

【白话解】

太阳病，服了桂枝汤，不仅表证不解，反而增添了烦闷不安的感觉，这是邪气郁滞太甚所致。治疗应当先针刺风池、风府，以疏经泄邪，然后再给予桂枝汤就可以痊愈。

【解析】

太阳病初服桂枝汤之"初"，指桂枝汤的第一服而言。桂枝汤证无"烦"，今服汤后反见烦者，是因太阳邪盛，正气得药力之助与邪激烈抗争，欲作汗而不能的证象，并非药不对证，是病重药轻之故。既是药力不足，放先针刺风池、风府，以泄太阳之邪气，再与桂枝汤，才能使病势解除而愈。

●【原文】

服桂枝汤，大汗出，脉洪大者，与桂枝汤，如前法。若形似疟，一日再发者，汗出必解，宜桂枝二麻黄一汤。 方十二。 [25]

桂枝一两十七铢，去皮　芍药一两六铢　麻黄十六铢，去节　生姜一两六铢，切　杏仁十六个，去皮尖　甘草一两二铢，炙　大枣五枚，擘

右七味，以水五升，先煮麻黄一二沸，去上沫，内诸药，煮取二升，去滓。温服一升，日再服。本云，桂枝汤

二分，麻黄汤一分，合为二升，分再服。今合为一方，将息如前法。臣亿等谨按，桂枝汤方，桂枝、芍药、生姜各三两，甘草二两，大枣十二枚。麻黄汤方，麻黄三两，桂枝二两，甘草一两，杏仁七十个。今以算法约之，桂枝汤取十二分之五，即得桂枝、芍药、生姜各一两六铢，甘草二十铢，大枣五枚。麻黄汤取九分之二，即得麻黄十六铢，桂枝十铢三分铢之二，收之得十一铢，甘草五铢三分铢之一，收之得六铢，杏仁十五个九分枚之四，收之得十六个。二汤所取相合，即共得桂枝一两十七铢，麻黄十六铢，生姜、芍药各一两六铢，甘草一两二铢，大枣五枚，杏仁十六个，合方。

【白话解】

服桂枝汤发汗，汗不遵法，出现大汗出、脉象洪大，而发热、畏寒、头痛等表证仍然存在的，为病仍在表，仍应给予桂枝汤治疗，服药方法同前。如果病人发热怕冷，发热的时间长，怕冷的时间短，好像发疟疾一样，一天发作两次的，用小发汗法就能治愈，适宜用桂枝二麻黄一汤。

桂枝二麻黄一汤方

桂枝一两十七铢（去皮），芍药一两六铢，麻黄十六铢（去节），生姜一两六铢（切片），杏仁十六个（去皮），尖甘草一两二铢（炙），大枣五枚（剖开）。以上七味药，用水五升，先加入麻黄，煮开一二滚，除去上面的白沫，再加入其他药物，煎煮成二升，去掉药渣，每次温服一升，一日服两次。旧本说：取桂枝汤二份，麻黄汤一份，混合成二升，分两次服。调养护理方法同前。

【解析】

太阳病中风证，服桂枝汤后，因为未按照服药方法的要求去做，以至于大汗淋漓，而病不除，如果太阳中风表证仍在，仍然可以按照以前的方法服桂枝汤；如果恶寒发热好像疟疾一样，一日发作两次，还需要发汗治疗。因为出了大汗之后不宜再大量发汗，所以用桂枝二麻黄一汤，该方的发汗作用比桂枝麻黄各半汤小。桂枝汤取十二分之五，麻黄汤取九分之二，二汤所取相合即本方。

●【原文】

服桂枝汤，大汗出后，大烦渴不解，脉洪大者，白虎加人参汤主之。 方十三 [26]

知母六两　石膏一斤，碎，绵裹　甘草二两，炙　粳米六合　人参三两

右五味，以水一斗，煮米熟汤成，去滓。温服一升，日三服。

【注释】

①脉洪大：脉形盛大如洪水泛滥，宽洪满指，但来盛去衰。

②大烦渴：烦是心烦，渴是口渴，"大"用来突出心烦口渴的严重程度。

【白话解】

太阳中风证，服了桂枝汤，大汗出以后，出现心烦大渴而病不能缓解，脉象洪大的，这是邪传阳明，应当用白虎加人参汤治疗。

白虎加人参汤方

知母六两，石膏一斤（打碎，用布包），甘草二两（炙），粳米六合，人参三两。以上五味药，加水一斗煎煮，待粳米煮熟，去掉药渣，每次温服一升，一天服三次。

【解析】

上条太阳中风证服桂枝汤，大汗出，脉虽洪大，未见里热，仍用桂枝汤。此则脉洪大与烦渴同见，病已化热入

里。阳明经热既炽，当用白虎汤直清其热。大汗津伤，加人参以保津。同为洪大之脉，证有太阳、阳明之别。可见临床辨证，应脉证参合。

● 【原文】

太阳病，发热恶寒，热多寒少，脉微弱者，此无阳也，不可发汗，宜桂枝二越婢一汤。方十四。[27]

桂枝去皮　芍药　麻黄　甘草炙，各十八铢　大枣四枚，擘　生姜一两二铢，切　石膏二十四铢，碎，绵裹

右七味，以水五升，煮麻黄一二沸，去上沫，纳诸药，煮取二升，去滓。温服一升。本云，当裁为越婢汤、桂枝汤合之，饮一升。今合为一方，桂枝汤二分，越婢汤一分。臣亿等谨按，桂枝汤方，桂枝、芍药、生姜各三两，甘草二两，大枣十二枚。越婢汤方，麻黄二两，生姜三两，甘草二两，石膏半斤，大枣十五枚。今以算法约之，桂枝汤取四分之一，即得桂枝、芍药、生姜各十八铢，甘草十二铢，大枣三枚。越婢汤取八分之一，即得麻黄十八铢，生姜九铢，甘草六铢，石膏二十四铢，大枣一枚八分之七，弃之。二汤所取相合，即共得桂枝、芍药、甘草、麻黄各十八铢，生姜一两三铢，石膏二十四铢，大枣四枚，合方。旧云，桂枝三，今取四分之一，即当云桂枝二也。越婢汤方，见仲景杂方中，《外台秘要》一云起脾汤。

【注释】

① 无阳：柯琴曰"无阳，是阳已虚，而阴不虚"。

② 越婢："婢"与"脾"古字通用，《玉函经》方后煎法，二"婢"字均作"脾"，可证。成注：发越脾气，通行津液。

【白话解】

太阳病，发热恶寒，发热重而恶寒轻，应当用桂枝二越婢一汤治疗。假如脉象微弱，这是阳虚的表现，不可使用发汗方法。

桂枝二越婢一汤方

桂枝（去皮）、芍药、麻黄、甘草各十八铢，炙大枣四枚（剖开），生姜一两二铢（切片），石膏二十四铢（打碎，用布包）。以上七味药，用水五升，先加入麻黄，煮开一二滚，除去浮在上面的白沫，再加入其他药物，煎煮成二升，去掉药渣，每次温服一升。旧本说：应当是将越婢汤、桂枝汤的煎剂混合，每次温服一升。现将二方混合成一方，取桂枝汤二份药量，越婢汤一份药量。

【解析】

本条讲太阳病表郁化热的症治。本条是太阳表证迁延时日，因循失汗，以致邪郁不解，形成外寒内热的症候，其病理机转与大青龙汤证相同，脉微弱为无阳，不可发汗，与脉微弱不可服大青龙汤的禁例亦同，仅病势较轻而已。由于叙症简略，在理解上有一定困难，但是只要能前后互参，还是有绪可寻的。既云太阳病，自当具有脉浮、头项强痛等症；从热多寒少，还当有烦渴等热象；从脉微弱不可发汗的对面来看，则脉当浮大有力，这样就可对本证有较全面的认识。所谓脉微弱者，此无阳也，乃是倒装文法，无阳即阳虚的意思，脉上既然已露出阳虚征兆，当然不可使用汗法以发其汗了。多数注家认为不可发汗是指麻、桂等辛温之剂，正宜桂枝二越婢一汤。也有主张桂枝二越婢一汤是辛凉解表的轻剂。但从方中的药味来看，大多数属于温热性质，仅有一味用量只有二十四铢的石膏是寒性药，竟说成变辛温为辛凉，这是不切实际的。

◉【原文】

服桂枝汤，或下之，仍头项强痛，翕翕发热，无汗，心下满微痛，小便不利者，桂枝去桂加茯苓白术汤主之。**方十五**。[28]

芍药三两　甘草二两，炙　生姜切　白术　茯苓各三两　大枣十二枚，掰

右六味，以水八升，煮取三升，去滓。温服一升，小便利则愈。本云，桂枝汤今去桂枝，加茯苓、白术。

【白话解】

服了桂枝汤，或是泻下以后，病人仍然头痛，项部拘急不柔和，感觉浅表发热，无汗，胸脘之间满闷而微感疼痛，小便不利的，应当用桂枝去桂加茯苓白术汤治疗。

桂枝去桂加茯苓白术汤方

芍药三两，甘草二两（炙），生姜（切片）、白术、茯苓各三两，大枣十二枚（剖开）。以上六味药，用水八升，煎煮成三升，去掉药渣，每次温服一升，服药后小便通畅的就可痊愈。旧本说：现用桂枝汤去掉桂枝，加入茯苓、白术。

【解析】

服桂枝汤，或下之，本应营卫合而病愈，今小便不利说明津液有亏，无汗乃津液化源不足，心下微满乃痰湿留心下。芍药、甘草益阴和营，生姜、大枣、甘草辛甘助心脾之阳。茯苓、白术渗湿补脾。

【原文】

伤寒脉浮，自汗出，小便数，心烦，微恶寒，脚挛急，反与桂枝欲攻其表，此误也；得之便厥，咽中干，烦躁，吐逆者，作甘草干姜汤与之，以复其阳；若厥愈足温者，更作芍药甘草汤与之，其脚即伸；若胃气不和，谵语者，少与调胃承气汤；若重发汗，复加烧针者，四逆汤主之。

方十六。[29]

甘草干姜汤方
甘草四两，炙　干姜二两

右二味，以水三升，煮取一升五合，去滓。分温再服。

芍药甘草汤方

芍药 甘草各四两，炙

右二味，以水三升，煮取一升五合，去滓。分温再服。

调胃承气汤方

大黄四两，去皮，清酒洗 甘草二两，炙 芒硝半升

右三味，以水三升，煮取一升，去滓，纳芒硝，更上火微煮令沸。少少温服之。

四逆汤方

甘草二两，炙 干姜一两半 附子一枚，生用，去皮，破八片

右三味，以水三升，煮取一升二合，去滓。分温再服。强人可大附子一枚、干姜三两。

【注释】

① 挛急：筋肉拘急，伸展不利。两胫挛、两胫拘急、脚挛急结合起来看，是指小腿肌肉紧张度增高或者痉挛。

② 谵语：即神昏妄言。与西医的昏迷谵妄状态一致。

③ 厥：手足发冷。

【白话解】

伤寒病，症见脉浮、自汗出、小便频数、心烦、轻微怕冷、两小腿肚拘急疼痛、难以屈伸的，是太阳中风兼阳虚阴亏证，治当扶阳解表，反而单用桂枝汤来解表，这是错误的治法。服药后就出现了四肢冰冷、咽喉干燥、烦躁不安、呕吐等症状，是误治导致阴阳两虚。治疗应该先给予甘草干姜汤，来复阳气，如果服了甘草干姜汤后四肢厥冷转愈而见两腿温暖的，说明阳气已复。然后，再给予芍药甘草汤来复阴，阴液恢复，病人两小腿肚拘急疼痛解除，两腿即可自由伸展。假如误汗伤津，致肠胃燥实而气机不调和，出现谵言妄语等症状的，可以少量调胃承气汤治疗。如果反复发汗，再加上用烧针强迫发汗，汗多亡阳，导致少阴阳衰的，应当用四逆汤主治。

甘草干姜汤方

甘草四两,炙干姜二两。以上二味药,用水三升,煎至一升五合,去掉药渣,分两次温服。

芍药甘草汤方

白芍、甘草(炙)各四两。以上二味药,加水三升煎煮,煮至一升五合,去掉药渣,分两次温服。

调胃承气汤方

大黄四两(去皮,用陈米酒洗),甘草二两,炙芒硝半升。以上三味药,用水三升,先加入大黄、甘草,煎煮成一升,去掉药渣,再加入芒硝,然后放在火上稍煮至开即成,每次温服少量。

四逆汤方

甘草二两,炙干姜一两半,附子一枚(用生的,去皮,破成八片)。以上三味药,用水三升,煎煮成一升二合,去掉药渣,分两次温服。身体强壮的人可以用大的附子一枚、干姜三两。

【解析】

本条言伤寒误服桂枝汤致变及随证治之之法。脉浮、自汗出、微恶寒,似桂枝汤证,但无翕翕发热,并伴有心烦,脚挛急,又非桂枝汤证,故用桂枝汤治疗属误治。得汤后出现肢厥,烦躁呕逆,知病从阴阳两虚发展为阴阳不济,病情进一步加重。此时治以救阳还是复阴,当先二步进行。第一步,先服甘草干姜汤,以复中阳,阳复则厥愈足温。第二步,再投芍药甘草汤,以酸甘化阴,阴复则挛急、咽干自愈。设误汗伤津，致阳明热盛而见谵语，是病转属阳明，宜少予调胃承气汤以和胃气，热泄胃和，谵语自止。设误服桂枝汤之后，又重发汗，使阳气一损再损，更加烧针劫其阳，一逆再逆，以致肾阳虚衰，转入少阴，故用四逆汤回阳救逆。

● 【原文】▬▬▬▬▬

问曰：证象阳旦，按法治之而增剧，厥逆，咽中干，两胫拘急而谵语。师曰：言夜半手足当温，两脚当伸。后如师言，何以知此？答曰：寸口脉浮而大，浮为风，大为虚。风则生微热，虚则两胫挛。病形象桂枝，因加附子参其间，增桂令汗出。附子温经，亡阳故也。厥逆，咽中干，烦躁，阳明内结，谵语烦乱，更饮甘草干姜汤，夜半阳气还，两足当热；胫尚微拘急，重与芍药甘草汤，尔乃胫伸；以承气汤微溏，则止其谵语，故知病可愈。[30]

【注释】

① 阳旦：桂枝汤的别名。

② 胫（jìng）：小腿，从膝盖到脚跟的一段。

③ 更（gēng 庚）饮：改换饮用。

【白话解】

问：病人的症状像桂枝汤证，按照桂枝汤证的治法进行治疗，结果反而使病情加剧，出现四肢冰冷、咽喉干燥、两小腿肌肉拘急疼痛，甚至出现谵语等症。老师预测到了病人半夜手足应当温暖，两腿应当舒展，后来病情发展果然如老师说的那样，怎么知道会这样呢？老师答：病人寸口脉搏浮而大，浮是感受风邪，大是虚的表现，感受风邪就会产生轻微发热，正气虚弱就会出现两小腿肌肉拘挛疼痛。症状虽然很像桂枝汤证，其实不是桂枝汤证，而是太阳中风兼阴阳两虚证。因此，在治疗上必须用桂枝汤加附子以温经发汗。但是医生却反而单用桂枝汤发汗，导致汗出亡阳，并兼阴液亏虚，从而出现四肢冰冷、咽喉干燥、烦躁等症状。治疗先给予甘草干姜汤，服药后阳气于半夜恢复，两腿就由厥冷转温暖，而两小腿肌肉拘挛疼痛症状尚未解除，于是再给予芍药甘草汤，服药后，阴液得复，则两脚就自由伸展了。如果误汗伤阴，导致阳明燥屎内结，就会出现谵语、心中烦乱不安等症，应当用承气汤攻下里实，服药后大便微见溏泻的，为燥屎得去，谵语等症就会停止，疾病即可以痊愈。

【解析】

注家多认为此条系后人注释衍文。阳旦即桂枝汤。其证与上条悉同，只是说明寸口脉浮而大，浮为在表，大则属虚。属虚，当浮大无力，是太阳中风证兼有少阴病，宜桂枝加附子以解表温经。如单用桂枝汤，则有厥逆、咽干、烦躁、谵语之变。救逆之法，可据其证候所见，分别予以和阳济阴、清燥通腑等。

辨太阳病脉证并治 中

合六十七法，方四十首，并见太阳阳明合病法

● 【原文】

太阳病，项背强几几，无汗，恶风，葛根汤主之。

方一。[31]

葛根四两　麻黄三两，去节　桂枝二两，去皮　生姜三两，切　甘草二两，炙　芍药二两　大枣十二枚，擘

右七味，以水一斗，先煮麻黄、葛根，减二升，去白沫，内诸药，煮取三升，去滓。温服一升，覆取微似汗，余如桂枝法将息及禁忌。诸汤皆仿此。

【白话解】

太阳病，项背部拘紧不柔和，俯仰不能自如，无汗畏风的，用葛根汤主治。

葛根汤方

葛根四两，麻黄三两（去节），桂枝二两（去皮），生姜三两（切片），甘草二两（蜜炙），芍药二两，大枣十二枚（剖开）。以上七味药，用水一斗，先加入麻黄、葛根煎煮，煮去水分二升，除去上面的白沫，再加入其他药物，煎煮成三升，去掉药渣，每次温服一升。服药后覆盖衣被，取暖保温以助发汗，使之微微汗出。调养护理方法及禁忌同桂枝汤，其他汤剂煎服法都可以依照此方。

【解析】

此与第14条同为太阳病风寒凝结较重，症见项背强急者立法。前者有汗，用桂枝加葛根汤；此则无汗，故用葛根汤，亦即前方加麻黄。葛根亦属发汗解肌药，因其辛甘性平，有汗无汗均可用，且具升清生津作用，能专解项背之强急，为方中主药。唯其无汗，为表实，增麻黄。

● **【原文】**

太阳与阳明合病者，必自下利，葛根汤主之。方二。 用前第一方。 [32]

【注释】

合病：两经或三经症候同时出现，谓之合病。

【白话解】

太阳与阳明两经同时感受外邪而发病，症见发热、畏寒、头痛无汗等表证，又见腹泻的，用葛根汤主治。

【解析】

太阳为表证，阳明为里证，表里证同时出现，因名二阳合病。一般把阳明病专属于胃肠燥实证，是片面的说法。手阳明大肠，足阳明胃，所谓阳明病，就是胃与大肠病，热实证为阳明病，虚寒证也是阳明病。本条二阳合病的阳明病就是指下利证而言，而不是肠腑燥实证。这种下利，是因感受风寒之邪内迫阳明大肠所致，所以治宜葛根汤解肌发表，表邪外解则利自可止。这一治利方法，后世称为"逆流挽舟"。

● **【原文】**

太阳与阳明合病，不下利，但呕者，葛根加半夏汤主之。方三。 [33]

葛根四两　麻黄三两，去节　甘草二两，炙　芍药二两　桂枝二两，去皮　生姜二两，切　半夏半升，洗　大枣十二枚，擘

右八味，以水一斗，先煮葛根、麻黄，减二升，去白

沫，内诸药，煮取三升，去滓。温服一升，覆取微似汗。

【白话解】

太阳与阳明两经同时发病，症见发热、畏寒、头痛、无汗等表证，同时出现呕吐，但没有下利的，应当用葛根加半夏汤治疗。

葛根加半夏汤方

葛根四两，麻黄三两（去节），甘草二两（炙），芍药二两，桂枝二两（去皮），生姜二两（切片），半夏半升（用水洗），大枣十二枚（剖开）。以上八味药，用水一斗，先加入麻黄、葛根煎煮，煮去二升水分，除去上面的白沫，再加入其他药物，煎煮成三升，去掉药渣，每次温服一升。服药后覆盖衣被取暖保温，以获得微微汗出。

【解析】

上条言下利，葛根汤可治；本条言呕，葛根汤已不能治，且葛根性升，需加半夏以降胃逆。陆渊雷云："胃肠为津液之策源地，在肠之津液被迫，则下注而为利，在胃之津液被迫，则上逆而为呕，各从其近窍也。下利者得麻桂之启发，葛根之升津而利自止；呕者，犹恐升津之力助其逆势，故加半夏以镇之。"

●【原文】

太阳病，桂枝证，医反下之，利遂不止，脉促者，表未解也，喘而汗出者，葛根黄芩黄连汤主之。 方四。[34]

葛根半斤　甘草二两，炙　黄芩三两　黄连三两

右四味，以水八升，先煮葛根，减二升，内诸药，煮取二升，去滓。分温再服。

【注释】

脉促：脉势急促。

【白话解】

太阳病,证属桂枝汤证,本当用汗法,医生却反而用下法,导致腹泻不止,脉象急促、短促的,是表证尚未解除的表现,如果出现气喘、汗出等内热证,用葛根黄芩黄连汤主治。

葛根黄芩黄连汤方

葛根半斤,甘草二两(炙),黄芩三两,黄连三两。以上四味药,用水八升,先加入葛根煎煮,煮去二升水分,再加入其他药物,煎煮成二升,去掉药渣,分两次温服。

【解析】

太阳病的桂枝证,即头痛发热、恶风寒、自汗出、脉浮缓之中风证,本当用桂枝汤解肌,而医者误用下法,以致表邪内陷而下利不止。但由于体质不同,虽然下利,却有两种不同情况:其一是正气犹有余力鼓邪外出,脉促正是正气抗邪于表的反应,所以说脉促者表未解也,仍当助其抗邪外出之势而治以发汗解表;其二如果在下利的同时,又发生喘而汗出,则表明里热偏盛,热逆于肺则气喘,热蒸津液外泄则汗出,热迫于肠而下利,治疗则当清泄肠热为主,宜用葛根黄芩黄连汤。肠热一除,则下利与喘汗均愈。

【原文】

太阳病,头痛发热,身疼腰痛,骨节疼痛,恶风无汗而喘者,麻黄汤主之。**方五**。[35]

麻黄三两,去节 桂枝二两,去皮 甘草一两,炙 杏仁七十个,去皮尖

右四味,以水九升,先煮麻黄,减二升,去上沫,内诸药,煮取二升半,去滓。温服八合,覆取微似汗,不须

啜粥，余如桂枝法将息。

【白话解】

太阳病，症见头痛、发热、身体疼痛、腰痛、关节疼痛、怕风、无汗而气喘、脉浮紧，属太阳伤寒证，用麻黄汤主治。

麻黄汤方

麻黄三两（去节），桂枝二两（去皮），甘草一两（炙），杏仁七十个（去掉皮尖）。以上四味药，用水九升，先加入麻黄煎煮，煮去二升水分，除去上面的白沫，再加入其他药物，煎煮成二升半，去掉药渣，每次温服八合。服药后，覆盖衣被，取暖保温，以获得微微汗出。药后不须喝热稀粥，其他调养护理方法均同桂枝汤。

【解析】

头痛、身疼、腰痛、骨节疼痛，系寒邪郁表，营卫运行阻滞。兼见喘息，是表闭肺气不宣，故用麻黄汤峻发其汗。喘与无汗，相互关系。寒郁表闭则无汗，无汗热不得泄，上蒸迫肺而喘。发其汗，则腠理开，热随汗泄，其喘亦平。

麻黄汤为太阳伤寒证主方。麻黄专开腠理，得桂枝温经通阳，杏仁宣肺利气，甘草和中，诸药合成，其功益显，故称辛温解表解表发汗峻剂。

● **【原文】**

太阳与阳明合病，喘而胸满者，不可下，宜麻黄汤。

方六。用前第五方。[36]

【白话解】

太阳与阳明同时感受外邪而发病，出现气喘而胸部胀闷的，表明表邪郁闭较甚，病情偏重于表，不可攻下，宜用麻黄汤发汗解表。

【解析】

本条言太阳与阳明合病者是指既有太阳之表，又有阳明之里，三阳受气于胸中，所以合病的重点在胸。本证既有太阳之气因表闭而不能宣发，又有阳明之气郁而不能肃降，故见证喘而胸满。因仅是阳明气滞于胸，病又重在太阳，不属攻下之证，故可斟酌用麻黄汤治疗。

● **【原文】**

太阳病，十日以去，脉浮细而嗜卧者，外已解也。设胸满胁痛者，与小柴胡汤。脉但浮者，与麻黄汤。

方七。用前第五方。[37]

小柴胡汤方

柴胡半斤　黄芩　人参　甘草炙　生姜各三两，切
大枣十二枚，擘　半夏半升，洗

右七味，以水一斗二升，煮取六升，去滓，再煎取三升。温服一升，日三服。

【白话解】

太阳表证，已经过了十天，如果脉象由浮紧转浮细，总想睡觉的，是表证已经解除的征象；如果出现胸胁满闷疼痛，是病转少阳，可用小柴胡汤治疗；如果仅见脉浮等表证，是病仍在太阳，可用麻黄汤治疗。

小柴胡汤方

柴胡半斤，黄芩、人参、甘草（炙）、生姜（切片）各三两，大枣十二枚（剖开），半夏半升（用水洗）。以上七味药，用水一斗二升，煎煮至六升，去掉药渣，取药液再煎煮至三升，每次温服一升，一日服三次。

【解析】

太阳病十日以上，则病程较长，病情发生变化，可能

有三种情况：其一，脉象由浮而有力转为浮细，即脉象趋于和缓，没有出现其他症状，可以知道表证已经解除。因为病程较长，在初愈之时，身体虚弱，表现为精神疲乏，喜欢睡觉。其二，太阳病日久不愈，病人出现胸满胁痛，说明病情由太阳证转变为少阳证，这时需要用小柴胡汤和解。少阳证还有许多表现，在这里省略了。其三，太阳病虽然十日以上，而仅见脉浮，未见其他异常脉象，说明病情没有进一步发展，仍然处于感冒阶段，这时还可以用麻黄汤发汗。

◎【原文】

太阳中风，脉浮紧，发热恶寒，身疼痛，不汗出而烦躁者，大青龙汤主之。若脉微弱，汗出恶风者，不可服之，服之则厥逆，筋惕肉瞤，此为逆也。大青龙汤方。**方八。**[38]

麻黄六两，去节　桂枝二两，去皮　甘草二两，炙　杏仁四十枚，去皮尖　生姜三两，切　大枣十枚，擘　石膏如鸡子大，碎

右七味，以水九升，先煮麻黄，减二升，去上沫，内诸药，煮取三升，去滓。温服一升，取微似汗。汗出多者，温粉粉之。一服汗者，停后服。若复服，汗多亡阳遂虚，恶风烦躁，不得眠也。

【注释】

筋惕（tì）肉瞤（shùn）：筋肉跳动，由于亡阳脱液，筋肉得不到煦濡所致。

【白话解】

太阳病感受风邪，脉象浮紧，发热，怕冷，身体疼痛，周身无汗，心中烦躁不安的，是太阳伤寒兼有郁热证，用大青龙汤主治。如果脉象微弱、汗出怕风，属于表里俱虚证，不能服大青龙汤。如果误服，就会大汗亡阳，出现四肢冰冷，全身筋肉跳动，这就是误治的变证。

大青龙汤方

麻黄六两（去节），桂枝二两（去皮），甘草二两（炙），杏仁四十枚（去掉皮尖），生姜三两（切片），大枣十枚（剖开），石膏鸡蛋大一块（打碎）。以上七味药，用水九升，先加入麻黄煎煮，煮去二升水分，除去上面的白沫，再加入其他药物煎煮成三升，去掉药渣，每次温服一升，以获得微微汗出。如果服药后汗出过多的，用米粉炒温外扑以止汗。如果服一遍药汗出的，可以停服第二、第三遍药，倘若继续服用，就会出汗太多，阳气外亡，导致阳虚，出现怕风、烦躁不安、不能睡眠等症。

【解析】

本条讲大青龙汤证的主要脉症，与大青龙汤的禁例，以及误用的变症。脉浮紧，发热恶寒，身疼痛，不汗出，都是麻黄汤证，所不同的只是烦躁一症，这是肌腠郁闭较甚，而里有郁热的缘故，因而在麻黄汤的基础上，加重麻黄用量治其表闭，更加石膏以清里之郁热，但仅热郁于经，还未达到胃燥津伤的程度，所以又佐以姜、枣益脾温胃，以防石膏寒中之弊。如药中病机，很快就可汗出烦除热退，诸症均愈。状其药效的迅速，犹如龙之升天而行云雨，因而方名大青龙汤。

● **【原文】**

伤寒，脉浮缓，身不疼、但重，乍有轻时，无少阴证者，大青龙汤发之。 方九。用前第八方。 [39]

【注释】

① 乍：忽也，猝也。

② 无少阴证：没有少阴阴盛阳虚的症候。

【白话解】

外感风寒之邪，症见脉象浮缓，身体不疼痛，仅感沉重，偶有减轻，如果有发热、畏寒、无汗、烦躁等主症，而又无少阴阳衰阴盛征象的，可以用大青龙汤发汗解表兼以清里。

【解析】

此条经文应该参合上条经文，发热恶寒，无汗烦躁，是大青龙汤的主症，脉浮缓，身不痛者，营气虚也，但重，湿留于中也，无少阴证者，心肾阳不虚也。参合上条经文看当有发热而不恶寒之象。大青龙汤由麻黄汤、桂枝汤化裁加石膏而成。

伤寒发热恶寒，无汗烦躁，乃大青汤之主症，身不痛而重者，寒湿入里化热，而热不重，此时无少阴病之但欲寐，乃风寒两伤营卫，郁热内扰之证，故用麻黄汤以开太阳而散郁热，桂枝汤去芍药以滋阴和阳，生石膏辛淡而寒去肌中之热。

● **【原文】**

伤寒表不解，心下有水气，干呕，发热而咳，或渴，或利，或噎，或小便不利、少腹满，或喘者，小青龙汤主之。**方十**。[40]

麻黄去节　芍药　细辛　干姜　甘草炙　桂枝，去皮各三两　五味子半升　半夏半升，洗

右八味，以水一斗，先煮麻黄，减二升，去上沫，内诸药，煮取三升，去滓。温服一升。若渴，去半夏，加栝楼根三两；若微利，去麻黄，加荛花，如一鸡子，熬令赤色；若噎者，去麻黄，加附子一枚，炮；若小便不利、少腹满者，去麻黄，加茯苓四两；若喘，去麻黄，加杏仁半升，去皮尖。且荛花不治利，麻黄主喘，今此语反之，疑非仲景意。臣亿等谨按，小青龙汤，大要治水。又按《本草》，荛花下十二水，若水去，利则止也。又按，《千金》，形肿者应内麻黄，乃内杏仁者，以麻黄发其阳故也。以此证之，岂非仲景意也。

① 表不解：表证还没有解除。

② 噎（yē）：食时发生噎塞。

【白话解】

外感病，太阳表证未解，而又水饮停聚，出现发热、怕冷、咳嗽、干呕，或见口渴，或见腹泻，或见咽喉梗塞不畅，或见小便不通畅、小腹部胀满，或见气喘的，用小青龙汤主治。

小青龙汤方

麻黄（去节）、芍药、细辛、干姜、甘草（炙）、桂枝（去皮）各三两，五味子半升，半夏半升。用水洗以上八味药，用水一斗，先加入麻黄煎煮，煮去二升水分，除去上面的白沫，再加入其他药物，煎煮成三升，去掉药渣，每次温服一升。如果口渴，去半夏，加瓜蒌根三两；如果轻微腹泻，去麻黄，加荛花如鸡蛋大一团，炒成红色；如果咽喉有梗塞不畅感觉，去麻黄，加炮附子一枚；如果小便不通畅，小腹部胀满，去麻黄加茯苓四两；如果气喘，去麻黄加杏仁半升，去掉其皮尖。但是荛花不能治腹泻，麻黄主治气喘，而以上加减法正好与此相反，因此，怀疑不是仲景的原意。

【解析】

伤寒表不解，也就是说头痛身疼、恶寒发热无汗等表证没有解除。心下有水气，指胃脘部有饮邪。水饮阻中，以致胃气逆而干呕，水气侵肺，则肺失宣降而咳嗽。干呕发热而咳，是外有表邪内夹水饮的主要见症。然而水饮之邪随气升降，无处不到，或逆于上，或积于中，或滞于下，各随其所至而为病，因而又有或然诸症。或水蓄而津液不升，则发生口渴，或水渍入肠而发生腹泻，或水气逆于上，则为噎为喘，或水气留于下，则为小便不利、少腹满。喘证为肺气闭郁，虽同麻黄汤证，但更主要的原因是水气射肺，与单纯风寒束肺有别。这五个或有症虽差异很大，但都是外寒内饮所致，所以都治以小青龙汤。

●【原文】

伤寒，心下有水气，咳而微喘，发热不渴。服汤已渴者，此寒去欲解也。小青龙汤主之。 <u>方十一。用前第十方。</u> [41]

【白话解】

外感病，表证未解，水饮停聚，症见咳嗽、气喘、发热、畏寒、口不渴的，可用小青龙汤主治。如果服小青龙汤后口渴的，是外寒得去，内饮得化，病情将要解除的征象。

【解析】

此承上条进一步论述小青龙之主症，讲发热不渴，咳而微喘，不云恶寒是省文。水气内停，气机阻滞，肺失宣肃，多见胸满而喘。水饮属阴，其未化热者多不渴，此条将喘与不渴列为主症，是进一步明确小青龙汤应用标准。"小青龙汤主之"句，系倒装法，应在"发热不渴"句下。以下为提示服小青龙汤后出现口渴，乃寒去饮消，将愈之兆。

●【原文】

太阳病，外证未解，脉浮弱者，当以汗解，宜桂枝汤。 <u>方十二。</u> [42]

桂枝三两，去皮　芍药三两　甘草二两，炙　生姜三两，切　大枣十二枚，擘

右五味，以水七升，煮取三升，去滓。温服一升，须臾，啜热稀粥一升，以助药力，温覆取汗。

【注释】

外证：就是表证。

【白话解】

太阳病，表证没有解除，发热、畏寒、头痛等症仍在，而见脉浮弱的，应当用解肌发汗法治疗，适宜用桂枝汤。

桂枝汤方

桂枝三两（去皮），芍药三两，甘草二两（炙），生姜三两（切片），大枣十二枚（剖开）。以上五味药，捣碎前三味药，与后两药混合，加水七升，用微火煎煮成三升，去掉药渣，待药汁冷热适当时，服药一升，一日服三次。服药后一会儿，喝热稀粥一大碗，以助药力，并覆盖棉被约2个小时，取暖保温来帮助发汗。

【解析】

太阳病表证未解，治当解表，但表证有表虚、表实之异，解表法有开腠发汗与调和营卫的不同，必须辨别清楚。表虚表实之辨，除根据汗之有无以外，脉象有着重要的参考价值，本条正是以脉象为辨证的依据，太阳表实证，脉多浮紧有力，表虚证则多浮而无力，所谓脉浮缓，脉阳浮阴弱，都属之。今脉浮弱，可以肯定不是表实证，因而宜用桂枝汤解肌发汗。

● **【原文】**

太阳病，下之，微喘者，表未解故也，桂枝加厚朴杏子汤主之。**方十三。**[43]

桂枝三两，去皮　甘草二两，炙　生姜三两，切　芍药三两　大枣十二枚，擘　厚朴二两，炙，去皮　杏仁五十枚，去皮尖

右七味，以水七升，微火煮取三升，去滓。温服一升，覆取微似汗。

【白话解】

太阳表证，误用攻下法，表证未除，而又出现轻度气

喘的，这是由于表邪郁闭、内迫于肺的缘故，用桂枝加厚朴杏子汤主治。

桂枝加厚朴杏子汤方

桂枝三两（去皮），甘草二两，生姜三两（切片），芍药三两，大枣十二枚（剖开），厚朴二两（炙，去皮），杏仁五十枚（去皮尖）。以上七味药，加水七升，用小火煎煮成三升，去掉药渣，每次温服一升。服药后覆盖衣被取暖保温，以获得微微汗出。

【解析】

太阳表证误用了下法，发生微喘，这是正气尚能与欲陷之邪抗争，也是其气上冲的一种表现，所以知邪未内陷而仍在表，治疗当然仍须解表，如属表虚证，则宜桂枝汤。然而毕竟肺气上逆失降，故又随症加入厚朴、杏仁以降肺气。

【原文】

太阳病，外证未解，不可下也，下之为逆，欲解外者，宜桂枝汤。 方十四。用前第十二方。 **[44]**

【白话解】

太阳病，表证没有解除的，不可使用攻下法。如果使用攻下法，就违背了治疗规律，属于误治。如果要解除表邪，适宜用桂枝汤治疗。

【解析】

表证治当外解，里实证治当攻下。本条着重指出外证未解者，不可攻下，就是针对表里证兼见而言的。至于用桂枝汤，只曰"宜"，不曰"主之"，不过举出一方为代表，还当随症加减化裁。

【原文】

太阳病，先发汗不解，而复下之，脉浮者不愈。浮为

在外，而反下之，故令不愈；今脉浮，故在外。当须解外则愈，宜桂枝汤。方十五。用前第十二方。[45]

【白话解】

太阳病，先使用发汗法而表证不解，却反而用泻下的治法，如果下后脉象仍浮的，是疾病还没有痊愈。这是因为，脉浮主病在表，应用汗法以解表散邪，却反而用泻下法治疗，所以不能治愈。现在虽经误下，但脉象仍浮，所以可以推断邪未内陷，其病仍在表，应当解表才能治愈，适宜用桂枝汤治疗。

【解析】

太阳病，使用汗法后，表证未除，而辄用下法，其脉仍见浮象，表明邪仍在外，这时仍可治以解表散邪的方法，宜用桂枝汤。

●**【原文】**

太阳病，脉浮紧，无汗发热，身疼痛，八九日不解，表证仍在，此当发其汗。服药已微除，其人发烦目瞑，剧者必衄，衄乃解。所以然者，阳气重故也。麻黄汤主之。方十六。用前第五方。[46]

【白话解】

太阳病，脉象浮紧，无汗、发热，身体疼痛，病情迁延八九天而不除，表证症状仍然存在，此时应当用发汗法治疗，可用麻黄汤主治。服了麻黄汤以后，病人病情已稍微减轻，出现心中烦躁、闭目懒睁的症状，严重的会出现鼻衄，衄血后，邪气得以外泄，其病才能解除。之所以出现这种情况，是因为邪气郁滞太甚的缘故。

【解析】

太阳病脉浮紧，发热无汗，为麻黄汤证，虽然未提恶寒，但既云太阳病脉浮紧，则必有恶寒。身无汗，表气闭塞，邪气既不能从汗外泄，势必发生自衄的症状。鼻衄后邪气得泄，因而获得痊愈，故有学者称之为"红汗"，临床上多见于小儿。

●【原文】

　　太阳病，脉浮紧，发热，身无汗，自衄者，愈。[47]

【白话解】

　　太阳表证，脉象浮紧，发热，不出汗，如果自行出现衄血的，邪气因衄血而外泄，疾病就可痊愈。

【解析】

　　本条紧承上条以补其未尽之义。伤寒应以汗解，今因阳气郁极而致衄，衄则邪热随之而外泄，邪解则病愈。由于寒邪外束，卫阳闭而不能外发，郁于太阳之经络，热伤阳络而致衄，蓄极而自通，俗称之为"红汗"，故不借药力而得自衄者愈。太阳伤寒有汗解和衄解之不同，汗解是气蒸于卫，卫泄汗出，邪轻浅；衄解是热迫于营，血出热解，邪深重。

●【原文】

　　二阳并病，太阳初得病时，发其汗，汗先出不彻，因转属阳明，续自微汗出，不恶寒。若太阳病证不罢者，不可下，下之为逆，如此可小发汗。设面色缘缘正赤者，阳气怫郁在表，当解之熏之。若发汗不彻，不足言，阳气怫郁不得越，当汗不汗，其人躁烦，不知痛处，乍在腹中，乍在四肢，按之不可得，其人短气但坐，以汗出不彻故也，更发汗则愈。何以知汗出不彻？以脉涩故知也。[48]

【注释】

　　① 二阳并病：这里指太阳病未解而又出现了阳明病的表现。但是本条没有阳明病腑实证及阳明病经证的表现，所以这里的阳明病是指"里证"，包括阳明病、少阳病、气分证，是阳明病概念的扩大化（泛化）。

　　② 面色缘缘正赤：缘缘是连续不断的意思。面色缘缘正赤，就是面部出现的红色是一块接着一块，连续不断。

③ 怫郁：为双音同义词，是郁遏、抑郁的意思。

④ 解之熏之：解之，指发汗解表；熏之，指用药物熏蒸取汗。两者都是发汗的方法。

⑤ 但坐：有两种解释，一是"其人短气但坐，以汗出不彻故也"，解释为：病人呼吸困难只能坐不能平卧；二是"其人短气，但坐以汗出不彻故也"，解释为：病人呼吸困难的原因归咎于发汗不彻底。后者比较勉强。

【白话解】

太阳与阳明并病，是在太阳病初起的时候，因发汗太轻，汗出不透彻，邪未尽解，邪气由太阳转入阳明，于是出现微微汗出、不怕冷的症状。如果二阳并病而太阳表证未解的，不能用攻下法治疗，不可以使用攻下法，用下法就会引起变症，这种情况可以用轻微发汗法治疗。如果病人出现满面通红，这是邪气郁滞在肌表，应当用发汗法及熏蒸法治疗。如果太阳病发汗太轻，汗出不透，本应当汗出却不能汗出，邪热郁滞而不能外泄，病人就会出现烦躁不安，短气，全身难受，不可名状，不知痛处，一时腹中疼痛，一时四肢疼痛，触按不到确切疼痛的部位，这都是汗出不透彻、邪气郁滞所致，应当再行发汗，汗解邪散，就可以治愈。怎么知道是汗出不透彻导致的呢？是因为病人脉象涩，为邪气郁滞在表之象，所以知道是汗出不透彻导致的。

【解析】

在太阳病没有痊愈的时候，又出现阳明病证候。在太阳病初期的时候，就用了发汗的方法，但是汗未出透，因而病邪内传，转属阳明病，此时的临床表现是：发热、微微汗出、不恶寒。在这两种情况下，如果太阳病证没有完全消失，不可用下法，但阳明病证（里证）已经出现，又不能用强发汗剂，只可少少发汗。如果先用下法，就会表邪内陷，造成结胸、痞利等许多变症。第三种情况是，如果病人颜面出现连绵不断的红色，这就是表证未解的标志，是阳气怫郁在表的表现，应当使用解表的方法或者以药熏蒸取汗的方法治疗。如果发汗还不彻底，或者发汗很少微不足道，病人烦躁不安，不知何处疼痛，忽觉在腹中，忽觉在四肢，按压的时候没有压痛，也触摸不到什么东西，病人呼吸短促，只能坐不能平卧，这是发汗不彻的缘故，再发汗就可以痊愈。为什么会知道是发汗不彻的缘故呢？因为脉象涩而不畅，所以知道是汗出不彻。

●【原文】

脉浮数者，法当汗出而愈。若下之，身重、心悸者，不可发汗，当自汗出乃解。所以然者，尺中脉微，此里虚，须表里实，津液自和，便自汗出愈。[49]

【注释】

须：等待的意思。

【白话解】

脉象浮数，为病在表，照理应当用发汗法治疗，汗解邪散，则疾病自可痊愈。如果反而用泻下法治疗，误下损伤在里的阳气，出现身体沉重、心慌的，不能再用发汗法治疗。此时，应扶正补虚，使正气充实，津液自和，就能自然汗出而病愈。之所以这样，是因为病人尺部脉象微细，这是里虚的征象，所以必须通过治疗，待表里正气充盛，津液自和，便能自然汗出而病愈。

【解析】

本条讲表证误下后，见身重、心悸、尺脉微的，不能再用发汗，可以等待自汗出而愈。此举脉象浮数的表证，误用攻下，里气因下而虚，出现身重、心悸、尺脉微弱，此时即使邪未全陷而表证仍在，也不可用发汗法，否则，必犯虚虚之戒而生他变。特提出"尺中脉微"，表明脉症必须合参的重要意义。不过本条的里虚程度尚不太甚，所以可等待里虚自复，津液自和，就可能自汗出而愈，此即《黄帝内经》"待其来复"之旨。前条脉涩，为表郁而营卫

伤寒论白话解

46

滞涩之征，故须更发汗始愈；本条脉微，为里气虚弱，故不可发汗，当待其自汗出而愈。

● **【原文】**

脉浮紧者，法当身疼痛，宜以汗解之。假令尺中迟者，不可发汗。何以知然？以荣气不足，血少故也。[50]

【注释】

尺中迟者：迟脉的至数一息不足四至，与紧相较，应是迟而无力。

【白话解】

脉浮紧，是太阳伤寒证的脉象，照理应当出现身体疼痛等太阳伤寒见症，宜用发汗法来解表祛邪。如果尺部脉迟，则不能发汗。为什么呢？因为迟脉主营气不足、阴血虚少，发汗会更伤营血，引起变症。

【解析】

本条讲营虚血少，不可发汗。脉浮紧，身疼痛，为太阳伤寒的典型脉症，照理应当发汗使邪从表解，但是，必须寸关尺三部脉俱紧，邪实而正不虚始为切当，如果尺脉不紧，汗法就当慎用。前条因误下里虚，尺脉微，不可发汗；本条尺脉迟，亦不可发汗。因为尺脉迟，是营血不足的征象。《黄帝内经》说"夺血者无汗"，汗与血有着密切而不可分离的关系，所以营血不足患者，不可单纯使用汗法，否则就会营血更伤而发生其他变症。这里的尺中脉迟，乃与紧相较而言，不能单从至数理解，应含有微弱无力的精神在内，可与尺中脉微互参。既然是营血不足，那么，后世的养血发汗方法，当可斟酌使用。

● **【原文】**

脉浮者，病在表，可发汗，宜麻黄汤。 方十七。用前第五方。[51]

【白话解】

脉象浮的，主病在表，可用发汗法治疗，如见发热、畏寒、身疼痛、无汗等太阳伤寒见症的，适宜用麻黄汤。

【解析】

正气抗邪于表，故脉应之而浮，因此，见到浮脉，即知邪在表，治当发汗解表。前已有"脉但浮者，与麻黄汤"，和本条的精神是一致的。然而必须明确这类突出脉象的条文，并非单纯凭脉定治，只是通过脉象说明病机、病势，因而举脉略症，临床仍当脉症合参，决不能仅据脉浮就用麻黄汤，何况同是脉浮，也有浮紧有力与浮缓无力的区别，浮紧才是麻黄汤证的脉象，所以必须掌握论中文字的特点，才能避免局限片面，才能求得深入理解与获得完整的认识。

【原文】

脉浮而数者，可发汗，宜麻黄汤。方十八。用前第五方。[52]

【白话解】

脉象浮而数的，主病在表，可用发汗法治疗，如见发热、畏寒、头身疼痛、无汗等太阳伤寒见症的，适宜用麻黄汤。

【解析】

脉浮在表，表实用麻黄汤；脉数指病人发热，相应的脉搏增快，而不能理解为里热或表热导致的脉数，因此临床仍当脉症合参，决不能仅据脉浮就用麻黄汤。

【原文】

病常自汗出者，此为荣气和，荣气和者，外不谐，以卫气不共荣气谐和故尔。以荣行脉中，卫行脉外。复发其汗，荣卫和则愈，宜桂枝汤。方十九。用前第十二方。[53]

【白话解】

病人经常自汗出，这是卫气不能外固，营阴不能内守，以致营卫失调的缘故。因为营行于脉中，卫行于脉外，卫主卫外，营主营养内守，营卫相互协调方能健康无病。因此，必须使用发汗的方法，使不相协调的营卫重趋调和，则病可痊愈，适宜用桂枝汤。

【解析】

所谓营卫，即气血之互词，血行于血管中，气行于血管外，内以营养脏腑百骸，外以护卫肌表，调节体温。营卫一方偏虚，失其调节作用，导致自汗，或发热自汗。"常自汗出"，杂病亦常有之，不必与发热同见，通常谓之表虚或卫阳虚，亦即卫气不能护外，腠理失密，致使营气外泄。营虽不病，而卫使之，故谓卫气不共营气谐和。桂枝汤作用于调营卫，营卫和则自汗止。云"复发其汗"，寓止汗于发汗之中。故桂枝汤不仅用于太阳中风证，对杂病自汗，亦具显效。

◉ **【原文】**

病人脏无他病，时发热自汗出而不愈者，此卫气不和也，先其时发汗则愈，宜桂枝汤。 方二十。用前第十二方。[54]

【白话解】

病人内脏没有其他的疾病，经常发热，自汗出而不能痊愈的，这是卫气不和，不能卫外的缘故。可在病人发热汗出之前，用桂枝汤发汗，使营卫重趋调和，则病可愈。

【解析】

病患无它病，时发热、自汗出，而不愈者，此卫气不和于营也。桂枝汤解肌调和营卫而愈。说是发汗其实就是和营卫，滋阴和阳。

◉ **【原文】**

伤寒，脉浮紧，不发汗，因致衄者，麻黄汤主之。

方二十一。用前第五方。 [55]

【白话解】

太阳伤寒证，脉象浮紧，未使用发汗法治疗，而出现衄血，衄血后表证仍未解的，可以用麻黄汤主治。

【解析】

文中只提出伤寒脉浮紧，也属于举脉略症，恶寒发热、头痛身疼无汗等表实症状，是必然具有的；唯因没有及时使用麻黄汤以发其汗，以致表邪郁遏，无从宣泄，上迫阳络而为鼻衄。但衄后表证仍在，可知邪未从衄解，此时决不能见衄治衄，而用凉血泄热方法，仍宜治其表闭，表实证得解，则衄血自止。

●**【原文】**

伤寒，不大便六七日，头痛有热者，与承气汤。其小便清者，知不在里，仍在表也，当须发汗。若头痛者，必衄。宜桂枝汤。**方二十二。用前第十二方。** [56]

【白话解】

外感病，不解大便六七天，头痛发热，如果小便黄赤，是阳明里热结实症，可用承气汤泄其在里的实热；如果小便清，是内无邪热，病不在里，仍然在表，应当用发汗法治疗，可用桂枝汤。如果头痛、发热等症持续不解，表示表邪郁滞较甚，可能会出现衄血症。

【解析】

不大便六七日，为阳明证，因热气内郁，燥热上冲则现头痛，燥热外达，则现发热，此为阳明证之特点，在里当下，故与承气汤通便泄热。接着条文说明与表证鉴别之要点。若是阳明证，小便必然黄赤，亦即只有小便黄赤才能证明上证为阳明燥气所致。倘若小便清白，知非里热，仍属表证之头痛，因表气不和，也常常会引起里气不和，故治以桂枝汤解表。若头痛发热，小便黄赤，则判断病人必然衄血，此衄血是阳明里热气盛上冲动血所致。

伤寒，发汗已解，半日许复烦，脉浮数者，可更发汗，宜桂枝汤。方二十三。用前第十二方。[57]

【白话解】

太阳伤寒证，使用了发汗法后，表证已经解除。过了半天，病人又出现发热、脉象浮数等表证，可以再发汗，适合用桂枝汤。

【解析】

伤寒发汗后，脉静身凉，为表证已解；但半日左右，又出现太阳表证，而且脉象浮数，可以继续用发汗的方法治疗，宜桂枝汤发汗解肌、调和营卫。

●【原文】

凡病，若发汗、若吐、若下，若亡血、亡津液，阴阳自和者，必自愈。[58]

【白话解】

凡是疾病，用发汗法，或涌吐法，或泻下法治疗，而致耗血、伤津液的，如果阴阳能够自趋调和的，就一定能够痊愈。

【解析】

凡病，当指中风、伤寒等各种病症而言。若发汗、若吐、若下之"若"字，意同"或"字，假设不定之辞。汗、吐、下都是治病的大法，但如使用不当，或用之太过，便能伤及正气，耗损津液。"亡"，丧失的意思，所谓亡血，并不是指吐血、衄血等失血症状，意为血液损伤，实质上与亡津液相近，因为血与津液都属于阴，津液耗损之后，血液亦必损伤。阴阳本来是相对存在的，阴阳协调则健康无病，若一方偏盛或一方衰弱，就会发生疾病。本条意在示人由于汗、吐、下而致血与津液受到一定损伤时，但只

辨太阳病脉证并治·中

51

要阴阳尚能协调，则仍具有自我康复的能力，亦能渐趋于恢复。

● 【原文】

大下之后，复发汗，小便不利者，亡津液故也。勿治之，得小便利，必自愈。[59]

【白话解】

用峻泻药攻下后，又再发汗，出现小便短少的，这是误汗、下后损伤津液的缘故，不能用通利小便的方法治疗。待其津液恢复而小便通畅，就一定会自然痊愈。

【解析】

下法泻有形的燥结，燥结去则津液不致再伤而得以保存下来，故有"急下存阴"的理论。设非里实而误用下法，则损伤津液，故又有"数下亡阴"之说。发汗可使邪自表出，但汗出多而津液外泄，不仅伤阳，也能损伤阴液。今大下之后，又用发汗，必致津液大伤，因而小便不利，所以说，小便不利者，亡津液故也。这种小便不利，与蓄水证小便不利的性质完全不同，千万不可用利水方法，否则必津液更加损伤，因此，特提出"勿治之"的告诫。所谓勿治之，是指不可用利小便的方药，根据具体情况，采用一些滋阴养液的药物，还是应该的，不应拘泥于"必自愈"而消极等待。

● 【原文】

下之后，复发汗，必振寒，脉微细。所以然者，以内外俱虚故也。[60]

【注释】

振寒：战栗恶寒的意思。

【白话解】

泻下之后，又行发汗，一定会出现畏寒战栗、脉象微细，这是误下复汗，导致阴阳俱虚的缘故。

【解析】

本条症见振寒、脉微细，已转属少阴，乃阴阳俱虚之重证。阳亡于外，阴伤于内，故云"内外俱虚"。振寒即寒战，振寒脉微是阳虚，脉细是阴虚机少。

陆渊雷云："阳亡而津不继者，其津不能自复，故此条不云自愈，然则姜附四逆之辈，当择用矣。"

●【原文】

下之后，复发汗，昼日烦躁不得眠，夜而安静，不呕，不渴，无表证，脉沉微，身无大热者，干姜附子汤主之。**方二十四**。[61]

干姜一两　附子一枚，生用，去皮，切八片

右二味，以水三升，煮取一升，去滓。顿服。

【注释】

顿服：煎成的药液一次服完。

【白话解】

误用泻下以后，又误用发汗法治疗，病人白天心烦躁扰不安，不能平静入睡，夜晚精神萎靡昏昏欲睡而不烦躁，没有呕吐、口渴等里证，也没表证，脉象沉微，身体无大热的，应当用干姜附子汤治疗。

干姜附子汤方

干姜一两，附子一枚（用生的，去皮，切成八片）。以上二味药，用水三升，煎煮成一升，去掉药渣，一次服下。

【解析】

本条重申汗下后转属少阴，阳虚而寒。前条振寒脉微细，为少阴病，本条云身无大热，当有热，烦躁见于白昼，不呕不渴，无少阳、阳明证，虽有微热，亦属假象。脉沉微，是阳虚，阳虚伴见烦躁，需干姜附子汤急回其阳。

● **【原文】**

发汗后，身疼痛，脉沉迟者，桂枝加芍药生姜各一两人参三两新加汤主之。 方二十五。 [62]

桂枝三两，去皮　芍药四两　甘草二两，炙　人参三两　大枣十二枚，擘　生姜四两

右六味，以水一斗二升，煮取三升，去滓。温服一升。本云，桂枝汤今加芍药、生姜、人参。

【注释】

脉沉迟：沉是脉重按才得，迟是脉跳动的频率缓慢。

【白话解】

发汗以后，出现身体疼痛、脉象沉迟的，是发汗太过，营气损伤，用桂枝加芍药生姜各一两人参三两新加汤主治。

桂枝加芍药生姜各一两人参三两新加汤方

桂枝三两（去皮），芍药四两，甘草二两（炙），人参三两，大枣十二枚（剖开），生姜四两。以上六味药，用水一斗二升，煎煮成三升，去掉药渣，每次温服一升。旧本说：现用桂枝汤加芍药、生姜、人参。

【解析】

身疼痛为太阳表证之一。经过发汗治疗以后，如果表证已解，身痛即当随愈，若身痛未除，脉仍浮紧，则表证续在，还当续予解表。现在身体虽痛，但脉不浮紧，而是沉迟，浮脉主表，沉脉主里，浮紧为表寒实，沉迟为里虚，可见这一身痛不是卫闭营郁，而是营血虚而经脉失养。成无己说："脉沉迟者，营血不足也。"故桂枝汤加重芍药、生姜益营散寒，加人参补充津液。

发汗后，不可更行桂枝汤，汗出而喘，无大热者，可与麻黄杏仁甘草石膏汤。 方二十六。[63]

麻黄四两，去节　杏仁五十个，去皮尖　甘草二两
炙石膏半斤，碎，绵裹

右四味，以水七升，煮麻黄，减二升，去上沫，内诸药，煮取二升，去滓。温服一升。本云，黄耳杯。

【注释】

更行：行，施也，用也。更行，就是再用的意思。

【白话解】

发汗以后，头痛等表证已无，出现汗出、气喘，为热邪壅肺所致，不能再用桂枝汤，可以用麻黄杏仁甘草石膏汤治疗。

麻黄杏仁甘草石膏汤方

麻黄四两（去节），杏仁五十个（去皮尖），甘草二两（炙），石膏半斤（打碎，用布包）。以上四味药，用水七升，先加入麻黄煎煮，煮去二升水分，除去上面的白沫，再加入其他各药，煎煮成二升，去掉药渣，每次温服一升。旧本说：服一黄耳杯（古代饮具，容量一升）。

【解析】

本条"不可更行桂枝汤"句，应在"汗出而喘，无大热者"之后，不可误认为发汗后就不能再用桂枝汤。因为汗出而喘，无大热，颇似桂枝汤证兼肺气上逆，如桂枝加厚朴杏子汤证，实际上迥然不同，彼属肺寒气逆，此为肺热气闭，假使误用桂枝剂，则后果不堪设想，所以特郑重提出"不可更行桂枝汤"，以期引起注意。喘因热壅肺闭不得宣开，汗出乃热迫津液外泄，无大热为热郁于里，外热反而较轻，所以治宜麻黄杏仁甘草石膏汤清泄肺热、宣开

辨太阳病脉证并治·中

肺气。肺热除而肺气畅，则汗出自止，气喘自平。

● 【原文】

发汗过多，其人叉手自冒心，心下悸，欲得按者，桂枝甘草汤主之。方二十七。[64]

桂枝四两，去皮　甘草二两，炙

右二味，以水三升，煮取一升，去滓。顿服。

【注释】

① 叉手自冒心：叉手即两手交叉，冒即覆盖之意。指病者双手交叉覆按于自己的心胸部位。

② 心下悸：即心悸，指心脏悸动不安。

【白话解】

发汗太甚，汗出太多，致心阳虚弱，病人出现双手交叉覆盖心胸部位，心慌不宁，须用手按捺方感舒适的，用桂枝甘草汤主治。

桂枝甘草汤方

桂枝四两（去皮），甘草二两（炙）。以上二味药，用水三升，煎煮成一升，去掉药渣，一次服下。

【解析】

汗是人体的津液所化，但必须依靠阳气的鼓动，才能从皮肤汗孔透泄。汗出愈多，则阳气的消耗也愈多，因而导致心阳虚而心悸不宁。临床辨证的一般规律是喜按属虚，拒按属实，叉手自冒心为喜按，自应属虚而不属实，心悸为心阳虚，故治宜桂枝甘草汤补益心阳。

● 【原文】

发汗后，其人脐下悸者，欲作奔豚，茯苓桂枝甘草大枣汤主之。方二十八。[65]

茯苓半斤　桂枝四两，去皮　甘草二两，炙　大枣十

五枚，擘

右四味，以甘澜水一斗，先煮茯苓，减二升，内诸药，煮取三升，去滓。温服一升，日三服。作甘澜水法：取水二斗，置大盆内，以杓扬之，水上有珠子五六千颗相逐，取用之。

【注释】

① 奔豚：形容自觉有气自小腹上冲心胸之势。

② 甘澜（lán）水：又名劳水。

【白话解】

发了汗以后，病人出现脐下跳动不宁，好像奔豚将要发作的征象，用茯苓桂枝甘草大枣汤主治。

茯苓桂枝甘草大枣汤方

茯苓半斤，桂枝四两（去皮），甘草二两（炙），大枣十五枚（剖开）。以上四味药，用甘澜水一斗，先加入茯苓煎煮，煮去二升水分，再加入其他药物，煎煮成三升，去掉药渣，每次温服一次，一日服三次。制作甘澜水的方法：用水二斗，倒入大盆内，扬盆内的水，直至水面上出现无数水珠，即可取来使用。

【解析】

发汗太过，心阳受伤，不能下济于肾，水气停聚下焦，故脐下动悸。此水气上逆，欲作奔豚。

上条汗伤心阳，未见停水，故用桂枝甘草汤入心助阳；本条则伤及心阳，兼下焦停水，故在原方基础上重用茯苓、桂枝以通阳泄水，加大枣培脾和中。

●【原文】

发汗后，腹胀满者，厚朴生姜半夏甘草人参汤主之。
方二十九。[66]

厚朴半斤，炙，去皮　生姜半斤，切　半夏半升，洗

甘草二两　　人参一两

右五味，以水一斗，煮取三升，去滓。温服一升，日三服。

【白话解】

发了汗以后，致脾虚气滞，出现腹部胀满的，用厚朴生姜半夏甘草人参汤主治。

厚朴生姜半夏甘草人参汤方

厚朴半斤（炙，去皮），生姜半斤（切片），半夏半升（用水洗），甘草二两（炙），人参一两。以上五味药，用水一斗，煎煮成三升，去掉药渣，每次温服一升，一日服三次。

【解析】

腹部胀满，有虚实之分，实证腹满大都因为肠中有形实邪阻滞，必伴有大便秘结不通，腹部硬满而痛，手不可按，脉象沉实，舌苔黄厚，必须使用下法，有形实邪得去，腹满始能消除；属虚的腹满，大多由于脾阳虚而不振，不能运化输布，因而腹部膨满，但是按之不硬，温熨揉按便觉舒适，脉虚弱无力，或虚大不耐循按，苔薄质淡，大便溏薄不硬，治当益脾助运。本证腹满，是因发汗阳气外泄，脾阳虚而气滞不运所致，当然不是实证，但也不是单纯虚证，而是虚中夹实，所以治宜消补兼施，用厚朴生姜半夏甘草人参汤。

● **【原文】**

伤寒，若吐，若下后，心下逆满，气上冲胸，起则头眩，脉沉紧，发汗则动经，身为振振摇者，茯苓桂枝白术甘草汤主之。 **方三十。** [67]

茯苓四两　桂枝三两，去皮　白术　甘草，炙各二两

右四味，以水六升，煮取三升，去滓。分温三服。

【注释】

① 头眩：头目昏眩。

② 身为振振摇：身体动摇不定。

【白话解】

外感病，经过涌吐，或泻下以后，出现胃脘部胀满不适，气逆上冲胸膈，起立时就感头昏目眩，脉象沉紧的，用茯苓桂枝白术甘草汤主治。如果误用发汗法治疗，就会耗伤经脉之气，出现身体震颤摇晃、站立不稳的变症。

茯苓桂枝白术甘草汤方

茯苓四两，桂枝三两（去皮），白术、甘草（炙）各二两。以上四味药，用水六升，煎煮成三升，去掉药渣，分三次温服。

【解析】

本条的若吐若下，就是或经过吐，或经过下后，损伤脾阳，脾虚则水液不能正常输布，停而为饮，饮邪上凌，阻逆于胸脘之间，所以心下逆满，气上冲胸。水饮既阻，清阳不得上升，所以起则头眩。当站立时体位变换，眩晕更加厉害。表证全罢而饮邪阻滞于里，所以脉象沉紧。

如果再用发汗，则外伤经脉，经脉虚而饮邪向外侵凌，则经脉眴动而肢体振振动摇，此与真武汤证的"身眴动，振振欲擗地"的病机一样，都是阳虚水动，只是程度略有轻重不同罢了。有些注家把"身为振振摇"专责之阳虚或津液伤，丢开饮邪，恐非确论。

◎**【原文】**

发汗，病不解，反恶寒者，虚故也，芍药甘草附子汤主之。 方三十一。[68]

芍药　甘草各三两，炙　附子一枚，炮，去皮，破八片右三味，以水五升，煮取一升五合，去滓。分温三服。疑非仲景方。

【白话解】

使用发汗法，病还没有解除，反而更加畏寒、脉沉微细等症状，这是正气不足、阴阳两虚的缘故，用芍药甘草附子汤主治。

芍药甘草附子汤方

芍药　甘草（炙）各三两，附子一枚（炮，去皮，破成八片）。以上三味药，用水五升，煎煮成一升五合，去掉药渣，分三次温服。

【解析】

发汗病不解，是指病还未好；反恶寒，指怕冷更加严重，不是指表证未解。表解则不应当恶寒，现在反而见到恶寒，不可误认作表证，而是卫阳虚的缘故。表证恶寒，必然兼有发热、头痛、脉浮等见症，卫阳虚寒，则单见恶寒而不发热，脉必濡弱或大而无力，两者不难鉴别。然而汗后阳虚，阴液也必然受到一定的耗损，故营阴、卫阳两虚，所以用芍药甘草附子汤扶阳益阴，双方兼顾。

【原文】

发汗，若下之，病仍不解，烦躁者，茯苓四逆汤主之。方三十二。[69]

茯苓四两　人参一两　附子一枚，生用，去皮，破八片　甘草二两，炙　干姜　一两半

右五味，以水五升，煮取三升，去滓。温服七合，日二服。

【白话解】

经用发汗，如果又用下法或泻下以后，病仍然不解除，出现烦躁不安用茯苓四逆汤主治。

茯苓四逆汤方

茯苓四两，人参一两，附子一枚（用生的，去皮，破成八片），甘草二两（炙），干姜一两半。以上五味药，用水五升，煎煮成三升，去掉药渣，每次温服七合，每日服两次。

【解析】

本症主方以茯苓为君，除烦安神。本症不外是阳虚液伤，因此用四逆汤以回阳，加人参以复阴，更加茯苓以宁心安神除烦躁。

● **【原文】**

发汗后，恶寒者，虚故也。不恶寒，但热者，实也，当和胃气，与调胃承气汤。 方三十三。 [70]

芒硝半升　甘草二两，炙　大黄四两，去皮，清酒洗

右三味，以水三升，煮取一升，去滓，内芒硝，更煮两沸。顿服。

【白话解】

发汗以后，怕冷的，这是正气虚弱的缘故；不怕冷，只有发热等症状的，是邪气盛实的表现，应当泻实和胃，可给予调胃承气汤治疗。

调胃承气汤方

芒硝半升，甘草二两，炙大黄四两（去皮，用陈米酒洗）。以上三味药，用水三升，先加入大黄、甘草煮成一升，去掉药渣，然后加入芒硝，再煮一二滚即成，一次服下。

【解析】

由于患者平素体质有偏阴偏阳的差异，因而同样在汗

出表解之后，却有着不同的转归：一是发热虽除而仍然恶寒，这不是表邪未尽，而是卫阳虚的缘故，与芍药甘草附子汤证的病机是一样的，所以《玉函经》等对此仍作芍药甘草附子汤主之。二是不恶寒而但发热，多见于阳盛素质，汗多则伤津，阳明胃肠燥实，所以治宜调胃承气汤和胃泄热。

当然，这仍是举例而言，虚证不一定都适宜服用芍药甘草附子汤，干姜附子汤、茯苓四逆汤等都是主治虚证的方剂。实证也不一定只适宜服用调胃承气汤，还有大承气汤、小承气汤、白虎汤等都是主治实证的方剂。所以均应活看，才不致被条文印定眼目。

● 【原文】

太阳病，发汗后，大汗出，胃中干，烦躁不得眠，欲得饮水者，少少与饮之，令胃气和则愈。若脉浮，小便不利，微热，消渴者五苓散主之。**方三十四**。[71]

猪苓十八铢，去皮　泽泻一两六铢　白术十八铢　茯苓十八铢　桂枝半两，去皮

右五味，捣为散。以白饮和服方寸匕，日三服。多饮暖水，汗出愈。如法将息。

【注释】

①胃中干：指津液耗伤，胃中阴液不足。

②少少与饮之：多次少量给予饮用。

③消渴：形容口渴之甚，饮不解渴，此处是症状，不是病名。

④散：将药制成粉末，叫作散。

⑤白饮：米汤。

⑥方寸匕：古代食具之一，曲柄浅斗，状如今之羹匙。《名医别录》云："方寸匕者，作匕正方一寸，抄散不落为度。"

【白话解】

太阳病，发汗以后，由于汗出很多，损伤津液，以致胃中干燥，因而发生烦躁，不得睡眠，想要喝水的，可少量地喝水，使胃中得润而胃气自和，则烦躁自愈。如果脉浮，小便不利，微有发热，渴饮不止的，是太阳蓄水证，应当用五苓散治疗。

五苓散方

猪苓十八铢（去皮），泽泻一两六铢，白术十八铢，茯苓十八铢，桂枝半两（去皮）。以上五味药，捣成极细末，做成散剂，每次用米汤冲服一方寸匕（古代量具，为边长一寸的方形药匙），一天服三次。并要多喝温开水，让病人出汗，就可痊愈。调养护理方法同常。

【解析】

太阳病治当发汗，但因汗不如法，大汗出后而发生的两种情况：一是汗后表证已除，唯因胃中津伤而干燥，以致烦躁不得眠，这不是里热伤津，只需注意调护，给予少量的汤水，使其慢慢呷下，以滋润胃燥，胃中津液恢复则胃气和，胃和则烦躁自除。切不可大量恣饮，因为胃气尚弱，恣饮则易酿成蓄水证。这是病后对口渴欲饮调护必须遵循的原则。二是汗后而表邪未尽，仍然脉浮微热，但又见到小便不利、消渴，这主要是因恣饮的缘故，饮水太多而脾不转输，膀胱水蓄则小便不利，水津不能上布则消渴，愈饮愈渴，饮不解渴，饮入之水似乎已经内消，故称消渴。此时里有蓄水，外兼表邪，治当运脾布津、温阳化气，五苓散为的对方剂。脾之输转复，膀胱气化利，则小便利而蓄水除，津液布而口渴止，里得和而表亦随解。本证小便不利，当然与膀胱有关，但是水气之所以蓄而不行，与脾的关系尤为密切。许多注家囿于脏腑之说，将蓄水证专属之膀胱腑证，并把五苓散看做太阳腑证的专方，未免以偏赅全。

● 【原文】 ▬▬▬▬

发汗已，脉浮数，烦渴者，五苓散主之。 方三十五。
用前第三十四方。 [72]

【注释】

烦渴：因渴而烦，形容渴之甚。

【白话解】

发过汗以后，出现脉象浮数、发热、心烦、口渴、小
便不通畅的，用五苓散主治。

【解析】

上条阐述蓄水证之病因病机及可能发生之病证，本条
仅就其主要脉证论治法。脉浮数为表热，烦渴是胃热津伤，
如饮水多而小便不利，势必形成膀胱蓄水，不言是省文。
太阳经腑同病，用五苓散双解表里。五苓散主要用于膀胱
气化不行，水蓄而小便不利，用于杂病较多，不一定必兼
表证。本条表里同病，桂、术遏阳化气，既可开发腠理，
又能淡渗行水，宣畅上焦，其轻微表热，亦因得解。

● 【原文】 ▬▬▬▬

伤寒，汗出而渴者，五苓散主之；不渴者，茯苓甘草
汤主之。 方三十六。 [73]

茯苓二两　桂枝二两，去皮　甘草一两，炙　生姜三
两，切

右四味，以水四升，煮取二升，去滓。分温三服。

【白话解】

外感病，发热汗出而出现口渴的，应当用五苓散主治；
如果口不渴的，应当用茯苓甘草汤治疗。

　茯苓甘草汤方

茯苓二两，桂枝二两（去皮），甘草一两（炙），生
姜三两（切片）。以上四味药，用水四升，煎煮成二升，
去掉药渣，分成三次温服。

【解析】

五苓散证的口渴，是因水气停蓄，脾失转输，膀胱气化不利，津液不能上布所致，已如上两条所述；本条更提出茯苓甘草汤证口不渴，以资鉴别。因为茯苓甘草汤证也是里有水气停蓄，不过水停的部位是在胃中，水津尚能敷布，所以不渴。然而仅据不渴就断为胃中停水，证据显然不足，必须找一些其他旁参材料，如"小便利者，以饮水多，必心下悸，小便少者，必苦里急也"，以及"厥阴篇""伤寒厥而心下悸，宜先治水，当服茯苓甘草汤"。不难推知"心下悸"也是茯苓甘草汤证的主症。水停于胃，故治宜温胃散水。

● **【原文】**

中风发热，六七日不解而烦，有表里证，渴欲饮水，水入则吐者，名曰水逆，五苓散主之。 方三十七。用前第三十四方。[74]

【注释】

水逆：因里有蓄水，以致饮水不能受纳，饮入随即吐出的，称为水逆证。

【白话解】

太阳中风证，经过六七天而不解除，既有发热、畏寒、头痛等表证，又有心烦、小便不利等里证，如果出现口渴想喝水，一喝水即呕吐，这就叫水逆，用五苓散主治。

【解析】

太阳病中风发热，六七日不解，邪气随经入腑，致形成经腑俱病。故曰"有表里证"。这表证指太阳表证，如发热、恶寒等；里证指蓄水证而言，如心烦、小便不利等。"渴欲饮水"，饮不解渴，正所谓"消渴"之象，是太阳蓄水证的主症之一。若"渴欲饮水"，水入则吐，吐后再饮，再饮再吐，这种现象称为水逆。水逆证是蓄水的重证。因水蓄于下，气化不利，使胃失和降，所饮之水，拒不受纳，

辨太阳病脉证并治·中

則上逆而吐。治用五苓散。

則上逆而吐。治用五苓散。

●【原文】

未持脉时，病人手叉自冒心，师因教试令咳，而不咳者，此必两耳聋无闻也。所以然者，以重发汗，虚故如此。发汗后，饮水多必喘，以水灌之亦喘。[75]

【白话解】

在诊脉前，看到病人双手交叉覆盖于心胸部位，假如医生叫病人咳嗽，而病人却无反应的，这一定是病人耳聋的缘故。之所以这样，是因为重复发汗，损伤心肾阳气所致。发过汗以后，饮冷水太多，冷饮伤肺，势必会引起气喘；用冷水洗浴，寒邪内迫，也会出现气喘。

【解析】

以上四条，均论述汗出过多，胃液受伤，渴饮小便不利之证。本条为汗伤心阳，而心悸欲按。心窍寄耳，两耳猝聋。治疗可参考第64条桂枝甘草汤证。有停饮者，可参考茯苓甘草汤。"教试令咳而不咳"是医者作试探性询问，病者不作回答，因知其耳聋无闻。试令咳嗽以测知耳聋，此不过偶尔之事，非必常法，故注家多视为衍文。

●【原文】

发汗后，水药不得入口为逆，若更发汗，必吐下不止。发汗、吐下后，虚烦不得眠，若剧者，必反复颠倒，心中懊憹，栀子豉汤主之；若少气者，栀子甘草豉汤主之；若呕者，栀子生姜豉汤主之。方三十八。[76]

栀子豉汤方

栀子十四个，擘　香豉四合，绵裹

右二味，以水四升，先煮栀子，得二升半，纳豉，煮取一升半，去滓。分为二服，温进一服，得吐者，止后服。

栀子甘草豉汤方

栀子十四个，擘　甘草二两，炙　香豉四两，绵裹右三味，以水四升，先煮栀子、甘草，取二升半，纳豉，煮取一升半，去滓。分二服，温进一服，得吐者，止后服。

栀子生姜豉汤方

栀子十四个，擘　生姜五两　香豉四合，绵裹

右三味，以水四升，先煮栀子、生姜，取二升半，纳豉，煮取一升半，去滓。分二服，温进一服，得吐者，止后服。

【白话解】

发汗以后，出现服药即吐，水药不能下咽的，这是误治的变证。如果再进行发汗，一定会出现呕吐、腹泻不止的见症。发汗，或涌吐，或泻下以后，无形邪热内扰，出现心烦不能安眠，严重的就会出现心中烦闷尤甚，翻来覆去，不可名状，用栀子豉汤主治。如果出现气少不足以息的，用栀子甘草豉汤主治；如果出现呕吐的，用栀子生姜豉汤主治。

栀子豉汤方

栀子十四个（剖开），香豉四合（用布包）。以上二味药，用水四升，先加入栀子煎煮至二升半，再加入豆豉，煎煮成一升半，去掉药渣，分两次服。如果温服一次出现呕吐的，停服剩余之药。

栀子甘草豉汤方

栀子十四个（剖开），甘草二两（炙），香豉四合（用布包）。以上三味药，先加入栀子、甘草煎煮，煮至二升半，再加入豆豉煎煮成一升半，去掉药渣，分两次服。如果温服一次出现呕吐的，停止服剩余的药。

栀子生姜豉汤方

栀子十四个（剖开），生姜五两（切片），香豉四合（用布包）。以上三味药，用水四升，先加入栀子、生姜煎煮至二升半，再加入豆豉共煎煮成一升半，去掉药渣，分两次服。如果温服一次出现呕吐的，停止服剩余的药。

【解析】

发汗后致使水药不得入口，可知发汗不当而使胃气受伤，这种治疗上的错误，是不顺于理的，故曰"为逆"。若再发汗，则为一逆再逆，必伤胃气、胃失和降。则呕吐不止；伤于脾的反应是下利不止。可见治法若使用不当，不仅不能愈病，反而使病情加重，故临床不可不慎。

若发汗又复吐下，表热虽除，里因汗、吐、下伤及津液而致虚。余热内郁，热虽不重，因虚不耐热扰，故烦。轻者可致虚烦不能安睡，重者懊侬颠倒。懊侬即懊恼，颠倒即不安特甚。盖描述患者心烦不适，睡卧不宁之状：用栀子清郁热，香豆豉宣发，郁热得泄，其烦自安。如兼见呼吸气弱乏力，可加炙甘草益气缓中，如兼见呕恶，可加生姜和胃止呕。

● 【原文】

发汗，若下之，而烦热、胸中窒者，栀子豉汤主之。**方三十九。用上初方。** [77]

【注释】

① 烦热：心中烦闷而热。

② 胸中窒：胸中塞闷不舒。

【白话解】

经过发汗，如若下之，或泻下以后，出现心胸烦热不适，胸中板闷窒塞不舒的，是热郁胸膈、气机阻滞，用栀子豉汤主治。

【解析】

汗、下后津伤，余热内郁，症见心烦懊恼，是栀子豉汤证。如胸中窒闷，乃热郁较重，但未至心下痞硬，不需泻心诸方，可予栀予苦泄，香豉宣发，使郁热得以宣泄，胸闷自除。

○【原文】

伤寒五六日，大下之后，身热不去，心中结痛者，未欲解也，栀子豉汤主之。 方四十。 用上初方。 [78]

【注释】

结痛：结塞且有痛感。

【白话解】

外感病五六天，用峻泻药攻下后，身热不去，胃脘部支结疼痛的，是热郁胸膈，气机郁结不畅，其病尚未解除，用栀子豉汤主治。

【解析】

本条症状，身热不去，心中结痛，源于大下之后，这与结胸证的成因和主症颇有相似之处，但病理却迥不相同。结胸证为有形的热与水结，按之心下硬，痛不可近，所以用大陷胸汤逐水荡实。本证为无形的热郁气滞，按之心下濡，结塞闷痛，纵然按之痛，亦很轻微，所以用栀子豉汤宣郁除烦。

○【原文】

伤寒下后，心烦腹满，卧起不安者，栀子厚朴汤主之。 方四十一。 [79]

栀子十四个，擘　厚朴四两，炙，去皮　枳实四枚，水浸，炙令黄

右三味，以水三升半，煮取一升半，去滓。分二服，温进一服，得吐者，止后服。

【白话解】

外感病使用泻下药以后，出现心中烦扰、腹部胀闷、

坐卧都不安宁的，应当用栀子厚朴汤治疗。

栀子厚朴汤方

栀子十四个（剖开），厚朴四两（炙，去皮）枳实四枚（用水浸泡，炙成黄色）。以上三味药，加水三升半，煎煮成一升半，去掉药渣，分两次服。如果温服一次出现呕吐的，停服剩下的药。

【解析】

本证心烦与栀子豉汤证的虚烦一样，也是热郁胸膈，所不同的是，心烦的同时，又有腹部胀满，这表明热郁的程度又深入了一层，不仅郁于胸膈，而且壅于腹部，因此，不用豆豉的轻透，只用栀子的泄热以治心烦，再加厚朴、枳实以行气除满。

●【原文】

伤寒，医以丸药大下之，身热不去，微烦者，栀子干姜汤主之。 方四十二。 [80]

栀子十四个，擘 干姜二两

右二味，以水三升半，煮取一升半，去滓。分二服，温进一服，得吐者，止后服。

【白话解】

太阳伤寒证，医生误用泻下丸药峻猛攻下，出现身热不退，轻度心烦不安，并见腹满痛、便溏等中寒证的，用栀子干姜汤主治。

栀子干姜汤方

栀子十四个（擘），干姜二两。以上二味药，加水三升半，煎煮成一升半，去掉药渣，分两次服。如果温服一次后，出现呕吐的，停服剩下的药。

【解析】

大下之后，损伤中阳。本条只提到身热不去与微烦，与"身热不去，心中结痛"相较，断为热郁胸膈，中焦虚寒，方中用了干姜，干姜能温中散寒，必然兼有腹满时痛等中焦虚寒症状。至于之所以会发生中焦虚寒，不外乎因误用丸剂大下所致。从两味药相伍来看，实际也具有苦泄辛开作用，栀子泄热，以辛温的干姜佐之，"火郁发之"，能加强宣泄郁热的效果，临床用栀子干姜汤治热郁气滞的脘腹疼痛有卓效，可资佐证。

●【原文】

凡用栀子汤，病人旧微溏者，不可与服之。[81]

【注释】

旧微溏：病人平素大便略微溏薄。

【白话解】

凡是使用栀子豉汤，如果病人平素有大便稀溏的，应禁止使用。

【解析】

临床治病选用方剂，除了必须与症情符合以外，还须注意病人的体质状况，做到因人而异，才能取得预期的效果。栀子豉汤尽管不是太寒的方剂，但毕竟偏于苦寒，因此遇到脾阳较虚的病人，虽然是热郁胸膈证，也应当慎重使用，否则，就会损伤脾阳而增加新的病变。

●【原文】

太阳病发汗，汗出不解，其人仍发热，心下悸，头眩，身𝄞动，振振欲擗地者，真武汤主之。 方四十三。 [82]

茯苓　芍药　生姜各三两，切　白术二两　附子一枚，炮，去皮，破八片

右五味，以水八升，煮取三升，去滓。温服七合，日三服。

【注释】

振振欲擗地：身体震颤，站立不稳，欲扑倒于地。

【白话解】

太阳病，用发汗法治疗，汗出后病证未得解除，病人仍然发热，心下悸动，头晕目眩，全身肌肉跳动，身体震颤，站立不稳的，应当用真武汤治疗。

真武汤方

茯苓、芍药、生姜（切片）各三两，白术二两，附子一枚（炮，去皮，破成八片）。以上五味药，加水八升，煎煮成三升，去掉药渣，每次温服七合，一天服三次。

【解析】

太阳病发汗后，因汗不及时或汗不如法，症见心下悸，头眩，身𥆧动，振摇欲仆。乃阳虚水气不化，聚于胃则心下浮，逆于上则头眩，溢于肌肉，经脉失煦，则身𥆧欲仆。其脉必沉迟或沉紧，不言是省文。其热自属虚阳外浮，治宜真武汤以振阳化水。

【原文】

咽喉干燥者，不可发汗。[83]

【白话解】

咽喉干燥的病人，多阴液不足，不能用发汗法治疗。

【解析】

发汗的禁忌症之一。咽喉干燥，为津液不足的标志，虽然是太阳表证，也不可使用汗法，特别是辛温之剂，否则就会干燥更甚，发生伤津化热的许多变症。

【原文】

淋家，不可发汗，发汗必便血。[84]

【注释】

淋家：素患小便淋漓，尿道疼痛的病人。

【白话解】

久患淋病的病人，多阴虚下焦有热，不能用发汗法。如果误用发汗，就会引起尿血的变症。

【解析】

发汗的禁忌症之一。所谓淋家，指平素患有小便淋涩疼痛，并经常发作的患者，这样的人，大多肾阴虚而膀胱蕴热，如慢性膀胱炎、肾盂肾炎等。虽然具有太阳表证，断不可强发其汗，如果误用发汗，则肾阴愈虚，膀胱之热愈炽，邪热迫血妄行，就会发生尿血。

◎【原文】

疮家，虽身疼痛，不可发汗，汗出则痉。[85]

【注释】

① 疮家：久患疮疡的人。

② 痉：《集韵》云"风病也"。《正字通》云"五痉之总名，其症卒口噤，背反张而瘛疭"。一作"痓"。

【白话解】久患疮疡的病人，多气血两亏，虽有身疼痛等表证，也不能用发汗法。如果误用发汗，使气血更伤，就会出现颈项强急、角弓反张的痉病。

【解析】

发汗的禁忌症之一。久患疮疡流脓流血，营血必然亏虚，虽然有表邪身体疼痛，亦不可发汗。因为营血为汗液之资源，若误用发汗，则已经不足之营血，必更加亏耗，筋脉失去濡养，而强直拘急，成为角弓反张的痉症。

◎【原文】

衄家，不可发汗，汗出必额上陷脉急紧，直视不能眴，音唤，又胡绢切，下同，一作瞬。不得眠。[86]

【注释】

不能眴：眼睛不能转动。

【白话解】

久患衄血的病人，多阴虚火旺，不能用发汗法。如果误发其汗，就会出现额部两旁凹陷处的动脉拘急、两眼直视、眼球不能转动、不能睡眠的变症。

【解析】

发汗的禁忌症之一。衄家指经常鼻腔出血的人，由于频频出血，阴血必然亏虚，虽有可汗之症，也不可任意使用发汗方法，以免更伤其阴血。这里所说的"不可发汗"，当是指不可用辛温发汗。

● **【原文】**

亡血家，不可发汗，发汗则寒栗而振。[87]

【白话解】

患出血疾患经常出血的病人，多气血亏虚，不能用发汗法治疗。如果误用发汗，就会出现畏寒战栗的变症。

【解析】

发汗的禁忌症之一。经常失血的病人，不但阴血损伤，阳气亦不充沛，即使患外感表证，也不可用汗法。假使误用汗法，不但阴血更伤，阳气也必更伤，阴血伤则无以营养筋脉，阳气伤则无以卫外为固，因而发生寒栗震颤的变症。其病变机制与芍药甘草附子汤证极为类似，不过彼仅恶寒，此有震颤而已。

● **【原文】**

汗家，重发汗，必恍惚心乱，小便已阴疼，与禹余粮丸。 方四十四。方本阙。 **[88]**

【注释】

① 汗家：平常习惯出汗的人，包括盗汗、自汗在内。

② 恍惚心乱：神迷意惑，慌乱不宁。

③ 小便已阴疼：小便之后，尿道疼痛。

【白话解】

平素爱出汗的病人，又再发其汗，就会形成心神恍惚、心中烦乱不安、小便后尿道疼痛的变症，用禹余粮丸治疗。

【解析】

平素多汗之人，卫阳不固，如重复发汗，阴液大伤，虚阳内扰，必致精神恍惚烦乱；水源告竭，则小便后尿道涩痛。成无己云："汗者心之液，汗家重发汗，则心虚恍惚心乱，夺汗则无水，故小便已，阴中疼。"

禹余粮丸方

禹余粮丸方缺。按禹余粮为甘寒重涩药，未能切合本条之证，注家多谓系衍文，或有讹误。

● **【原文】**

病人有寒，复发汗，胃中冷，必吐蛔。[89]

【白话解】

病人素有内寒，不能用发汗法。如果反发其汗，就会使胃中虚寒更甚，出现吐蛔症状。

【解析】

病人有寒，指平素阳气不足，中焦虚寒，虽有表证，亦不可发汗，只能温中助阳以和肌表，如径用一般的发汗方法，必致阳气外越，中阳更虚，里寒更甚，而发生吐逆。如果肠道有蛔虫寄生，则蛔虫不安而上行，可随呕吐而出。

● **【原文】**

本发汗，而复下之，此为逆也；若先发汗，治不为逆。本先下之，而反汗之，为逆；若先下之，治不为逆。[90]

【白话解】

本应先用发汗法治疗表证，然后再用泻下法治疗里证，却反先用泻下法治疗里证，这是错误的治疗原则；如果先用发汗法治疗表证，就是正确的治疗原则。本应先用攻下法治疗里证，然后用发汗法治疗表证，却反先用发汗法治疗表证，这是错误的治疗原则；如果先用泻下法治疗里证，就是正确的治疗原则。

【解析】

表、里同病的治疗。究竟应当先汗还是先下，却颇值得研究，本条正是对这一治则问题作出具体的说明。一般说来，表、里俱病，应当先进行解表，表解之后方可使用攻下。如先用攻下，就是治疗的错误。但是，也有里实证较重，而表证较轻，里甚于表，治当先用攻下以治里，如果一定要先表后里，不知灵活运用，势必延误病机，也是治疗的错误。因此，在临床的时候，必须根据症情的轻重缓急，来决定汗、下治法，才能避免错误。

【原文】

伤寒，医下之，续得下利，清谷不止，身疼痛者，急当救里；后身疼痛，清便自调者，急当救表。救里宜四逆汤，救表宜桂枝汤。方四十五。用前第十二方。[91]

【注释】

清谷：清，古与"圊"通，清谷，就是腹泻而食物不化的意思。

【白话解】

太阳伤寒证，本应用发汗法治疗，医生却反而使用泻下法，致脾肾阳衰，出现腹泻完谷不化、泻下不止，虽有身体疼痛等表证存在，也应当急以治疗里证。经治疗后，里证解除，大便转正常，身体疼痛仍未去的，再治疗表证。治疗里证用四逆汤，治疗表证用桂枝汤。

【解析】

承接上条阐述误治后表里先后缓急证治。伤寒下之不当，下利清谷不止。清谷即完谷不化，是脾阳大伤，胃肠虚寒已甚。此时虽具表证身痛，而里证为急，应与四逆汤辈急温其里。待其里温，大便调和，如身痛表证仍在，可再予桂枝汤治其表。

陆渊雷云："前条先汗后下，就阳证而言，古人所谓祛邪也，此条先温后表，就阴证而言，古人所谓扶正也。"

● 【原文】

病发热头痛，脉反沉，若不差，身体疼痛，当救其里，四逆汤方。 方四十六。[92]

甘草二两，炙　干姜一两半　附子一枚，生用，去皮，破八片

右三味，以水三升，煮取一升二合，去滓。分温再服。强人可大附子一枚、干姜三两。

【白话解】

病人发热、头痛等表证，脉象反而见沉的，如果使用温经解表法治疗而不痊愈，反而增加身体疼痛症就应当从里证论治，用四逆汤方。

四逆汤方

> 甘草二两，炙干姜一两半，附子一枚（用生的，去皮，破成八片）。以上三味药，用水三升，煎煮成一升二合，去掉药渣，分两次温服。身体强壮的人可以用大的附子一枚、干姜三两。

【解析】

本条属阳证见阴脉，太阳少阴同病。发热头痛为太阳，脉不浮而反沉，是里寒，不言证是省文。上条为误下里寒，本条为患者本自里寒。柯韵伯云："脉有余而证不足，则从证，证有余而脉不足，则从脉。有余可假，而不足为真。"此当舍证从脉，虽有身体疼痛之表，仍应先以四逆汤温里。

●【原文】

太阳病，先下而不愈，因复发汗，以此表里俱虚，其人因致冒，冒家汗出自愈。所以然者，汗出表和故也。里未和，然后复下之。[93]

【注释】

冒家：头目昏冒的患者。

【白话解】

太阳表证，先使用泻下法治疗而没有痊愈，再用发汗法治疗，因而导致内外俱虚，出现昏冒的症状。昏冒的病人如果正能胜邪，汗解邪散，就可以自行痊愈。之所以这样，是因为汗出邪散表气得以调和的缘故。如果里气尚未调和，然后再用泻下法治其里。

【解析】

太阳表证，本当治以发汗解表，反而治以泻下，这就违反了治疗原则，当然不会病愈。又用发汗的方法，治法虽然未错，但由于起先误下，在里的正气已伤，现在发汗，表邪不但不能随汗而解，反而徒伤表气，以致表里俱虚，邪仍郁滞。假使虚的程度尚未十分严重，还有奋起祛邪出表的可能，由于正虚邪郁，清阳不能上升，因而在正欲祛邪而正邪相争时，病人发生头目昏冒不清，这与汗解之前发生震颤的机制一样，也是得汗的先兆，所以在昏冒后随之汗出而表解病除。如果尚有里实症状，可以再酌用下剂以治其里实。

●【原文】

太阳病未解，脉阴阳俱停一作微，必先振栗，汗出而解。但阳脉微者，先汗出而解。但阴脉微一作尺脉实者，下之而解。若欲下之，宜调胃承气汤。方四十七。用前第三十三方。一云用大柴胡汤。[94]

【注释】

① 脉阴阳俱停：尺寸部的脉搏都停伏不见。

② 阳脉微：寸脉微见搏动。

③ 阴脉微：尺脉微见搏动。

【白话解】

太阳表证没有解除，如果出现畏寒战栗，并见尺部、寸部脉象皆沉伏不显，继之高热汗出而病解的，这就是战汗证。此时，如果先触摸到寸部脉微微搏动，主病在表，应当先发汗解表，则病可解。如果先触摸到尺部脉微微搏动，主病在里，用泻下法则病可愈。如果要用泻下法，适宜用调胃承气汤。

【解析】

太阳病未解，一定有恶寒、发热、头痛等表证存在，脉搏也一定呈现浮象。如果病人平素正气较弱，当正气抗邪向外，与邪相争的时候，营卫之气一时郁聚不能外达，脉搏就会闭伏不显，这是欲汗之机，所以出汗之前必作战栗，正既胜邪，则周身汗出而病解，脉搏也自然恢复正常。这种脉停，仅是战汗前的一时反应，瞬间即过，与气血不能运行，生机即将休止的脉绝是绝对不同的，这是必须深知的。其次，还有一种情况，就是关、尺部脉停，寸部脉独微微搏动，这是阳部邪实，病势向外，邪自汗出而解。假使寸、关部脉停，尺部脉独微微搏动，这是阴部邪实，病势向里，可用泻下方法，使里之实邪下泄而解。关于泻下的方剂，可用调胃承气汤。这种脉微，是指脉的轻微搏动，乃正气祛邪向外的反应，不应误解为阳气虚衰的微脉。

●【原文】

太阳病，发热汗出者，此为荣弱卫强，故使汗出，欲救邪风者，宜桂枝汤。方四十八。用前第十二方。[95]

【注释】

① 救：驱散的意思。

② 邪风：风邪。因风必兼夹，实质属于风寒之邪。

【白话解】

太阳表证，发热汗出的，这是卫气浮盛于外与邪相争，卫外失固，营阴不能内守所致，治疗宜驱风散邪，适宜用桂枝汤。

【解析】

卫属于阳，营属于阴，卫行脉外，营行脉中，卫主固外，营主内守。没有卫气的外固，营阴就不能安居于内，势必渗泄；没有营气的内守，卫气即无所依而散越，可见营与卫是互相依存的，必须卫固于外，营守于内，营卫协调，才能肌表舒畅，腠理致密，而不致有阴弱不能自守于内，阳强不能固密于外的病变。当体表受到风邪的侵袭，卫阳必然浮盛于外，因而呈现为发热，这是卫强的缘故。另一方面，卫既因风邪而强，则腠理疏而不密，营气失去外卫，因而汗出，汗是营气所化，汗出则营阴外泄，自然相对不足，这是营弱的原因。本证的发热汗出，由于卫强营弱，因风邪所致，因此，治疗首先应驱散风邪，桂枝汤助卫益营、解肌驱风，又为首选方剂，所以说，欲救邪风者宜桂枝汤。

【原文】

伤寒五六日，中风，往来寒热，胸胁苦满，嘿嘿不欲饮食，心烦喜呕，或胸中烦而不呕，或渴，或腹中痛，或胁下痞硬，或心下悸、小便不利，或不渴、身有微热，或咳者，小柴胡汤主之。**方四十九。**[96]

柴胡半斤　黄芩三两　人参三两　半夏半升，洗　甘草炙　生姜各三两，切　大枣十二枚，擘　右七味，以水一斗二升，煮取六升，去滓，再煎取三升。温服一升，日三服。

若胸中烦而不呕者，去半夏、人参，加栝楼实一枚；若渴，去半夏，加人参合前成四两半、栝楼根四两；若腹中痛者，去黄芩，加芍药三两；若胁下痞硬，去大枣，加牡蛎四两；若心下悸、小便不利者，去黄芩，加茯苓四两；若不渴，外有微热者，去人参，加桂枝三两，温覆微汗愈；若咳者，去人参、大枣、生姜，加五味子半升、干姜二两。

【注释】

① 往来寒热：恶寒时不知热，发热时不知寒，寒与热间代而作。

② 胸胁苦满：谓胸胁部有苦闷的感觉，因少阳脉循胸胁，邪入其经，所以苦满。

③ 默默：心中郁闷不爽。

【白话解】

外感风寒之邪，经过五六天，发热怕冷交替出现，胸胁满闷不舒，表情沉默，不思饮食，心中烦躁，总想呕吐，或者出现胸中烦闷而不作呕，或者口渴，或者腹中疼痛，或者胁下痞胀硬结，或者心慌、小便不通畅，或者口不渴，身体稍有发热，或者咳嗽，为邪入少阳，用小柴胡汤主治。

小柴胡汤方

柴胡半斤，黄芩三两，人参三两，半夏半斤（用水洗），甘草（炙）、生姜各三两，大枣十二枚（剖开）。以上七味药，加水一斗二升，煮至六升，去掉药渣，再煎煮成三升，每次温服一升，一日服三次。如果出现胸中烦闷而不作呕，方中去半夏、人参，加栝楼实一枚；如果出现口渴，加人参一两半，与以上用量相合为四两半，并加栝楼根四两；如果出现腹中疼痛，去黄芩，加芍药三两；如果出现胁下痞胀硬结，去大枣，加牡蛎四两；如果出现心慌、小便不通畅，去黄芩，加茯苓四两；如果出现口不渴、体表稍有发热，去人参，加桂枝四两，服药后覆盖衣被，取暖保温让病人微微汗出，就可痊愈；如果出现咳嗽，去人参、大枣、生姜，加五味子半升、干姜二两。

【解析】

伤寒五六日中风，不是既伤寒又中风，而是说伤寒五六日，或者是感受风邪，都可以发生寒热往来等症候。往来寒热与太阳表证的恶寒发热同时并见不同，而是恶寒时不知有热，发热时不知恶寒，寒已而热，热已而寒，一来一往，交替发作，这是邪正相争，邪胜正则寒，正胜邪则热，相持互胜的缘故，为少阳病的主要热型。与疟疾近似，但疟疾之寒热有定时，或一日一次，或间日一次，或三日一次。而少阳病之寒热往来，没有固定的时间。胸胁为少阳经脉的循行部位，由于少阳气机郁滞，所以胸胁部苦于闷满。少阳胆木受邪，势必影响脾胃，脾胃之气不畅，则神情沉默，不欲饮食；胆火内扰则心烦，胆胃气逆则喜呕。这些症候，既非太阳风寒表证，也非阳明燥热里证，而是由表入里，由寒化热，表里之间的半表半里证。正由于这个特点，所以有"少阳为枢"的譬喻，从而概括其病机为少阳枢机不利，而以小柴胡汤为主治方剂。

【原文】

血弱气尽，腠理开，邪气因入，与正气相搏，结于胁下。正邪纷争，往来寒热，休作有时，嘿嘿不欲饮食。脏腑相连，其痛必下，邪高痛下，故使呕也。一云脏腑相连，其病必下，胁膈中痛。小柴胡汤主之。服柴胡汤已，渴者，属阳明，以法治之。**方五十。用前第四十九方。**[97]

【注释】

血弱气尽：气血不足，正气衰弱的意思。

【白话解】

气血虚弱，腠理开豁，邪气得以乘虚而入，与正气相搏结，留居在少阳经，正气与邪气相争，所以出现发热畏寒交替而作，发作与停止均有其时；由于胆气内郁，影响脾胃，所以表情沉默、不思饮食；脏与腑相互关联，肝木乘脾土，所以出现腹痛。邪气在胆在上，疼痛在腹在下，这就叫邪高痛下。胆热犯胃，所以出现呕吐，当用小柴胡汤主治。服了小柴胡汤后，出现口渴欲饮等阳明见症的，表示病已转属阳明，必须按阳明的治法进行治疗。

【解析】

本条进一步阐述少阳病病机，乃表热因正气虚而陷于胸胁，正邪分争而见诸症。注家有谓系上条注释文字。如王肯堂云："血弱气尽至结于胁下，是释胸胁苦满句，正邪分争三句是释往来寒热句，默默不欲饮食，兼上文满痛而言，脏腑相连四句，释心烦喜呕也。"（《伤寒准绳》）

病属少阳，治宜小柴胡。如服药后口渴，是化热而转属阳明，可按阳明病议治。但必少阳证罢，症见壮热口渴不恶寒，或有腑实证可凭，始可诊为阳明病。

● 【原文】

得病六七日，脉迟浮弱，恶风寒，手足温。医二三下之，不能食，而胁下满痛，面目及身黄，颈项强，小便难者，与柴胡汤，后必下重。本渴饮水而呕者，柴胡汤不中与也。食谷者哕。[98]

【注释】

① 后必下重：大便时肛门部重坠。

② 哕：呃逆。

【白话解】

得病六七天，脉象迟而浮弱，畏风寒，手足温暖，是太阴虚寒兼表证未解，医生却屡次攻下，致脾阳虚弱，寒湿内郁，出现不能进食，胁下满闷疼痛，目睛、面部及全身发黄，颈项拘急不舒，小便解出困难。如果误予柴胡汤治疗，一定会重伤脾胃而出现泄利后重的症状。如果本来有口渴，饮水即作呕，是脾虚水饮内停所致，柴胡汤也不能使用。如果误投柴胡汤，就会导致中气衰败，出现进食后就呃逆的变症。

【解析】

本条内容可分两节："得病六七日……手足温"为一节，追述患病的日数和原来的脉症；"医二三下之……食谷者哕"为一节，说明误下后发生的变症，以及误用柴胡汤的后果。脉浮弱，恶风寒，自是桂枝证，然而桂枝证脉不迟，今兼见脉迟，并且手足不发热而是温暖，根据"脉迟为寒，为在脏"，与"太阴伤寒，手足自温"来推断，当系太阳中风证兼太阴虚寒，照理应当治以温中和表，如桂枝人参汤。医生竟屡用攻下，以致诛伐无过，中气大伤，土虚湿郁，因而发生以下一系列变症。脾胃阳伤，故不能食，土虚而肝木横逆，故胁下满痛；湿邪郁于表，故面目及身黄；湿邪滞于下，故小便不利；湿邪痹于上，故颈项强。其中不能食与胁下满痛，颇与柴胡证的不欲饮食、胸胁苦满相似，极易误作柴胡证而用柴胡汤。柴胡汤虽为和剂，但柴胡、黄芩同用，毕竟偏于苦寒，以致药后脾气更伤，中气下陷，而大便下重。至于口渴，原属柴胡或有症，但此症渴而饮水则呕，乃饮停津不上承，与柴胡证的或渴完全不同，当然也不适用柴胡汤。由于脾阳衰败，胃中虚冷，还可能发生食谷者哕的变症。

● **【原文】**

伤寒四五日，身热恶风，颈项强，胁下满，手足温而渴者，小柴胡汤主之。 方五十一。用前第四十九方。 [99]

【白话解】

外感病，经过四五天，身上发热，恶风寒，颈项强硬不柔和，胁下胀满，手足温暖，口中作渴的，应当用小柴胡汤治疗。

【解析】

本条论三阳证见，治其少阳，并承上条与类似证以作鉴别。恶风，颈项强属太阳证，身热，手足温而渴属阳明证，胁下满属少阳证。此三阳证见，但病已由少阳偏于半里，阳明之气欲转而外出，须借路少阳。此时，治表则遗里，治里则遗表，少阳居表里之间，故用小柴胡汤枢转少阳气机使之外达而三阳病解。

●【原文】

伤寒，阳脉涩，阴脉弦，法当腹中急痛，先与小建中汤，不差者，小柴胡汤主之。方五十二。用前第四十九方。[100]

小建中汤方

桂枝三两，去皮　甘草二两，炙　大枣十二枚，擘
芍药六两　生姜三两，切　胶饴一升

右六味，以水七升，煮取三升，去滓，内饴，更上微火消解。温服一升，日三服。呕家不可用建中汤，以甜故也。

【白话解】

外感病，脉象浮取脉涩、沉取脉弦的，为中虚而少阳邪乘，应当出现腹中拘急疼痛，治疗应先给予小建中汤以温中健脾、调补气血，用药后少阳证仍不解的，再用小柴胡汤和解少阳。

小建中汤方

　桂枝三两（去皮），甘草二两（炙），大枣十二枚（剖开），芍药六两，生姜三两（切片），胶饴一升。以上六味药，用水七升，先加入前五味药煎煮成三升，去掉药渣，再加入饴糖，然后放在小火上将胶饴溶化，每次温服一升，一日服三次，平素经常呕吐的人，不适宜用小建中汤，因为小建中汤味甜的缘故。

【解析】

本条所说的阳脉、阴脉，阳指浮取，阴指沉取，也就是脉搏浮涩沉弦。涩主血虚不畅，弦主筋脉拘急，多见于木邪克土，肝脾失调的症候，腹部挛急疼痛即其常见的症

状之一，所以说法当腹中急痛，似乎是据脉断症，实际也是脉症合参的诊断方法，所谓"法当"，就寓有推理、预测的精神，通过问诊，自不难得到印证。小柴胡汤本来也可治疗木邪干土的腹痛，但本证太阴虚寒较著，里虚者先治其里，因而宜用小建中汤以温养中气，且方中重用芍药，亦能制木舒挛缓急止痛，土建木平，而腹痛可止，假使未止，再用小柴胡汤以疏泄肝胆，清解少阳之邪，这一治疗步骤，即先补后和、从内至外的法则。有些注家认为先予小建中汤而腹痛未止是药不对症，又改用小柴胡汤。果如所说，岂不成了以药试病？这种说法显然不够允当。殊不知文中提出"先与"，就意味着还有续与，是分为两步走的治疗方案，第一步方法能够解决最好，假使解决不了，再用第二步方法。也可理解为先解决其里虚，再治疗其实邪；先补太阴，再和少阳。其处理原则和太阳与少阴证同见，先用四逆汤温里，再用桂枝汤和表的精神是一致的。

● **【原文】**

伤寒中风，有柴胡证，但见一症便是，不必悉具。凡柴胡汤病证而下之，若柴胡证不罢者，复与柴胡汤，必蒸蒸而振，却复发热汗出而解。[101]

【注释】

蒸蒸而振：气从内达，邪从外出，而周身战栗颤抖。

【白话解】

外感寒邪或风邪，有柴胡汤证的症候，只要见到一二个主症的，就可以确诊为柴胡汤证，不需要所有的症候都具备。凡是柴胡汤证而用攻下的，如果柴胡汤证仍然存在，可以仍给予柴胡汤进行治疗。服药后，正气借助药力与邪相争，一定会出现畏寒战栗，然后高热汗出而病解的战汗现象。

【解析】

第 96 条所述少阳病，副症多端，应以往来寒热、胸胁苦满为标准，故此二症亦称小柴胡证。云伤寒中风，复云有柴胡证，是其病在太阳时已见小柴胡证，病既转属少阳，应从少阳论治。"但见一证"，指柴胡一主症而言，副症或有或无，不必全具。

柴胡汤证误下后未见内陷，寒热往来症仍在，可再予柴胡汤。此与太阳病误下而桂枝汤证仍在者，再予桂枝汤义同。但误下虚其里，服柴胡汤后，可能出现战汗。战汗之象，内则蒸蒸而热，外则振栗而寒，继以汗出而解。

●【原文】

伤寒二三日，心中悸而烦者，小建中汤主之。 方五十三。
用前第五十二方。[102]

【白话解】

患外感病二三天，心中悸动不宁、烦躁不安的，用小建中汤主治。

【解析】

以伤寒冠首，自应有恶寒、发热等表证，未提属于省文。仅有两三日，就发生了心悸烦扰，既无蓄水证，当不是水气凌心之悸，又无胸中窒和口苦等症，也不是热扰胸膈或胆火上炎之烦；那么，当责之平素里虚不足，阳气虚不能胜邪则心悸，阴血弱为邪所扰则心烦，总的说来，是邪实正虚。表里证同具，里虚者应先治其里，这是必须遵循的治疗原则。心中悸而烦为阴阳两虚，所以，治宜用平补阴阳的小建中汤。如果阴阳能够及时得复，不但悸烦可止，由于抗邪有力，外感表邪也可能获得解除，因此，又有寓汗于补的积极意义。

●【原文】

太阳病，过经十余日，反二三下之，后四五日，柴胡证仍在者，先与小柴胡。呕不止，心下急，一云呕止小安，郁郁微烦者，为未解也，与大柴胡汤，下之则愈。

方五十四。 [103]

柴胡半斤　黄芩三两　芍药三两　半夏半升，洗　生姜五两，切　枳实四枚，炙　大枣十二枚，擘

右七味，以水一斗二升，煮取六升，去滓再煎。温服一升，日三服。一方加大黄二两；若不加，恐不为大柴胡汤。

【注释】

① 过经：超过了病愈的日期。经，作常字解，意指太阳病的病程。

② 心下急：胃脘部拘急窘迫。

【白话解】

太阳病，邪传少阳十多天，医生反而多次攻下，又经过四五天，如果柴胡证仍然存在，可先给予小柴胡汤治疗。如果出现呕吐不止，上腹部拘急疼痛，心中郁闷烦躁，是少阳兼阳明里实，病情未能解除，用大柴胡汤攻下里实，就可痊愈。

大柴胡汤方

柴胡半斤，黄芩三两，芍药三两，半夏半升（用水洗），生姜五两（切片），枳实四枚（炙），大枣十二枚（剖开）。以上七味药，用水一斗二升，煎煮至六升，去掉药渣，再煎煮成三升，每次温服一升，一日服三次。另一方加大黄二两，如果不加，恐怕不是大柴胡汤。

【解析】

太阳病过经十余日，所谓过经，指病程较长，未能如期而愈。柯韵伯说："经者，常也，过经是过其常度，非经络之经也。发于阳者七日愈，七日以上自愈，已行其经尽故也，七日不愈，是不合阴阳之数，便为过经。"病程虽有十余日，但并不一定传入阳明，反而一而再，再而三地使用下法，是为误治。从后四五日，柴胡证仍在，

可见用下之前，是柴胡证。既然柴胡证仍在，表明邪气并未因下而内陷，自当仍用小柴胡汤治疗。

服小柴胡汤后，如枢机得转，病即可愈；但服后病未好转，而反加重，由喜呕而为呕不止，由胸胁苦满而为心下急，由心烦而为郁郁微烦，这就表明病机不单纯在半表半里，而且兼里气壅实，所以应改用大柴胡汤和解兼下其里实。

●【原文】

伤寒，十三日不解，胸胁满而呕，日晡所发潮热，已而微利。此本柴胡证，下之以不得利，今反利者，知医以丸药下之，此非其治也。潮热者，实也。先宜服小柴胡汤以解外，后以柴胡加芒硝汤主之。 方五十五。[104]

柴胡二两十六铢　黄芩一两　人参一两　甘草一两，炙　生姜一两，切　半夏二十铢，本云五枚，洗　大枣四枚，擘　芒硝二两

右八味，以水四升，煮取二升，去滓，内芒硝，更煮微沸。分温再服，不解更作。

【注释】

①日晡所：日晡，即午后三时至五时。所，语尾，即今言"光景""上下""之谱"的意思。

②已而：时间副词，第二事发生距第一事不久时用之。

【白话解】

外感病，经过十三天不解除，胸胁满闷而呕吐，午后发潮热，接着出现轻微腹泻。这本来是大柴胡汤证，应当用大柴胡汤攻下，医生却反而用峻下的丸药攻下，这是错误的治法。结果导致实邪未去而正气损伤，出现潮热、腹泻等症。潮热，是内有实邪的见症，治疗应当先服小柴胡汤以解除少阳之邪，然后用柴胡加芒硝汤主治。

柴胡加芒硝汤方

柴胡二两十六铢，黄芩一两，人参一两，甘草一两（炙），生姜一两（切片），半夏二十铢（旧本为五枚，用水洗），大枣四枚（剖开），芒硝二两。以上八味药，以水四升，先加入前七味药煎煮成二升，去掉药渣，再加入芒硝，煮至稍开，分两次温服。服药后大便不解的，可继续服。

【解析】

伤寒十三日不解，只说明病程时间，并不肯定病在何经，当根据临床症候作具体分析，从胸胁胀满而呕，日晡所发潮热来看，是少阳、阳明两经同病，也就是大柴胡证，照理治宜大柴胡汤。既然兼阳明里实，一般不应下利，现在反而见到下利，这可能是因丸剂误下所致，提示应当询问治疗用药的经过。然而仅是微利，并且潮热等症仍在，表明除微利之外，其他症情未变，但是既经丸药误下，正气必然受伤，因而非大柴胡所宜，治当先用小柴胡汤助正达邪以和解少阳，再用柴胡加芒硝汤兼下阳明燥实。

【原文】

伤寒十三日，过经，谵语者，以有热也，当以汤下之。若小便利者，大便当硬，而反下利，脉调和者，知医以丸药下之，非其治也。若自下利者，脉当微厥，今反和者，此为内实也，调胃承气汤主之。方五十六。用前第三十三方。[105]

【白话解】

外感病，经过十三天，邪传阳明而见谵语，是胃肠有实热的缘故，应当用汤药攻下。如果小便通利，大便应当坚硬，现却反而出现腹泻、脉象实大，可以断定这是医生误用丸药攻下所致，属错误的治法。假如不是误治而是邪传三阴的腹泻，脉象应当微细，四肢应冷，现脉象反而实大，是内有实邪的标志，说明是医生误用丸药攻下，其大便虽通而实邪未去，应当用调胃承气汤主治。

【解析】

"过经"，即已过太阳经，提示太阳证已罢。伤寒二候之期，太阳证罢，病仍不解，症见谵语，已化燥入里腑实，当用承气下之。未下之前，其小便自利者，大便当硬，今反下利，知前医曾以丸药缓下，丸药之过，虽有下利，属于实热未除，非里虚。其脉应微厥。微厥系微弱似伏，今脉反调和，是脉与症相应，虽下利而燥屎未去，脉症俱犹属实，故宜调胃承气和以下之。

●【原文】

太阳病不解，热结膀胱，其人如狂，血自下，下者愈。其外不解者，尚未可攻，当先解其外；外解已，但少腹急结者，乃可攻之，宜桃核承气汤。方五十七。后云，解外宜桂枝汤。[106]

桃仁五十个，去皮尖　大黄四两　桂枝二两，去皮
甘草二两，炙　芒硝二两

右五味，以水七升，煮取二升半，去滓，内芒硝，更上火，微沸下火。先食温服五合，日三服。当微利。

【注释】

① 如狂：好像发狂，较发狂为轻。

② 少腹：亦称小腹。一说脐以下腹部为小腹，脐下两旁为少腹。

③ 先食温服：在饭前服药。

【白话解】

太阳表证没有解除，邪热入里，与瘀血互结于下焦膀胱，出现有似发狂、少腹拘急硬痛等症状，如果血从小便自行排出，如果病人能自行下血，就可痊愈。如果表证还没有解除，尚不可以用攻下法攻里，应当先解表，待表证解除后，出现小腹拘急硬痛等里证的时候，才能攻里，宜

用桃核承气汤。

桃核承气汤方

桃仁五十个（去皮尖），大黄四两，桂枝二两（去皮），甘草二两（炙），芒硝二两。以上五味药，用水七升，先加入前四味药煎煮成二升半，去掉药渣，再加入芒硝，然后放在火上，微微煮开后离火，每次饭前温服五合，一日服三次。服药后应当出现轻度腹泻。

【解析】

太阳病不解，热结膀胱，是说本病之病因。太阳在经之邪热不解，而随经陷于下焦血分，热与血结，变为太阳腑证，热邪蒸动胞中之血，致燥扰不安类似发狂。血为热迫，则血自下，血下则热随血泄而愈。若血不自下，则血为热搏，瘀积于下而致少腹急结。"急结"，是说少腹拘急结硬，或痛，或里急后重，此须药物治疗，宜桃核承气汤。若太阳外证仍在的，当先从表证施治，外解则可攻里。桃核承气汤方用芒硝、大黄无关燥屎，燥屎因气结不通，故用枳实、厚朴，此用以下其瘀热，故用桃仁桂枝以行血去瘀。

● 【原文】

伤寒八九日，下之，胸满烦惊，小便不利，谵语，一身尽重，不可转侧者，柴胡加龙骨牡蛎汤主之。 方五十八。 [107]

柴胡四两　龙骨　黄芩　生姜切　铅丹　人参　桂枝去皮　茯苓各一两半　半夏二合半，洗　大黄二两　牡蛎一两半，熬　大枣六枚，擘

右十二味，以水八升，煮取四升，内大黄，切如棋子，更煮一两沸，去滓。温服一升。本云，柴胡汤今加龙骨等。

【白话解】

外感病八九天，误用攻下，出现胸部满闷、烦躁惊惕不安、小便不通畅、谵语、全身沉重、不能转侧的，用柴胡加龙骨牡蛎汤主治。

柴胡加龙骨牡蛎汤方

柴胡四两，龙骨、黄芩、生姜（切片）、铅丹、人参、桂枝（去皮）、茯苓各一两半，半夏二合半（用水洗），大黄二两，牡蛎一两半（炒），大枣六枚（剖开）。以上十二味药，将大黄切成围棋子大小，余药用水八升，煎煮成四升，然后加入大黄，再煮一二开，去掉药渣，每次温服一升。旧本说：现用柴胡汤加入龙骨等药。

【解析】

伤寒一候已过，见有里实方可用下法。下之过早，则虚其里，胆虚热郁，则心烦惊惕谵语，水气弥漫三焦，决渎无权，则胸满身重，小便不利。属少阳坏证，可与小柴胡汤以和里达表，加龙牡铅丹以镇肝胆，茯苓大黄以泄下利水。

●【原文】

伤寒，腹满谵语，寸口脉浮而紧，此肝乘脾也，名曰纵，刺期门。方五十九。[108]

【注释】

① 纵：五行顺次相克的形式。正常为克，异常为乘。

② 期门：穴名，位在乳直下两寸处。

【白话解】

外感病，腹部胀满，谵语，寸口脉浮而紧，这是肝木克伐脾土的征象，名叫纵，用针刺期门的方法进行治疗。

【解析】

期门为肝经之募穴，主治肝郁气滞诸症，如胸胁胀满疼痛、嗳逆吞酸等症。

● 【原文】

伤寒发热，啬啬恶寒，大渴欲饮水，其腹必满；自汗出，小便利，其病欲解。此肝乘肺也，名曰横，刺期门。 **方六十。** ［109］

【注释】

横：是五行逆次反克的形式。

【白话解】

外感病，发热，畏缩怕冷，口渴甚，想要喝水，腹部胀满，这是肝木反克肺金的表现，名叫横，当用针刺期门法治疗。治疗后如果出现自汗出，小便通畅，为肝气得泄，病将痊愈。

【解析】

肝强乘肺，症见恶寒渴饮、腹满，是肺气不宣，水气内停。肝强乘肺，在五行乘侮关系中，属于反克，故谓"横"。能得汗出而小便利，则水气化而病可愈。此肝乘肺以下三句，是倒装句，应在"其腹必满"句下。

● 【原文】

太阳病二日，反躁，凡熨其背而大汗出，大热入胃，一作二日内烧瓦熨背，大汗出，火气入胃。胃中水竭，躁烦必发谵语；十余日，振栗自下利者，此为欲解也。故其汗从腰以下不得汗，欲小便不得，反呕，欲失溲，足下恶风，大便硬，小便当数，而反不数及不多。大便已，头卓然而痛，其人足心必热，谷气下流故也。［110］

【注释】

① 熨：火疗法之一，《备急千金要方》有熨背散，是以乌头、细辛、附子、羌活、蜀椒、桂心、川芎、芍药捣筛，醋拌绵裹，微火炙令暖，以熨背上。

② 卓然而痛：突然感到头痛。

③ 谷气：水谷之气，阳气。

【白话解】

太阳病第二天，病人出现烦躁不安，医生反而用热熨疗法来熨病人的背部，导致汗出很多，火热之邪乘虚入于胃，胃中津液枯竭，于是出现躁扰不宁、谵语，病经十多天，如果病人出现全身颤抖、腹泻，这是正能胜邪，疾病将要解除。如果火攻后病人腰以下部位不出汗，反见呕吐，足底下感觉冰凉，大便干硬，小便本应当频数，但反而不频数而量少，想解又解不出，解大便后，头猛然疼痛，并感觉脚心发热，这是水谷之气向下流动的缘故。

【解析】

此条论述用火疗取汗之坏证。但从"故其汗从腰以下不得汗"以下，文义不顺，证情繁杂，注家多认定有讹误，或非仲景之文。其大意为太阳病初期，症见烦躁，不应躁而躁，故云反躁。太阳病见烦躁，是表寒里热，医者忽视里热，反用烧砖熨背取汗，大汗出而热邪入胃。胃液既伤，复受火热内灼，以致胃液耗竭，烦躁加剧，发生谵语。振栗自利，振栗是将作战汗。战汗下利，是胃中津液渐复，其热可随汗利而解，故为欲解。身半以上出汗，腰以下却不得汗，是津液未达于下，虽有尿意而不得尿。阳气随津液并于上以作汗，亦可反使气逆而呕；下部无阳，足下恶风畏冷。此时胃燥而大便硬，小便当频数，今反不数，又不多，亦是津液不能下达。待其津液下达，则大便可行。津液伤亡过多，便下后头部突感空虚而痛。足心转热，是津液渐复，阳气得以下达。谷气即阳气之互词。

● **【原文】**

太阳病中风，以火劫发汗，邪风被火热，血气流溢，失其常度。两阳相熏灼，其身发黄，阳盛则欲衄，阴虚小便难，阴阳俱虚竭，身体则枯燥，但头汗出，剂颈而还，腹满微喘，口干咽烂，或不大便。久则谵语，甚则至哕，手足躁扰，捻衣摸床；小便利者，其人可治。[111]

【注释】

① 两阳：风为阳邪，火亦属阳，中风用火劫，故称两阳。

② 阳盛：邪热炽盛。

③ 阴虚：津液不足。

④ 阴阳俱虚竭：气血都亏乏。

⑤ 捻（niǎn）衣摸床：手指不自觉地摸弄衣被和床帐。

【白话解】

太阳中风证，用火法强迫发汗，风邪被火热所迫，血气运行失去正常规律，风与火相互熏灼，影响肝胆疏泄失常，病人身体就会发黄，阳热亢盛，迫血上出就会出现衄血，热邪灼津，阴液亏虚就会出现小便短少。气血亏乏，不能滋润周身，就会出现身体枯燥、仅头部出汗、到颈部为止。阳盛而阴亏，则腹部胀满，微微气喘，口干咽喉溃烂，或者大便不通，时间久了就会出现谵语，严重的会出现呃逆、手足躁扰不宁、捻衣摸床等征象，如果小便尚通畅，示津液犹存，病人还可救治。

【解析】

中风属阳证，误以火劫发汗，血气流溢失常，两阳相熏灼，可致热郁发黄，甚或衄血。阳盛则阴虚，阴虚则尿少。壮火食气，阴阳俱虚，皮肤失润则枯燥。阴不济阳，阳越于上，但头汗出齐颈。肺脾阴虚，胃中燥热，故喘满、口干、咽烂，或不大便而谵语，甚至哕逆，进一步有手足躁扰、捻衣摸床之肝风内动之变。至此病已发展至危险阶段，小便自利，则阴液未竭，气化尚存，从而测知尚有阳回阴复之机，可望收救。

恽铁樵云："小便利者，不但阴未涸，阳亦未竭，经谓膀胱藏津液，气化则出……如其小便能行，那就阴阳未虚竭，纵有如何如何败象，不过是藏气纷乱，生气尚存，尚非不治之证。"

● 【原文】

伤寒脉浮，医以火迫劫之，亡阳必惊狂，卧起不安者，桂枝去芍药加蜀漆牡蛎龙骨救逆汤主之。 方六十一。 [112]

桂枝三两，去皮　甘草二两，炙　生姜三两，切　大枣十二枚，擘　牡蛎五两，熬　蜀漆三两，洗去腥　龙骨四两

右七味，以水一斗二升，先煮蜀漆，减二升，内诸药，煮取三升，去滓。温服一升。本云，桂枝汤今去芍药加蜀漆、牡蛎、龙骨。

【注释】

① 以火迫劫之：用火法强迫发汗。

② 亡阳：此处的阳，指心阳，亡阳即心阳外亡，神气浮越之谓。

【白话解】

太阳伤寒证，脉象浮，本应当发汗解表，医生却用火治法强迫发汗，导致心阳外亡、神气浮越，出现惊恐狂乱、坐卧不安，用桂枝去芍药加蜀漆牡蛎龙骨救逆汤主治。

桂枝去芍药加蜀漆牡蛎龙骨救逆汤方

桂枝三两（去皮），甘草二两（炙），生姜三两（切片），大枣十二枚（剖开），牡蛎五两（炒），蜀漆三两（用水洗去腥味），龙骨四两。以上七味药，用水一斗二升，先加入蜀漆煎煮，煮去二升水分，再加入其他药物，煎煮成三升，去掉药渣，每次温服一升。旧本说：现用桂枝汤去芍药，加蜀漆、牡蛎、龙骨。

【解析】

脉浮病在表，不用麻桂发汗而以火疗劫汗。汗为心液，火气通于心，心液受损，心阳外越，以致心神不宁，惊惕如狂，起卧不安。治用桂枝汤去芍药以专回心阳，加龙骨以镇摄。蜀漆为常山之苗，功同常山，病至惊狂，多兼痰

热内蒙，佐之以豁痰泄热。

● 【原文】

形作伤寒，其脉不弦紧而弱，弱者必渴。被火者必谵语。弱者，发热脉浮，解之当汗出愈。[113]

【白话解】

病的表现像太阳伤寒证，但脉搏不弦紧反而弱，并且出现口渴，这是温病而不是太阳伤寒证。如果误用火攻，火邪内迫，就一定会出现谵语等变症。温病初起脉弱，一般并见发热脉浮，用辛凉发汗解表法治疗，汗出邪散，则疾病可愈。

【解析】

形作伤寒，当恶寒发热无汗。伤寒脉弦紧，今脉不弦紧而弱，弱为营阴内虚，津液不足，故口渴。阴虚不宜强汗，更不宜火疗。用误则胃液益伤而化燥，故发谵语。如脉弱而浮，其热在表，当从汗解。

本条文义欠明，注家议论纷纭，有疑非仲景语者。钱潢谓："此温病之似伤寒者也……乃脉不应证之病也……以脉虽似弱而邪热则盛于里。"（见《伤寒论辑义按》）云温病之初，脉不应证，临床每有之，热盛于里，则与辨证难合，阴虚之渴，必不多饮，况经文已明言当从汗解，其热应邪在表。

● 【原文】

太阳病，以火熏之，不得汗，其人必躁，到经不解，必清血，名为火邪。[114]

【注释】

清血：便血。

【白话解】

太阳表证，用火熏法强使发汗而汗不出，火邪内攻，邪热内扰，病人必烦躁不安，如果病至第七天，邪气在太阳经当行尽，病当痊愈而仍不痊愈的，就一定会出现大便下血的变症。由于这是误火所致，所以叫作火邪。

【解析】

太阳病，治当用汤剂发汗，反而用火熏方法，不仅不得汗出病解，反致火热之气内迫，因之增加烦躁不安。所谓"到经不解"，指太阳病到了应当解除的日期，一般在六七日左右，病症仍未解除，则火热入血，伤及阴络，可能发生大便下血，所以说"必清血"。必为推断之词，据理分析，可能发生躁扰或便血，这对提高诊断的预见性有指导意义，只有提高了预见性，及时采取相应措施，才能防止或减轻变症的发生。伤人致病的因素谓之邪，变症因误用火熏而致，所以名曰火邪。

⊙**【原文】**

脉浮热甚，而反灸之，此为实，实以虚治，因火而动，必咽燥吐血。[115]

【白话解】

脉象浮，发热甚，这是太阳表实证，当用发汗解表法治疗，却反用温灸法治疗，这是把实证当做虚证来治疗，火邪内攻，耗血伤阴，一定会出现咽喉干燥、吐血的变症。

【解析】

艾灸主要适用于虚寒症，今脉浮热甚，显然是阳症实症，反用灸法治疗，即所谓"实以虚治"，两实相合，势必火热更炽，血为火迫而妄行，因而发生咽燥吐血。前条是用火熏，本条是用艾灸，前条为下血，本条为吐血，似乎与火熏、艾灸的不同火法有关，实际不是决定因素，主要是随人的体质而异，如病人平素下焦之阴不足，则火热易伤阴络，阴络伤则血下行而便血；如病人平素上焦阳盛，则火热易伤阳络，阳络伤则吐血。

● 【原文】

微数之脉，慎不可灸，因火为邪，则为烦逆。追虚逐实，血散脉中，火气虽微，内攻有力，焦骨伤筋，血难复也。脉浮，宜以汗解之，用火灸之，邪无从出，因火而盛，病从腰以下必重而痹，名火逆也。欲自解者，必当先烦，烦乃有汗而解。何以知之？脉浮，故知汗出解。[116]

【注释】

① 追虚逐实：血本虚而更加火法，劫伤阴分，是为追虚；热本实，而更用火法，增加里热，是为逐实。

② 血散脉中：火毒内攻，血液流溢，失其常度。

③ 焦骨伤筋：形容火毒危害之烈，由于血为火灼，筋骨失去濡养，故曰焦骨伤筋。

④ 邪无从出：误治后，表邪不得从汗而出。

⑤ 因火而盛：因误用灸法，邪热愈加炽盛。

【白话解】

病人脉象微数，属阴虚内热，千万不可用灸法治疗，如果误用温灸，就成为火邪，火邪内迫，邪热内扰，就会出现烦乱不安的变症。阴血本虚反用灸法，使阴更伤；热本属实，用火法更增里热，血液流散于脉中，运行失其常度，灸火虽然微弱，但内攻非常有力，耗伤津液，损伤筋骨，血液难以恢复。脉象浮，主病在表，当用发汗解表法治疗，如果用灸法治疗，表邪不能从汗解，邪热反而因火治法而更加炽盛，出现从腰以下沉重而麻痹，这就叫火逆。如果病将自行痊愈的，一定会先出现心烦不安，而后汗出病解。根据什么知道的呢？因为脉浮，浮主正气浮盛于外，所以知道汗出而病解。

【解析】

脉微为阴虚血不足，脉数为热。微数之脉，即数而无力，证属阴虚而热。灸疗只能适应阳虚而寒，故云此证慎不可灸，误灸则火气内迫，心烦气乱。虚其虚而实其实，谓追虚逐实。甚则火气内烁，筋骨枯槁，血难恢复。其灸火虽微，阴虚有热患者，亦慎不可用。

●【原文】
烧针令其汗，针处被寒，核起而赤者，必发奔豚。气从少腹上冲心者，灸其核上各一壮，与桂枝加桂汤，更加桂二两也。**方六十二**。[117]

桂枝五两，去皮　芍药三两　生姜三两，切　甘草二两，炙　大枣十二枚，擘

右五味，以水七升，煮取三升，去滓。温服一升。本云，桂枝汤今加桂满五两。所以加桂者，以能泄奔豚气也。

【注释】
烧针：用粗针外裹棉花，蘸油烧之，俟针红即去棉油而刺入，是古人取汗的一种治法。

【白话解】
用烧针的方法强使病人出汗，致心阳损伤、下寒上逆，一定会发作奔豚，出现气从少腹上冲心胸、时作时止的症状。同时，由于针刺的部位被寒邪侵袭，出现红包块。在治疗上，可内服汤药，用桂枝加桂汤；外用灸法，在肿起的包块上各灸一艾炷。

桂枝加桂汤方

桂枝五两（去皮），芍药三两，生姜三两（切片），甘草二两（炙），大枣十二枚（剖开）。以上五味药，加水七升，煎煮成三升，去掉药渣，每次温服一升。旧本说：现用桂枝汤加桂枝达到五两，加桂枝的原因，是因为桂枝能降奔豚气。

【解析】
烧针是古代发汗的一种方法，由于处理不当，风寒之邪从针孔处侵入，致使血脉凝涩，针孔处发生红色肿块。

风寒之邪引动下焦水寒之气向上攻冲，有如奔豚状，主要是病人自感气从少腹上冲心胸。其病机为心阳虚而肾水上乘，所以外用艾灸其红色核块，以温散寒凝之气血，内用桂枝加桂汤和营卫、平冲逆。

●【原文】

火逆下之，因烧针烦躁者，桂枝甘草龙骨牡蛎汤主之。

方六十三。[118]

桂枝一两，去皮　甘草二两，炙　牡蛎二两，熬　龙骨二两

右四味，以水五升，煮取二升半，去滓。温服八合，日三服。

【白话解】

误用火攻而又行攻下，因火攻发汗致心阳损伤，出现烦躁不安的，用桂枝甘草龙骨牡蛎汤主治。

桂枝甘草龙骨牡蛎汤方

桂枝一两（去皮），甘草二两（炙），牡蛎二两（炒），龙骨二两。以上四味药，用水五升，煎煮成二升半，去掉药渣，每次温服八合，每日服三次。

【解析】

火逆指误用火法而导致的变症，烧针为火法中之一种，下后又用烧针，以致烦躁不安，这是心阳受伤，心神烦乱，所以治宜温复心阳、重镇安神的桂枝甘草龙骨牡蛎汤。

●【原文】

太阳伤寒者，加温针必惊也。[119]

【白话解】

太阳伤寒证，如果用温针进行治疗，往往会导致惊惕

不安的变症。

【解析】

以上十条，阐述火逆之证。本条则为总结强调太阳伤寒证，只宜麻黄汤发汗，不宜火迫劫汗，否则每易伤阴劫液，扰乱心神，而为惊狂之变。

●【原文】

太阳病，当恶寒发热，今自汗出，反不恶寒发热，关上脉细数者，以医吐之过也。一二日吐之者，腹中饥，口不能食；三四日吐之者，不喜糜粥，欲食冷食，朝食暮吐，以医吐之所致也。此为小逆。[120]

【白话解】

太阳表证，应当有畏寒发热的症状，现病人出现自汗，反而不见畏寒发热，关脉细数，这是医生误用吐法所引起的变症。在得病一两天误用吐法的，就会出现腹中饥饿，却不能食；得病三四天误吐的，就会出现不喜欢吃稀弱，想吃冷的食物，早晨吃进的东西，晚上就吐出来。这是医生误用吐法所致的变症，其病变尚轻，所以叫作"小逆"。

【解析】

太阳病误用吐法，因吐得汗，表虽解而胃虚不能食。吐法亦能使卫阳外越而出汗，吐后出汗，原有恶寒发热之太阳证顿罢，而症见不能食。关上脉细数，关上以候脾胃，细为虚，数为热，细数同见，是脾胃因虚而热。证由吐后形成，故谓吐之过。

一二日、三四日，大约之辞。一二日，病程较短而呕吐的，脾胃所伤不重，虽不能食，尚能知饥，三四日，病程较长而呕吐的，其虚较重，虽稀粥亦不能进。欲冷食是胃有虚热，食亦不能受纳，移时仍须吐出，故朝食暮吐。

小逆，谓误治而未至大变，是逆之小者。

【原文】

太阳病吐之，但太阳病当恶寒，今反不恶寒，不欲近衣，此为吐之内烦也。[121]

【白话解】

太阳表证，应当有畏寒的见症，治疗当用汗法以解表，现却使用吐法，吐后病人反而出现不怕冷、不想穿衣服，这是误用吐法所致内热变症。

【解析】

承上条误吐，不仅胃虚不能食，亦可出现胸中烦热。太阳病误用吐法，表证因吐得汗而解，恶寒罢，但症见内烦不欲近衣，无壮热、渴饮、脉洪及腑实证，未传阳明。乃吐后胃液受伤，胃燥失濡所致。

【原文】

病人脉数，数为热，当消谷引食，而反吐者，此以发汗，令阳气微，膈气虚，脉乃数也。数为客热，不能消谷。以胃中虚冷，故吐也。[122]

【白话解】

病人脉象数，脉数一般为邪热所致，热能消化水谷，应当出现能食的症状，却反而出现不能食而呕吐的症状，这是发汗不当，导致阳气衰微，胃阳虚躁，因而出现脉数。这种脉数是假热的表现，不能消化水谷，所以不能食；因为胃中本虚冷、虚气上逆，所以出现呕吐。

【解析】

本条就发汗失当，汗出胃虚，反见脉数，辨识胃虚与胃热。脉数为热，如有热，应消谷而引食。今食入反吐，是汗后胃阳受伤，膈气内虚所致。陆渊雷云："膈气指胸膈间脏腑之机能。"故所谓膈气虚，亦即胃气虚之代词。胃虚而脉数，必数而无力，如上文所云细数。此热乃误治外因所致，非胃中本有之热，故谓客热。客热不能消谷。胃中因汗出多而虚冷，故食入而吐。

太阳病，过经十余日，心下温温欲吐，而胸中痛，大便反溏，腹微满，郁郁微烦。先此时自极吐下者，与调胃承气汤。若不尔者，不可与。但欲呕，胸中痛，微溏者，此非柴胡汤证，以呕故知极吐下也。调胃承气汤。**方六十四。用前第三十三方。**[123]

【白话解】

太阳病，病传阳明已经十余天，病人胃脘部烦闷不适，泛泛欲呕，胸部疼痛，大便反而稀溏，腹部微有胀满，心中郁闷烦躁，如果是误用峻猛涌吐或泻下药所致的，可用调胃承气汤治疗；如果不是吐下所致的，就不能用调胃承气汤。此证虽有只想呕吐、胸部疼痛、大便稍溏泄的症状，但不是柴胡汤证。因为病人泛泛想吐，所以可以推知是峻吐峻下所致。

【解析】

太阳病十余日，已过一候，故谓过经。症见温温欲吐，胸中痛，大便溏，腹微满，郁郁微烦。温同愠，愠愠，胃中泛泛不适貌。欲吐心烦，胸痛腹满，似属少阳，但少阳满痛于胁下，与在胸腹有别。少阳大便不溏，今反溏，且无寒热往来，应排除少阳证。经追问病史，前医曾吐下并施，吐下伤其里，胃逆而呕，热陷而便泄。液伤胃燥，满痛不除者，用调胃承气汤以清燥泄热。"若不尔者，不可与"，说明非吐下伤里化燥，则又应作别论，不可予调胃承气汤。"但欲呕"以下，是重复说明以上诸症，乃极吐下后之变局，应与柴胡汤证鉴别。

●【原文】▬▬▬

太阳病六七日，表证仍在，脉微而沉，反不结胸，其人发狂者，以热在下焦，少腹当硬满，小便自利者，下血乃愈。所以然者，以太阳随经，瘀热在里故也，抵当汤主之。 方六十五。 [124]

水蛭熬 虻虫各三十个，去翅足，熬 桃仁二十个，去皮尖大黄三两，酒洗

右四味，以水五升，煮取三升，去滓。温服一升，不下更服。

【白话解】

太阳病，经六七天，表证仍然存在，脉象沉滞不起，没有结胸的见症，神志发狂的，这是邪热与瘀血互结于下焦的缘故，当有小腹部坚硬胀满、小便通畅等症，攻下瘀血就可痊愈。之所以出现这种情况，是因为太阳之邪随经入里，邪热与瘀血互结于下焦的缘故。用抵当汤主治。

抵当汤方

水蛭（炒）、虻虫（去翅足，炒）各三十个，桃仁二十个（去皮尖），大黄三两（用酒洗）。以上四味药，用水五升，煎煮成三升，去掉药渣，每次温服一升，服药后不下血的，可以继续服。

【解析】

太阳病六七日，一候将尽之期，恶寒发热症仍在，属表证未解，其脉当浮。今脉微而沉，微沉为病入里，但又不见心下硬痛，故云反不结胸。患者出现狂妄不安，少腹硬满。少腹属下焦，是知热结膀胱，蓄水蓄血？蓄水是气化病，小便不利，今小便自利，是气不病而病血，血因热而瘀蓄，故少腹硬满而发狂。此证较前桃核承气汤证，少腹急结，其人如狂，已深一层，故主用抵当汤之虫类攻瘀剂，以急下瘀热。

太阳病，身黄，脉沉结，少腹硬；小便不利者，为无血也；小便自利，其人如狂者，血证谛也，抵当汤主之。 方六十六。用第六十五方。 [125]

【注释】

谛：证据确实。

【白话解】

太阳病，症见皮肤发黄，脉象沉结，小腹坚硬，如果小便不通畅，则不是蓄血证，而是湿热发黄证；如果小便通畅，并有狂乱征兆的，则是蓄血发黄证无疑，用抵当汤主治。

【解析】

水湿内郁，可发黄，瘀血内结，亦可发黄。太阳病身黄，如属湿热内郁，是气化为病，小便当不利，下腹虽满，必无狂躁。故小便不利者，病不在血，无血蓄结。脉沉，病在里，结为气血凝滞，少腹硬满，小便自利，其人如狂，是下焦瘀热所致血结。治宜抵当汤以下瘀热。

●【原文】

伤寒有热，少腹满，应小便不利，今反利者，为有血也，当下之，不可余药，宜抵当丸。 方六十七。 [126]

水蛭二十个，熬　虻虫二十个，去翅足，熬　桃仁二十五个，去皮尖　大黄三两

右四味，捣分四丸。以水一升，煮一丸，取七合服之，晬时当下血，若不下者，更服。

【注释】

不可余药：有两种解释，一为不可用其他药物，二为连药滓一并服下。

【白话解】

外感病，发热，小腹部胀满，如果是水饮内蓄证，应当小便不通畅，现小便反而通畅，是下焦蓄血证，应当攻下瘀血，不可用其他药物，适宜用抵当丸。

抵当丸方

水蛭二十个（炒），虻虫二十个（去翅足，炒），桃仁二十五个（去皮尖），大黄三两。以上四味药，共捣成细末，分作成四个药丸，用水一升，取一个丸药煎煮，煮至七合，连药渣一起服下。服后 24 小时应当下血，如果不下血的，可以再服。

【解析】

伤寒发热，少腹满，一般多系膀胱气化不行，应小便不利。今反利，是气化无病，水不蓄，而为蓄血。蓄血当下其血，证情较轻者，宜抵当丸。抵当丸与抵当汤，配伍同，减虻虫水蛭量三分之一，分作四丸，每服一丸，药力较汤剂大为缓和。故本条证情，当较前者为轻。结合腹诊，前者硬满，此则满而不硬，且证无发狂，可见一斑。

【原文】

太阳病，小便利者，以饮水多，必心下悸；小便少者，必苦里急也。[127]

【注释】

苦里急：少腹内苦于急迫不舒。

【白话解】

太阳病，因为饮水过多，致水饮内停，如果小便通利，是水停中焦，一定会出现心悸不宁的见症；如果小便短少不通畅，是水停下焦，一定会出现小腹部胀满急迫不舒的症状。

【解析】

　　以上三条，就小便利与不利，辨识蓄血、蓄水之分，本条则就小便利与不利，辨识水蓄中焦及水蓄下焦之鉴别。太阳病兼见胃燥欲饮，宜少少与之。如饮水多，易致水气停聚。其小便自利者，是膀胱无病，心下动悸，是水停中焦，如小便不利，是水蓄下焦，膀胱气化不行，必见下腹满急。

辨太阳病脉证并治 下

合三十九法，方三十首，并见太阳少阳合病法

● 【原文】

问曰：病有结胸，有脏结，其状何如？答曰：按之痛，寸脉浮，关脉沉，名曰结胸也。[128]

【注释】

① 结胸：候名，主要症状是心下硬痛。

② 脏结：候名，症状与结胸相似，而性质不同，为脏气虚寒而结。

【白话解】

问：病症有结胸，有脏结，它们的表现怎么样？答：胸脘部按之疼痛，寸部脉象浮，关部脉象沉，这就叫结胸。

【解析】

结胸与脏结是两类不同的症候，结胸证以属阳、属实、属热为多，脏结证则属阴、属虚、属寒；性质完全相反，而临床症状却有许多相似之处，因此有必要作出鉴别。

按之痛，是结胸的主症，因热邪与痰水互结于胸中，所以按之有压痛感；寸脉浮，关脉沉，是结胸的主脉，结胸证的病位偏上，所以寸脉浮，而邪热陷于里，与有形的痰水搏结于胸脘之中，所以关脉沉，邪结而正气不虚，必是沉而有力。

● 【原文】

何为脏结？答曰：如结胸状，饮食如故，时时下利，

寸脉浮，关脉小细沉紧，名曰脏结。舌上白胎滑者。难治。
[129]

【注释】

舌上白胎滑：舌上白滑苔。

【白话解】

什么叫脏结？答：症候表现与结胸相似，但饮食如常，经常腹泻，寸部脉浮，关部脉细小沉紧，苔白滑，这就叫脏结，是难治之证。

【解析】

承上条，本条主要阐述脏结证的主要脉症。

◉**【原文】** ▰▰▰▰

脏结无阳证，不往来寒热，**一云寒而不热。**其人反静，舌上胎滑者，不可攻也。[130]

【注释】

阳证：发热、口渴等热象。

【白话解】

脏结没有阳热证症候表现，不发往来寒热，病人不烦躁而安静，舌苔滑，不能用泻下法治疗。

【解析】

本条进一步说明脏结证的属性是纯阴无阳。无阳证指没有发热、口渴等里热症候，也没寒热往来等少阳症候。邪结在里，应见烦扰不安，其人反静而不烦，可见正阳不振无力与邪抗争，而舌上苔滑，更是阳气大虚的确切证据，所以虽有像结胸那样的硬满症状，亦决不可治以攻下方法。

◉**【原文】** ▰▰▰▰

病发于阳，而反下之，热入因作结胸；病发于阴，而反下之，因作痞也。所以成结胸者，以下之太早故也。结胸者，项亦强，如柔痉状，下之则和，宜大陷胸丸。

方一。 [131]

大黄半斤　葶苈子半升，熬　芒硝半升　杏仁半升去皮尖，熬黑

右四味，捣筛二味，内杏仁、芒硝，合研如脂，和散。取如弹丸一枚，别捣甘遂末一钱匕，白蜜二合，水二升，煮取一升。温顿服之，一宿乃下，如不下，更服，取下为效。禁如药法。

【注释】

① 痞：症候名，主要症状是胃脘部痞塞不舒，按之不痛。

② 柔痉："痉"当作"痉"，是项背强直角弓反张的症候名称，有汗的叫柔痉。

【白话解】

疾病在表却反而用攻下的方法治疗，邪热内入与水饮相结，因而形成结胸证。之所以形成结胸，是因为攻下太早的缘故。疾病在里，内无实邪，却反而用攻下法治疗，致胃虚气逆，所以形成痞证。有结胸证的表现，如果出现项部拘急不柔和，与柔痉的症状相似的，用攻下的方法治疗就可痊愈，适宜用大陷胸丸。

大陷胸丸方

大黄半斤，葶苈子半升（炒），芒硝半升，杏仁半升（去皮尖，炒黑）。以上四味药，先将大黄、葶苈子捣细筛末，再加入杏仁、芒硝，共研如膏脂，用水调和做成约弹子大小药丸。另外，将甘遂捣成细末，用白蜜二合、水二升，加入上药丸一粒及甘遂末一钱匕共煮，煮至二升，一次温服下。服药后，经过一晚上，应该腹泻，如果不腹泻，可以继续服，直至出现腹泻为度。服药禁忌同《药法》。

【解析】

本条可分前后两节，前节是论述结胸和痞证的成因，

后节是说明结胸证邪势盛实于上的治法和主方。

"阴阳"二字，概括了性质相对的一切事物，本条所说的"病发于阳"意指太阳表证，阳盛体壮，同时内有有形痰水，由于攻下太早，致邪热内陷，与痰水相结，成为结胸。所谓下之太早，就是对结胸证成因的补充说明。"病发于阴"，是指本属里证，病人的体质较弱，内无有形痰水，所以误下之后，仅是热壅气滞而成痞，却不疼痛。有些注家，以风寒营卫解释病发于阳与病发于阴，显然是不恰当的。

下节所说的结胸项强如柔痉状，并不是真正的柔痉，乃因胸脘部硬满疼痛，邪势盛实于上，头后仰而不能前俯，好像项部强直的柔痉一样，其实和筋脉失养的项强是毫不相干的。正由于这种项强是胸部水热结聚的影响，所以下之始和，但毕竟邪势偏上，因而适用大陷胸丸以缓攻之。

● 【原文】
　　结胸证，其脉浮大者，不可下，下之则死。[132]
　　【白话解】
　　结胸证，脉象浮大的，不能用攻下法治疗，如果攻下，就会导致病人死亡。
　　【解析】
　　结胸热实，于法当下。兼表兼虚，则又不可下。脉浮为表，说浮大不可下，其大当属大而无力。里热实而兼表兼虚，下之正气不支，每致不救。

● 【原文】
　　结胸证悉具，烦躁者亦死。[133]
　　【白话解】
　　结胸证的症状全部具备，如果出现躁扰不宁，多属死候。

【解析】

所谓结胸证悉具，是指心下痛，按之石硬，从心下至少腹硬满而痛不可近，日晡所小有潮热等症状而言。当此之时，邪气鸱张已甚，复见烦躁不宁，乃正不胜邪之征，补泻两难，下之则正虚不支，不下则邪实不去，所以预后不良。

● **【原文】**

太阳病，脉浮而动数，浮则为风，数则为热，动则为痛，数则为虚，头痛发热，微盗汗出，而反恶寒者，表未解也。医反下之，动数变迟，膈内拒痛，一云头痛即眩。胃中空虚，客气动膈，短气躁烦，心中懊恼，阳气内陷，心下因硬，则为结胸，大陷胸汤主之。若不结胸，但头汗出，余处无汗，剂颈而还，小便不利，身必发黄。大陷胸汤。

方二。[134]

大黄六两，去皮　芒硝一升　甘遂一钱匕

右三味，以水六升，先煮大黄，取二升，去滓，内芒硝，煮一两沸，内甘遂末。温服一升，得快利，止后服。

【注释】

① 客气：邪气，因从外来，故叫客气。

② 阳气：表邪而言，不是指正气。

③ 剂颈而还："剂"同"齐"，谓汗出到颈部而止。

【白话解】

太阳病，脉象浮而动数，脉浮主风邪在表，数主有热，动脉主痛，数又主虚，症见头痛发热，轻微盗汗，反而怕冷，这是太阳表证未解。本应从表论治，医生反而用攻下的方法治疗，由于胃中空虚而无实邪，误下后邪气内陷，邪热与水饮相结于胸膈，所以出现脉动数变迟、胸胁心下疼痛拒按、短气、烦躁不安，这样就形成了结胸证，用大陷胸汤主治。如果不形成结胸，只见头部汗出，到颈部为止，其他部位不出汗，小便不通畅，身体发黄，则是湿热郁蒸发黄证。

大陷胸汤方

　　大黄一两（去皮），芒硝一升，甘遂一钱匕。以上三味药，用水六升，先煮大黄至二升，去掉药渣，再加入芒硝煮一二开，然后再加进甘遂末，每次温服一升。服药后很快腹泻的，停服后药。

【解析】

　　本条主要讨论表里辨证与表证误下而致结胸与发黄的两种病理转归。太阳病，脉浮而动数，脉浮主表，动为邪盛主痛，数为体表有热，所以脉浮动数为风邪盛而表热，里无实邪，故曰"数则为虚"。头痛发热是表证，微盗汗出属少阳有热，是表邪已有内传之势。如果邪全传里，则恶寒当罢，现在仍然恶寒，可见表尚未解，故特提出"而反恶寒者，表未解也"，用一"反"字，以突出恶寒识辨表证的关键，表未解的不可攻里，这是治疗的原则。由于医者失察，竟用攻下之法，因而表邪内陷而成为结胸证。邪陷热结，所以动数之脉变为迟脉；误下则损伤胃气，致胃中空虚，热邪动膈，故膈内拒痛，热邪陷与水邪相结，心下因而硬满疼痛，成为结胸。邪结热扰，同时还可伴见短气躁烦、心中懊恼。结胸证因热与水结，故治宜泄热逐水破结的大陷胸汤。

●【原文】

　　伤寒六七日，结胸热实，脉沉而紧，心下痛，按之石硬者，大陷胸汤主之。 方三。用前第二方。 [135]

【注释】

　　结胸热实：结胸证的性质属热属实，与寒实结胸证不同。

【白话解】

外感病六七天，形成热实结胸证，脉象沉而紧，胸脘部疼痛，触按像石头一样坚硬的，用大陷胸汤主治。

【解析】

病人平素内有水饮，表邪入里化热与之相结，也能形成结胸证，所谓热实，是指结胸证的性质，与下条的寒实结胸证正好相对。

由于邪盛自传于里，热与水结，所以脉沉而紧。这里"迟"与"紧"都属于邪结，不可误认属寒。水与热搏结于胸脘，所以心下痛，按之石硬。结胸证既具，当然也应用大陷胸汤主治。

【原文】

伤寒十余日，热结在里，复往来寒热者，与大柴胡汤；但结胸，无大热者，此为水结在胸胁也，但头微汗出者，大陷胸汤主之。 方四。用前第二方。 [136]

大柴胡汤方

柴胡半斤　枳实四枚，炙　生姜五两，切　黄芩三两　芍药三两　半夏半升，洗　大枣十二枚，擘

右七味，以水一斗二升，煮取六升，去滓，再煎。温服一升，日三服。一方加大黄二两，若不加，恐不名大柴胡汤。

【注释】

无大热：外表无大热。

【白话解】

外感病十多天，邪热内结在里，又出现发热畏寒交替往来，治用大柴胡汤。只有结胸证的表现，体表没有高热的，这是水与热互结在胸胁，如果头上轻微汗出，而全身无汗的，用大陷胸汤主治。

大柴胡汤方

柴胡半斤，黄芩三两，芍药三两，半夏半升（用水洗），生姜五两（切片），枳实四枚（炙），大枣十二枚（剖开）。以上七味药，用水一斗二升，煎煮至六升，去掉药渣，再煎煮成三升，每次温服一升，一日服三次。另一方加大黄二两，如果不加，恐怕不是大柴胡汤。

【解析】

本条讲大陷胸汤证与大柴胡汤证的鉴别。伤寒十余日，热结在里，自应有里热实的症候，未提属于省文。兼见往来寒热的少阳证，就不可单纯攻下，而应治以和解兼攻的大柴胡汤。如果出现心下硬痛等结胸证的主症，而体表没有大热，只是头部微有汗出，这是水热结在胸胁，水气不可布达全身，而但蒸腾于上的标志，因此，宜用逐水荡热的大陷胸汤主治。

【原文】

太阳病，重发汗而复下之，不大便五六日，舌上燥而渴，日晡所小有潮热，一云日晡所发心胸大烦。从心下至少腹，硬满而痛不可近者，大陷胸汤主之。方五。用前第二方。[137]

【白话解】

太阳表证，反复发汗而又行攻下，出现五六天不解大便，舌上干燥，口渴，午后微有潮热，从剑突下一直到少腹部坚硬胀满疼痛，拒按，用大陷胸汤主治。

【解析】

太阳病重发汗而复下之，为治失其宜，以致邪不得外解而向内传，根据五六日不大便，舌上干燥而渴，日晡所小有潮热，颇仍阳明里实证，但是阳明里实证为肠中燥屎阻结，其腹痛仅限于脐部周围；而本证却是从心下

辨太阳病脉证并治·下

117

至少腹皆硬满而痛，不可近，表明痛势很剧，因知这是水热相结、邪势迄上际下的大结胸证，切不可误用大承气汤，而应治以逐水荡热的大陷胸汤。现代医学的胃肠道穿孔导致的急性腹膜炎症状与之相似。

● 【原文】

小结胸病，正在心下，按之则痛，脉浮滑者，小陷胸汤主之。 方六。 [138]

黄连一两　半夏半升，洗　栝楼实大者一枚

右三味，以水六升，先煮栝楼，取三升，去滓，内诸药，煮取二升，去滓。分温三服。

【白话解】

小结胸病，病位在胃脘部位，用手触按感觉疼痛，脉象浮滑，用小陷胸汤主治。

小陷胸汤方

黄连一两，半夏半升（用水洗），栝楼实大的一枚。以上三味药，用水六升，先加入栝楼实，煮至三升，去掉药渣，再加入其他药共煎煮成二升，去掉药渣，分三次服温。

【解析】

误下邪陷，热与水结，为大结胸证，心下硬痛，甚则从心下至少腹皆硬满而痛，不可近，脉寸浮关沉，或沉紧；此则正在心下，按之始痛，乃因热与痰结，范围小而程度轻，所以证名为小结胸。浮脉为阳热，滑脉主有痰，本证为痰热相结，所以脉象浮滑。治以小陷胸汤，即取其清热消痰的作用。

● 【原文】

太阳病，二三日，不能卧，但欲起，心下必结，脉微弱者，此本有寒分也。反下之，若利止，必作结胸；未止者，四日复下之，**此作协热利也。**[139]

【注释】

① 寒分：寒饮，以饮邪性寒，故曰寒分。

② 协热利：夹表热而下利。

【白话解】

太阳病二三天，不能平卧，只想坐起，胃脘部痞结胀硬，脉象微弱，这是素有寒饮结聚在里的缘故，却反而用攻下法治疗，因而形成腹泻。如果腹泻停止，就会形成结胸；如果腹泻不停止，到第四天又再攻下，就会引起协热利。

【解析】

本条讲素有痰饮之人，患太阳病，误用下法，可引起结胸或协热利的变症。

本条从"太阳病"到"此本有寒分也"为一节，说明未下前的脉症特点。太阳病两三日，见到卧起不安，心下痞结，是病邪由表传里之证，如果脉象洪大滑实，可能为邪传阳明，但脉不是洪滑而是微弱，脉症合参，则知不是阳明热实，乃是素有寒饮所致。从"反下之"到"此作协热利也"为一节，说明医者诊断不明，将素有寒饮的心下痞结，误作热实证而使用攻下，以致引起下利的变症。这时如果表热未尽，则名协热利。至于"若利止，必作结胸"，联系素有寒饮来看，不会是自动利止，当是指未作下利，将可能成为结胸证。四日复下之，也应在未发生下利之时，否则，已经下利，岂有再用下法的道理。此处的协热利是指协表热而下利，与桂枝人参汤所主的协热而利的精神是一致的，不是真正属热的下利。

● **【原文】**

太阳病，下之，其脉促，*一作纵。* 不结胸者，此为欲解也。脉浮者，必结胸。脉紧者，必咽痛。脉弦者，必两胁拘急。脉细数者，头痛未止。脉沉紧者，必欲呕。脉沉滑者，协热利。脉浮滑者，必下血。[140]

【白话解】

太阳表证，误用攻下，如果脉象急促，不形成结胸的，是疾病将要解除的征象；如果脉象浮，一定形成结胸；如果脉象紧，一定会咽痛；脉弦，一定会出现两胁拘急；脉象细数，就会头痛不停止；脉象沉紧，一定会作呕；脉象沉滑，一定会出现协热下利；脉象浮滑，一定会出现大便下血。

【解析】

太阳病，误用下法的变症颇多，但总的机转，不外表邪内陷，在上为咽痛、头痛，在下为下利、便血，在中为结胸，或为两胁拘急，如正气尚盛，邪未内陷，仍能外出而病解。本条似乎据脉测症，实际是根据脉与症的关系，阐述举脉问症的辨证方法，仍然是脉症合参，而不应理解为仅据脉象。

【原文】

病在阳，应以汗解之，反以冷水潠之，若灌之，其热被劫不得去，弥更益烦，肉上粟起，意欲饮水，反不渴者，服文蛤散；若不差者，与五苓散。寒实结胸，无热证者，与三物小陷胸汤。白散亦可服。方七。用前第六方。一云与三物小白散。[141]

文蛤散方

文蛤五两

右一味为散，以沸汤和一方寸匕服，汤用五合。

五苓散方

猪苓十八铢，去黑皮　白术十八铢　泽泻一两六铢　茯苓十八铢　桂枝半两，去皮

右五味为散，更于臼中杵之。白饮和方寸匕服之，日三服，多饮暖水，汗出愈。

白散方

桔梗三分　巴豆一分，去皮心，熬黑，研如脂　贝母三分

右三味为散，内巴豆，更于臼中杵之。以白饮和服，强人半钱匕，羸者减之。病在膈上必吐，在膈下必利，不利，进热粥一杯，利过不止，进冷粥一杯。身热，皮粟不解，欲引衣自覆，若以水渍之、洗之，益令热劫不得出，当汗而不汗则烦。假令汗出已，腹中痛，与芍药三两如上法。

【注释】

渍：含水喷洒称"渍"，是古代的一种退热方法。

【白话解】

病在表，应用发汗法解表祛邪，却反而用冷水喷洒浇洗来退热，热邪被水饮郁遏不能解除，使热更甚，怕冷，皮肤上起鸡皮疙瘩，想喝水，但又不很口渴的，可给予文蛤散治疗。如果服药后仍不好的，可用五苓散治疗。寒实结胸，有结胸主症，没有热证症候表现的，可用三物白散治疗。

文蛤散方

文蛤五两。上一味药，研成细末作成散剂，用开水五合冲服，每次服一方寸匕。

五苓散方

猪苓十八铢（去皮），泽泻一两六铢，白术十八铢，茯苓十八铢，桂枝半两（去皮）。以上五味药，捣成极细末，做成散剂，每次用米汤冲服一方寸匕（古代量具，为边长一寸的方形药匙），一天服三次。并要多喝温开水，让病人出汗，就可痊愈。调养护理方法同常。

白散方

桔梗三分，巴豆一分（去皮尖，炒黑，研如膏脂），贝母一分。以上三味药，先将桔梗、贝母研细成散，再加入巴豆，在药臼中杵成细末，用米汤冲服，强壮的人每次服半钱匕，瘦弱的人减量服用，服药后，如果病在胸膈以上的，一定会出现呕吐，病在胸膈以下的一定腹泻。如果服药后未发生腹泻，可饮热粥一杯，以助药力；如果腹泻过度而不停止的，可饮冷粥一杯，以抑制药性。身体发热、畏寒、皮肤起鸡皮疙瘩而不解除，想拿衣服覆盖身上，医生如果用冷水喷洒、浇洗，更使邪热郁闭而不能外散，本应当汗出却不能汗出，所以出现烦热更甚。假如已经汗出，而腹中疼痛，可用芍药三两，煎服药方法同上。

【解析】

本条分述水寒郁遏表阳与寒实结胸的症治。同是水寒之邪，一则水寒在外而郁遏表阳，一则水寒在内而相结于中，所以同条论述，以资比较。

病在阳，应以汗解之，指太阳表证，当用汗法以解除在表之邪，今当汗不汗，反以冷水潠灌，非但表不得解，反使腠理更加闭郁，而发热更不得去，所以说，其热被劫不得去。由于寒水潠灌，腠理愈闭，邪不去而阳更郁，因而心烦更甚，"弥""更""益"叠用，意在形容烦的程度。寒主收引，水寒外束肌肤，所以肉上粟起。意欲饮水由于烦甚，但里无燥热，所以反不渴，这是表阳郁遏致烦与里热伤津之烦的鉴别要点。水寒郁遏表阳，所以治宜文蛤散。假如用文蛤散未效，再用通阳化气的五苓散。这是一症二法，可根据病情灵活选用。

寒实结胸，指结胸证的性质属寒属实，与热实结胸完全相反，既名结胸，自是具有心下硬痛等症，所以省略未提，与热实结胸的主要区别是"无热证"，那么，口中不干不燥、舌苔白腻滑润、脉象沉迟等寒证自不言而喻，也就无须赘举了。既然是寒与痰水相结，故宜三物白散以逐水祛寒破结。"小陷胸汤"四字应是衍文，不必深究。其实早在唐代孙思邈所著的《千金翼方》已经直接写作"三物小白散"。宋代庞安常所著的《伤寒总病论》与朱肱所著的《类证活人书》均作三物白散，庞氏并且明确断言"小陷胸者非也"。明清许多注家对此仍然多方曲解，未免徒乱人意。

◉【原文】

太阳与少阳并病，头项强痛，或眩冒，时如结胸，心下痞硬者，当刺大椎第一间、肺俞、肝俞，慎不可发汗。发汗则谵语、脉弦，五日谵语不止，当刺期门。

方八。[142]

【注释】

① 大椎第一间：在第 7 颈椎和第 1 胸椎之间，主治外感风寒疟疾、头项强痛、背膊拘急等症。

② 肺俞：当第 3、第 4 胸椎棘突之间，在脊柱外方一寸五分，主治外感上气、喘满咳嗽等症。

③ 肝俞：当第 9、第 10 胸椎棘突之间，在脊柱外方一寸五分，主治气痛、呕酸、胸满、肋痛、黄疸等症。

④ 期门：乳直下两肋间，主治热入血室，伤寒过经不解，胸胁疼痛、呕吐等症。

【白话解】

太阳与少阳两经并病，出现头痛项强，或者眩晕昏冒，时而心下痞塞硬结、如结胸状，应当针刺大椎、肺俞、肝俞，千万不能发汗。误用发汗就会出现谵语、脉弦，如果经过五天，仍然谵语不停止，应当针刺期门，以泄其邪。

【解析】

太阳与少阳并病，既有头痛项强的太阳证，又有头眩昏冒、胸胁痞满的少阳证，由于邪已渐入而气机壅滞，所以又有时发生心下痞硬如结胸状。此证虽有太阳之表，却不可发汗，虽似结胸，也不可泻下，最好是用刺法治疗。何以宜刺大椎、肺俞、肝俞？因为大椎是手足三阳经交会的地方，刺大椎可治外感风寒、项强发热，肺俞与肝俞都属于足太阳膀胱经，刺肺俞可以理气退肌表之热，刺肝俞可以和血泄少阳之火，一方面外解太阳，另一方面寓有宣肺畅肝的作用，所以三穴并刺，治太阳、少阳并病有良效。假使误用汤剂发汗，反而徒伤津液，少阳之火愈炽，木盛侮土，因而发生谵语。这种谵语与阳明谵语不同，脉弦为鉴别要点，所以谵语、脉弦并提。经过五日，谵语仍然不止，可见木火犹炽，故刺期门穴以治之。期门是肝之募穴，刺之则木火得泄，木火除则谵语自止。

●【原文】

妇人中风，发热恶寒，经水适来，得之七八日，热除而脉迟、身凉，胸胁下满，如结胸状，谵语者，此为热入血室也。当刺期门，随其实而取之。 方九。 [143]

【注释】

血室：各家见解不一，有的认为是冲脉，有的认为是肝脏，有的认为是子宫，据此病多见于月经期，自然与子宫有关，但其病理机转与肝脏、冲脉都有关系，不应偏执。

【白话解】

妇女外感风邪，症见发热畏寒，适逢月经来潮，经过七八天，发热退而身体凉，脉象变迟，胸胁下满闷疼痛，好像结胸一样，谵语，这是热入血室，应当针刺期门穴，以泄其实邪。

【解析】

发热恶寒，是太阳中风的表证，如正胜邪却则脉静身凉，便不会有其他症状存在。此证是太阳中风时经水适来，七八日后，血室空虚，外邪乘虚而入，邪内入，所以表热退而身凉，脉迟乃因血行阻滞，不可误作脉静，也不同于里寒。胸胁是肝胆经络所循行的部位，肝藏血，主疏泄，血行既滞，则肝脉不和，势必疏泄不利，所以胸胁下满如结胸状，后世称为"血结胸"。热邪内入血室，血热上侵心神，神明混乱，所以谵语，与阳明肠中燥结所致的谵语完全不同。期门为肝的募穴，故用刺法以泄其实邪。

◉【原文】

妇人中风七八日，续得寒热发作有时。经水适断者，此为热入血室，其血必结，故使如疟状，发作有时，小柴胡汤主之。**方十**。[144]

柴胡半斤　黄芩三两　人参三两　半夏半升，洗　甘草三两　生姜三两，切　大枣十二枚，擘

右七味，以水一斗二升，煮取六升，去滓，再煎取三升。温服一升，日三服。

【白话解】

妇人外感风邪，经过七八天，出现发热怕冷定时发作的症状，月经恰在这时中止，这是热入血室。因为邪热内入血室与血相结，所以出现发热怕冷定时发作，好像疟疾一样，用小柴胡汤主治。

小柴胡汤方

柴胡半斤，黄芩三两，人参三两，半夏半斤（用水洗），甘草（炙）、生姜各三两，大枣十二枚（剖开）。以上七味药，加水一斗二升，煮至六升，去掉药渣，再煎煮成三升，每次温服一升，一日服三次。

【解析】

妇人患太阳中风证，至七八日，在潮月经适断，寒热定时发作，如疟疾状，此为热入血室，与血相结所致。寒

热如疟而无谵语满痛，是其结尚轻，可予小柴胡汤以和枢机，乃异病同治之义。虽云其血必结，但不见血结之证，主用小柴胡汤，是病在气分。恽铁樵云："小柴胡之用，自来皆言和解，不知实所以疏达肝胆。"

●【原文】

妇人伤寒，发热，经水适来，昼日明了，暮则谵语，如见鬼状者，此为热入血室。无犯胃气及上二焦，必自愈。方十一。[145]

【白话解】

妇人外感寒邪，症见发热、畏寒等表证，正逢月经到来，病人白天神志清楚，夜晚谵语如见鬼神，这是热入血室，不可用汗、吐、下法损伤胃气及上二焦，每可热退身和而自愈。

【解析】

妇人伤寒发热，如果邪向内传，非月经期，多传于少阳或阳明气分；适值月经期，就有邪入血室的可能。热入血室，除了会有胸胁下满如结胸状，或寒热发作有时等症状，还会出现昼日明了、暮则妄言妄见的神志症状，这是因为，病在血分，而不在气分，气属阳，所以昼日明了，血属阴，所以暮则谵语。这种谵语，和阳明燥实无关，当然不宜攻下，邪不在表，亦不在膈，所以也不可发汗、涌吐，"无犯胃气及上二焦"即指禁用汗、吐、下三法。至于"必自愈"，是说有自愈的可能，不是不治自愈。庞安常主张，"先宜小柴胡汤，不差，可刺期门"，是符合"随其实而取之"精神的。

●【原文】

伤寒六七日，发热，微恶寒，支节烦疼，微呕，心下支结，外证未去者，柴胡桂枝汤主之。方十二。[146]

桂枝去皮 黄芩一两半 人参一两半 甘草一两，炙 半夏二合半，洗 芍药一两半 大枣六枚，擘 生姜一

两半，切　柴胡四两

右九味，以水七升，煮取三升，去滓。温服一升。本云，人参汤作如桂枝法，加半夏、柴胡、黄芩，复如柴胡法。今用人参作半剂。

【注释】

① 支节烦疼：支节指四肢关节，烦疼说明疼痛之甚。

② 心下支结：心下感觉支撑闷结。

【白话解】

外感病六七天，发热，微微怕冷，四肢关节疼痛，微微作呕，胸脘部满闷如物支撑结聚，表证还未解除的，用柴胡桂枝汤主治。

柴胡桂枝汤方

桂枝一两半（去皮），黄芩一两半，人参一两半，甘草一两（炙半），夏二合半，芍药一两半，大枣六枚（剖开），生姜一两半（切片），柴胡四两。以上九味药，用水七升，煎煮成三升，去掉药渣，每次温服一升。旧本说：用人参汤（疑指桂枝汤加人参——编者注）加半夏、柴胡、黄芩，取人参一半的量，煎服方法同桂枝汤，又同柴胡汤。

【解析】

伤寒六七日，为病解的日期，如果未解，就要内传；现在恶寒虽已减轻，但仍然发热，而且四肢关节疼痛尚甚，可见太阳表证虽轻而犹未罢。同时又现轻微呕吐，并感心下支撑闷结，这是少阳病的症状，不过症情比喜呕与胸胁苦满为轻。外症未去，指桂枝证，所以用柴胡汤与桂枝汤合方，各取半量，以双解两经之邪。

● **【原文】**

伤寒五六日，已发汗而复下之，胸胁满微结，小便不

利，渴而不呕，但头汗出，往来寒热，心烦者，此为未解也，柴胡桂枝干姜汤主之。 方十三。 [147]

柴胡半斤　桂枝三两，去皮　干姜二两　栝楼根四两　黄芩三两　牡蛎二两，熬　甘草二两，炙

右七味，以水一斗二升，煮取六升，去滓，再煎取三升。温服一升，日三服，初服微烦，复服汗出便愈。

【白话解】

外感病五六天，已经发汗又用泻下，出现胸胁满闷、微有硬结，口渴，不呕，头部出汗，发热、畏寒交替而作，心中烦躁不安，这是病没有解除，用柴胡桂枝干姜汤主治。

柴胡桂枝干姜汤方

柴胡半斤，桂枝三两（去皮），干姜三两，瓜蒌根四两，黄芩三两，牡蛎二两（炒），甘草二两（炙）。以上七味药，用水一斗二升，煎煮至六升，去掉药渣，再煎煮成三升，每次温服一升，每日服三次。服第一次药后可出现轻度心烦，服第二次药后汗出就会痊愈。

【解析】

伤寒五六日，已发汗，医复下之，往来寒热，胸胁微满，小便不利，是病入少阳兼见水饮内结。热郁津伤，故头汗心烦口渴，胃有水饮，虽渴必不多饮，胃气不逆，故不呕。用柴胡黄芩和解少阳，桂枝干姜温化水饮，瓜蒌根甘草养津润燥，牡蛎软坚散结。

【原文】

伤寒五六日，头汗出，微恶寒，手足冷，心下满，口不欲食，大便硬，脉细者，此为阳微结，必有表，复有里也。脉沉，亦在里也。汗出为阳微，假令纯阴结，不得复有外证，悉入在里，此为半在里半在外也。脉虽沉

紧，不得为少阴病。所以然者，阴不得有汗，今头汗出，故知非少阴也，可与小柴胡汤。设不了了者，得屎而解。

方十四。用前第十方。 [148]

【注释】

阳微结：因热结于里而大便秘，叫作阳结。热结的程度轻，叫作阳微结。

【白话解】

外感病五六天，头部出汗，微感畏寒，手足冷，胃部胀满，不想吃东西，大便坚硬，脉象沉紧而细，这是阳微结证，必然既有表证又有里证。脉沉，主病在里，汗出是阳微结的表现。假如是纯阴结证，病邪应完全入里，不应该再有表证，而此证是半在里半在表，表证仍然存在。脉虽然沉紧，却不是少阴病，因为阴证不应该有汗出，现有头部汗出，所以知道不是少阴病，可以用小柴胡汤治疗。假如服小柴胡汤后仍然不爽快的，可微通其大便，大便一通，即可痊愈。

【解析】

本条从"伤寒五六日"至"复有里也"，是论述阳微结的脉症及阳微结的病机特点。但是这些脉症，颇似阴证、虚证、寒证，较难确诊，因而接着反复讨论，指出了辨证的关键——头汗出，以阴不得有汗，据以推断证属阳微结，不是少阴的纯阴结。微恶寒，手足冷，是阳郁于里不得外达，脉沉细或沉紧，也是因阳郁于里而脉道滞塞，不是阳虚里寒。既然已排除了里虚寒的阴结，那么，自应属于里实热的阳结了。但是大便虽硬，却无潮热、腹满痛等症，仅见心下满、口不欲食，可见只是胆胃气滞的阳微结证。最后在明确诊断的前提下，作出针对性的治法，可予小柴胡汤。这是因为小柴胡汤和解枢机，不仅能和表里，而且能调经府，恢复胃气和降功能的作用，所以药后自能结开便通而愈。假使药后大便未通，症情还没有完全消除，所谓"不了了"，是指已经获效，但病情尚未完全解除的意思，

辨太阳病脉证并治·下

129

只要大便一通，则自然痊愈，示人不必改弦易辙而投其他下剂，以免诛伐无过。当然，也不能认为绝对禁下，在小柴胡汤中酌加一些泻下药物，也是可以的。关于"必有表，复有里"与"半在里半在外"，皆是对举之词，意在说明阳微结证的病机特点，热虽结于里但病势轻浅，所以既不可发汗，也不可攻下，更不能表里同治，只宜用小柴胡汤和解少阳枢机。因此，不应理解为表里证同具，更不能理解为一半表证与一半里证。

● 【原文】

伤寒五六日，呕而发热者，柴胡汤证具，而以他药下之，柴胡证仍在者，复与柴胡汤。此虽已下之，不为逆，必蒸蒸而振，却发热汗出而解。若心下满而硬痛者，此为结胸也，大陷胸汤主之。但满而不痛者，此为痞，柴胡不中与之，宜半夏泻心汤。 **方十五。** [149]

【白话解】

外感病五六天，呕吐而发热的，则柴胡汤证已经具备，本应用柴胡汤治疗，却用其他药攻下，误下后如果柴胡证仍然存在，可以再给予柴胡汤治疗。这虽然误用攻下，但尚未形成变证。由于误下正气受损，所以服小柴胡汤后，一定会出现先振振畏寒，继之蒸蒸发热，随之汗出而病解的战汗现象。如果误下后邪气内陷，与水饮相结，出现心下坚硬胀满疼痛的，这是结胸，用大陷胸汤主治。如果误下损伤胃气，胃虚气逆，气结心下，出现胃脘胀满而不疼痛的，这是痞证，不能用柴胡汤治疗，适宜用半夏泻心汤。

半夏泻心汤方

半夏半升（用水洗），黄芩、干姜、人参、甘草（炙）各三两，黄连一两，大枣十二枚（剖开）。以上七味药，加水一斗，煎煮至六升，去掉药渣，再煎煮成三升，每次温服一升，每日服三次。

【解析】

据"有柴胡证，但见一症便是，不必悉具"的精神，呕而发热，则柴胡证的主症已经具备，自应治以小柴胡汤。反用他药下之，当然属于误治。但由于患者的体质与误用的药物，都有一定的差异，因而误下后就有许多不同的转归。本条所述主要有三种情况。

一是误下后柴胡证仍在，因知邪未内陷，虽然误下，不是逆候，所以仍可再用柴胡汤治疗。不过，原来的症情虽然未变，但正气毕竟受到损伤，当服用助正达邪的小柴胡汤后，正气得药力之助而奋起驱邪，于是发生蒸蒸而振，随之发热汗出而病解。这种汗解方式，后世称为战汗。如果病程很短，邪在表而正气不弱，汗解时是不会发生震颤的。

二是误下后邪已内陷，如果其人素有痰水，热与水结，就会发生心下满而硬痛的大结胸证，可治以大陷胸汤。

三是患者素无痰水，虽然误下邪陷，仅是心下闷满，但不疼痛，这与有形邪结的结胸证不同，而是正虚邪结，胃气壅滞的痞证。邪已内陷，当然非柴胡汤所能治，而必须使用苦、辛、甘相伍的半夏泻心汤了。

◉【原文】

太阳少阳并病，而反下之，成结胸，心下硬，下利不止，水浆不下，其人心烦。[150]

【白话解】

太阳与少阳并病，反而用攻下法治疗，形成结胸，出现心下硬结，腹泻不止，汤水不能下咽，烦躁不安。

【解析】

太阳少阳并病，反用下法，遂致邪内陷而成结胸证。本证不仅心下满硬，而且下利不止，水浆不下，邪结正伤，胃伤则气逆而食不入，脾伤则气陷而利不止，脾胃机能行将败绝，而邪结不去，正虚邪扰所以心烦。此时补泻两难，预后大多不良。

● 【原文】

脉浮而紧，而复下之，紧反入里，则作痞。按之自濡，但气痞耳。[151]

【注释】

濡：与"软"同，柔软的意思。

【白话解】

脉浮而紧，是太阳伤寒证之脉，应发汗解表，却反而用攻下法治疗，致表邪入里，因而形成痞证。因是无形气机痞塞所致，所以按之柔软不痛。

【解析】

痞证是以胃脘部痞塞闷满为主症的症候名称。本条补充出痞证的脉象、症状及病机特点：脉浮而紧，是太阳伤寒的主脉，应该用辛温发汗法以解表，反而使用下法，势必表邪内陷而发生变证，痞证即误下而致的变证之一。所谓"紧反入里"，就是对误下前后脉象变化的动态描绘，实际也是对误下致痞病机的动态描绘，"紧反入里"指脉由浮紧演变为沉紧，浮紧由于正气御邪而搏于表，沉紧则标志着邪已内陷而结于里。紧主邪结，不专主寒邪。脉与症密切关联，从脉紧由浮变沉，因知邪内陷结于里而成痞。不过这种痞证内无有形实邪，仅是无形气滞，所以又接着交代其特点是"按之自濡"，其病机特点是"但气痞耳"。掌握了这些，就不难与结胸证之心下硬满而痛、手不可近，作出明确的鉴别。

● 【原文】

太阳中风，下利，呕逆，表解者，乃可攻之。其人漐漐汗出，发作有时，头痛，心下痞硬满，引胁下痛，干呕短气，汗出不恶寒者，此表解里未和也，十枣汤主之。

方十六。 [152]

芫花熬　甘遂　大戟

右三味，等分，各别捣为散。以水一升半，先煮大枣肥者十枚，取八合，去滓，内药末。强人服一钱匕，羸人服半钱，温服之，平旦服。若下少，病不除者，明日更服，加半钱。得快下利后，糜粥自养。

【白话解】

太阳中风，表证未解，又见下利、呕逆等水饮证，证属表里同病，治当先解表，表证解后，才能攻逐在里的水饮。如果见微微出汗，定时而发，头痛，胸脘部痞结胀硬，牵引胸胁疼痛，干呕、短气、汗出不怕冷，这是表证已解，而水饮停聚胸胁，用十枣汤主治。

十枣汤方

芫花（炒）、甘遂、大戟以上三味药，各取等分，分别捣细混合成散，用水一升半，先加入肥大的大枣十个，煎煮至八合，去渣，再加入上药药末服用，强壮的人服一钱匕，瘦弱的人服半钱匕，在清晨温服。服药后如果泻下太少，病不解除的，第二天可以增加半钱匕药量继续服用。服药后迅速出现腹泻的，用稀粥调养。

【解析】

本条讨论太阳中风的外感表证兼下利呕逆的悬饮里证，在这种情况下，治疗应当遵循先表后里的原则，所以说"表解者乃可攻之"。未提中风的症状，属于省文，切不可将下利呕逆，误作中风症候。否则，其后的"表解者乃可攻之"的治疗原则，就没有着落了。下利与呕逆，乃水邪上攻下迫所致，但是仅据下利呕逆，很难与太阳阳明合病相鉴别，因而颇有必要进一步指明辨证要点：其一，漐漐汗出颇似太阳中风之表虚证，但中风证的汗出不是发作有时，今阵发性地漐漐汗出，乃因水邪外迫肌肤，影响营卫的功能所致。其二，头痛似表，但表证头痛，必有恶寒，今不恶寒，因知这种头痛，亦为水邪攻冲所致。其三，心下痞硬满，颇似结胸和痞证，但痞证不痛，结胸证虽痛却不是引胁下痛，实际上悬饮以胸胁痛为主症，此处先举心下痞硬满，当是为了便于类比鉴别的缘故。悬饮的主症既具，那么，则不难看出干呕短气，也是因于水邪，犯胃则胃气上逆而干呕，犯肺则肺气不利而短气。这一切都是胸胁悬饮的症候，所以最后又着重指出"汗出不恶寒者，此表解里未和也"，这是辨表里的主要依据。胸胁悬饮证不同于大结胸证，自非大陷胸汤所宜，而应以十枣汤主治。

● 【原文】

太阳病，医发汗，遂发热恶寒，因复下之，心下痞，表里俱虚，阴阳气并竭，无阳则阴独。复加烧针，因胸烦，面色青黄，肤𬌗者，难治。今色微黄，手足温者，易愈。[153]

【注释】

① 阴阳气并竭：表里之气均受损。

② 无阳则阴独：表证已罢，而里证独具。

【白话解】

太阳病，医生使用发汗法治疗，汗后仍然发热畏寒，于是又用攻下法治疗，误汗伤表，误下伤里，致表里正气均虚，阴阳之气同时虚竭，表证已无而独有里证，故见心下痞满。医者再用烧针法治疗，致脏气大伤，出现心胸烦躁不安、面色青黄、筋肉跳动，为难治之候；如果面色微黄、手足温暖，示胃气尚存，较容易治愈。

【解析】

太阳病本应发汗，云"医发汗"，遂发热恶寒，"遂"字作"仍"字解，意即发汗后，发热恶寒仍在。表不解而又误下，热陷成痞。汗之虚其表，下之虚其里，表里俱伤，故谓阴阳气并竭。竭即损伤较重。去表入里，表虚里寒，无阳则阴独。此时复用烧针以治寒，营气已虚，不耐火灼，故令胸烦。如更见面色青暗而黄，肌肉𬌗动，是阳虚血亦燥，危候难治；如面色微黄不青，手足尚温，是胃气尚存，营血受灼尚轻，证属可救。

● 【原文】

心下痞，按之濡，其脉关上浮者，大黄黄连泻心汤主之。 方十七。[154]

大黄二两　黄连一两

右二味，以麻沸汤二升渍之，须臾，绞去滓。分温再服。臣亿等看详大黄黄连泻心汤，诸本皆二味。又后附子泻心汤，用大黄、黄连、黄芩、附子，恐是前方中亦有黄芩，后但加附子也。故后云附子泻心汤，本云加附子也。

【注释】

麻沸汤：沸水。汪苓友曰："麻沸汤者，熟汤也，汤将熟时，其面沸泡如麻，以故云麻。"

【白话解】

胃脘部痞满，按之柔软，关部脉浮，用大黄黄连泻心汤主治。

大黄黄连泻心汤方

大黄二两，黄连一两。以上二味药，用沸开水二升，浸泡一会儿，挤压泌汁，去掉药渣，分两次温服。

【解析】

热邪内陷而胃气壅滞，以致发生心下痞塞不畅。这种痞证，单纯由于气滞，所以按之柔软，不硬不痛，它与大结胸证之心下痞硬疼痛，与胸胁水邪癖积之心下痞硬满引胁下痛都不相同，不难鉴别。

再则关上脉浮，这是因为心下有邪热壅聚成痞，心下即胃脘部，就寸关尺来说，相当于关部，邪热既壅聚于心下，所以关脉相应而浮。痞因热邪壅滞所引起，所以用清热泄痞的大黄黄连泻心汤主治。

● 【原文】

心下痞，而复恶寒汗出者，附子泻心汤主之。 **方十八。** [155]

大黄二两　黄连一两　黄芩一两　附子一枚，炮，去皮，破，别煮取汁

右四味，切三味，以麻沸汤二升渍之，须臾，绞去滓，内附子汁。分温再服。

【白话解】

胃脘部痞满，而又畏寒汗出的，用附子泻心汤主治。

附子泻心汤方

大黄二两，黄连一两，黄芩一两，附子一枚（炮，去皮，破开，另煎取汁）。以上四味药，将前三味药切细，用滚沸开水二升浸泡一会儿，挤压取汁，去掉药渣，再加入附子汁，分两次温服。

【解析】

热郁胸膈，症见心下痞，同时出现恶寒汗出，用附子泻心汤。本方既有三黄之苦寒，又有附子之辛温，其痞当承上条所云热痞，而兼阳虚卫外不固。细玩文义，"复恶寒"，提示汗出表解，不应恶寒，今复恶寒汗出，而属阳虚卫外不固，汗出亦多。本条为热痞兼卫阳虚立法，临床时应据脉证所见，全面分析，始可施治无误。否则但凭心下痞、恶寒汗出，附子泻心汤亦难中的。

● 【原文】

本以下之，故心下痞。与泻心汤，痞不解。其人渴而口燥烦，小便不利者，五苓散主之。 **方十九。用前第七证方。** [156]

【白话解】

本来因为误下，形成胃脘部痞满，给予泻心汤治疗，痞满却不消除，并见口干燥、心烦、小便不通畅，这是水

饮内蓄所致，用五苓散主治。

【解析】

因下导致热陷成痞，予泻心汤，而痞不解。口燥烦渴，小便不利，膀胱气化不行，水停下焦，宜五苓散助气化利水。小便得利，水去痞亦解。

● **【原文】**

伤寒，汗出解之后，胃中不和，心下痞硬，干噫食臭，胁下有水气，腹中雷鸣下利者，生姜泻心汤主之。 方二十。[157]

生姜四两，切　甘草三两，炙　人参三两　干姜一两
黄芩三两　半夏半升，洗　黄连一两　大枣十二枚，擘

右八味，以水一斗，煮取六升，去滓，再煎取三升。温服一升，日三服。附子泻心汤，本云加附子。半夏泻心汤，甘草泻心汤，同体别名耳。生姜泻心汤，本云理中人参黄芩汤，去桂枝、术，加黄连，并泻肝法。

【注释】

① 干噫食臭："噫"同"嗳"，嗳气带有食臭味。

② 腹中雷鸣：形容肠间响声如雷。

【白话解】

伤寒表证，经用发汗，汗出表证已解，而胃气损伤，胃中不和，水食停滞，出现胃脘部痞满硬结，嗳气有食物腐臭气味，肠鸣较甚、腹泻的，用生姜泻心汤主治。

生姜泻心汤方

生姜四两（切片），甘草三两（炙），人参三两，干姜一两，黄芩三两，半夏半升（用水洗），黄连一两，大枣十二枚（剖开）。以上八味药，加水一斗，煮至六升，去掉药渣，再煎煮成三升，每次温服一升，一日服三次。旧本说：附子泻心汤，即大黄黄连泻心汤加附子。半夏泻心汤与甘草泻心汤，药物组成相同而名称不同。生姜泻心汤是用理中人参黄芩汤去桂枝、白术，加黄连，并用泻肝之法。

【解析】

伤寒汗出表解之后，心下痞硬，干噫食臭，腹鸣下利。干噫食臭即空嗳腐气。胃虚水气不化，故心下痞硬暖腐；气滞水停，故胁下有水气，水走肠间，故腹鸣下利。用生姜泻心汤，即取半夏泻心治痞满，加生姜和胃下气化饮。

● 【原文】

伤寒中风，医反下之，其人下利，日数十行，谷不化，腹中雷鸣，心下痞硬而满，干呕心烦不得安，医见心下痞，谓病不尽，复下之，其痞益甚。此非结热，但以胃中虚，客气上逆，故使硬也。甘草泻心汤主之。**方二十一。** [158]

甘草四两，炙　黄芩三两　　干姜三两　半夏半升，洗
大枣十二枚，擘　黄连一两

右六味，以水一斗，煮取六升，去滓，再煎取三升。温服一升，日三服。臣亿等谨按，上生姜泻心汤法，本云理中人参黄芩汤，今详泻心以疗痞。痞气因发阴而生，是半夏、生姜、甘草泻心三方，皆本于理中也。其方必各有人参，今甘草泻心中无者，脱落之也。又按《千金》并《外台秘要》，治伤寒暨食，用此方皆有人参，知脱落无疑。

【注释】

① 谷不化：食物不消化。

② 客气上逆：不是人体正气，是胃虚而滞的病气上逆。

【白话解】

太阳伤寒或中风证，本应发汗解表，医生反而用攻下法，损伤脾胃，导致病人一日腹泻数十次，泻下不消化食物，肠鸣厉害，胃脘部痞满硬结，干呕，心中烦躁不安，医生见胃部痞硬，认为是邪热内结，病邪未尽，又行攻下，致痞胀更甚。这种情况不是邪热内结，而是中气虚弱，浊气上逆，气结心下，所以胃脘部痞硬，用甘草泻心汤主治。

甘草泻心汤方

甘草四两（炙），黄芩三两，干姜三两，半夏半升（用水洗），大枣十二枚（破开），黄连一两，人参三两。以上七味药，加水一斗，煮至六升，去掉药渣，再煎煮成三升，每次温服一升，一日服三次。

【解析】

本条伤寒中风并举，是指或伤寒或中风，不是伤寒又中风，也不是伤寒之后再中风，意在不论伤寒还是中风，皆不可用下法，不应下而用下法，故曰医反下之。误下不仅表邪内陷，而中焦脾胃之气必然损伤，于是水谷不能消化，阴阳升降失常，脾气不升则腹中雷鸣而下利日数十行，胃气上逆则心下痞硬而满，中虚邪扰，更干呕心烦而不得安。医者误认心下痞硬、干呕心烦等症，为实邪未尽，而又用攻下方法，心下痞硬因而更甚，这乃是胃气愈伤而气愈上逆之故，所以进一步指出"此非结热，但以胃中虚，客气上逆故也"。所谓"客气"，是指因虚而滞的病气，气愈虚则上逆愈甚，不可误认为单纯的结热，这一分析，对虚实疑似辨证，极有指导意义。吴又可总结临床经验，"下后痞即减者为实，下后痞反甚者为虚"，可做本条理论的佐证。既然中虚气逆更甚，自非半夏泻心汤所能胜任，也不是生姜泻心汤所能主治，而最适宜长于益气缓急的甘草泻心汤。

【原文】

伤寒服汤药，下利不止，心下痞硬，服泻心汤已，复以他药下之，利不止；医以理中与之，利益甚。理中者，理中焦，此利在下焦，赤石脂禹余粮汤主之。复不止者，当利其小便。赤石脂禹余粮汤。**方二十二。** [159]

赤石脂一斤，碎　太一禹余粮一斤，碎

右二味，以水六升，煮取二升，去滓。分温三服。

【注释】

① 理中焦：调理中焦脾胃。

② 下焦：病在下部。

【白话解】

伤寒表证，服了泻下的汤药，导致腹泻不止，胃脘部痞胀硬结。医生用泻心汤治疗，又用其他药攻下，导致腹泻不止，医生又以理中汤投之，结果腹泻更甚。究其原因，是因为理中汤是治疗中焦虚寒腹泻之剂，而此种下利责在下焦不固，应当用赤石脂禹余粮汤主治。如果用赤石脂禹余粮汤仍然腹泻不止的，则恐怕属水湿内盛之腹泻，应当用分利小便法治疗。

赤石脂禹余粮汤方

赤石脂一斤（打碎），太一禹余粮一斤（打碎）。以上二味药，用水六升，煎煮成三升，去掉药渣，分三次温服。

【解析】

伤寒服汤药，下利痞满并见，当属表证误下。误下成痞，复见下利，为甘草泻心汤证。服药不愈，医复下之，虚其里，便泄利不止。予理中汤，而利益甚，其利不属中寒，乃下焦滑脱，治宜赤石脂禹余粮汤。服后利仍不止，可利其小便，分清浊则大便自成形。

【原文】

伤寒吐下后，发汗，虚烦，脉甚微，八九日心下痞硬，胁下痛，气上冲咽喉，眩冒，经脉动惕者，久而成痿。[160]

【注释】

痿（wěi）：症候名称，主要症状是两足软弱无力不能行动。

【白话解】

太阳伤寒证，误用吐、下、发汗，导致心烦不安，脉象十分微弱，病情迁延八九天，更见胃脘部痞结胀硬，胁下疼痛，气上冲咽喉，眩晕昏冒，全身经脉跳动，时间久了，就会形成痿证。

【解析】

汗、吐、下都是治疗伤寒的大法，用之得当，自能达到邪去正安的目的，但是，用之不当，则不管哪一种方法，都能损伤正气而致病情恶化。本条的伤寒是指表证，治当发汗，使邪从表解，但医者误用吐法，致伤其胃气，又误用下法，再伤其脾气，脾胃为中土之脏，此时中气受伤而大虚，从救误的角度来看，不论表证存在与否，都必须亟亟固其中气，绝没有再行发汗的道理，可是医者又用汗法，这是误上加误，以致阳气更伤，因而发生虚烦，脉象甚微，即阳气大虚的标志。病经八九日，阳气之虚更甚，阳虚不运则津液结而为饮，饮邪上逆，于是心下痞硬而胁下痛；饮逆而清阳不升，则气上冲咽喉、眩冒；同时经脉得不到阳气的温养，加上饮邪的侵凌，则经脉动惕。久延不愈，则进而肢体痿废。

本条的虚烦与栀子豉汤证的虚烦有别，彼证是因热郁胸膈，有热象而无虚象，脉必数而有力，本证是因中阳大虚，所以脉象甚微。本条症候颇与苓桂术甘汤证近似，在病机上即阳虚饮逆也颇相近，只是彼证的症情较轻，本证的症情较重，所以彼证脉沉紧，本证脉甚微。

○【原文】

伤寒发汗，若吐，若下，解后，心下痞硬，噫气不除者，旋覆代赭汤主之。 方二十三。 [161]

旋覆花三两　人参二两　生姜五两　代赭一两　甘草三两，炙　半夏半升，洗　大枣十二枚，擘右七味，以水一斗，煮取六升，去滓，再煎取三两。温服一升，日三服。

【白话解】

太阳伤寒证，经用发汗，或涌吐，或攻下，表证已解，而胃气损伤，胃虚气逆，出现胃脘部痞胀而硬，嗳气不止的，用旋覆代赭汤主治。

旋覆代赭汤方

旋覆花三两，人参二两，生姜五两，赭石一两，甘草二两，半夏半升（用水洗），大枣十二枚（剖开）。以上七味药，加水一斗，煮至六升，去掉药渣，再煎煮药汁成三升，每次温服一升，一日服三次。

【解析】

伤寒或汗或吐或下，寒热虽解，胃气已虚，胃虚浊饮上逆，故心下痞硬，频频嗳气。惟胃伤较轻，饮聚不重，故用旋覆代赭汤养胃化饮降逆。陆渊雷云："本方与三泻心汤，同主痞硬，而三泻心汤重在雷鸣，本方则重在噫气，三泻心肠胃有炎症，故用芩连，本方无炎症故不用芩连。昔贤谓泻心虚实相半，本方纯乎虚，有以也。"

● **【原文】**

下后，不可更行桂枝汤，若汗出而喘，无大热者，可与麻黄杏子甘草石膏汤。 方二十四。 [162]

麻黄四两 杏仁五十个，去皮尖 甘草二两，炙 石膏半斤，碎，绵裹

右四味，以水七升，先煮麻黄，减二升，去白沫，内诸药，煮取三升，去滓。温服一升。本云黄耳杯。

【白话解】

表证攻下后，外邪入内，热邪壅肺，出现汗出、气喘，表热证已无的，不能再用桂枝汤，可用麻黄杏子甘草石膏

汤治疗。

麻黄杏子甘草石膏汤方

麻黄四两,杏仁五十个(去皮尖),炙甘草二两,石膏半斤(打碎,用棉布包裹)上面四味药用七升水,先煮麻黄,煮到剩五升,去除上面的白沫,再将其他三味药放入,煮到剩三升水,去药滓。温服一升。相当于一黄耳杯的量

【解析】

以攻下法治表证,必致表邪内陷,化热迫肺,肺气闭郁不得宣通则气喘,肺合皮毛,郁热蒸迫津液外泄则汗出。这种喘汗,颇易与太阳中风证相混,所以特郑重提出"不可更行桂枝汤",以期引起重视,庶可避免误用。正由于热邪内陷,所以肌表反而没有大热,切不可误认为寒证,必须轻宣肺热,宜用麻黄杏子甘草石膏汤。

● 【原文】

太阳病,外证未除,而数下之,遂协热而利,利下不止,心下痞硬,表里不解者,桂枝人参汤主之。方二十五。[163]

桂枝四两,别切 甘草四两,炙 白术三两 人参三两 干姜三两

右五味,以水九升,先煮四味,取五升,内桂,更煮取三升,去滓。温服一升,日再夜一服。

【注释】

数下:"数"读音如"朔",即屡用攻下的意思。

【白话解】

太阳病,表证未解,反而屡次攻下,致脾气损伤,出现腹泻不止,胃脘部痞结胀硬,而发热畏寒等表证仍在的,用桂枝人参汤主治。

桂枝人参汤方

桂枝四两（另外切），甘草四两（炙），白术三两，人参三两，干姜三两。以上五味药，用水九升，先加入后四味药煎煮至五升，再加入桂枝共煎煮成三升，去掉药渣，每次温服一升，白天服两次，晚上服一次。

【解析】

太阳病，屡用攻下之后，里气大伤，因而下利不止，心下痞硬，因表证。还在，故名为协热下利，即夹表热而下利，与现代所称"协热利"性质属热的含义是不同的。此时病势的重心是里虚寒，故以理中汤治脘痞下利，仅用桂枝一味以通阳和表。

● **【原文】**

伤寒大下后，复发汗，心下痞，恶寒者，表未解也。不可攻痞，当先解表，表解乃可攻痞。解表宜桂枝汤，攻痞宜大黄黄连泻心汤。 方二十六。用前第十七方。[164]

【注释】

攻痞：此处的"攻"字，含有治疗的意思。攻痞，即治疗痞证。

【白话解】

伤寒表证，用峻泻药攻下后，再发其汗，导致心下痞塞，如果有发热畏寒等症状，是表证还未解除，不能先泄热消痞，而应先解表，表证解除以后才能泄热消痞。解表适宜用桂枝汤，泄热消痞适宜用大黄黄连泻心汤。

【解析】

表里证同具的治疗原则是，里实的，先治表邪，表解后再治其里，本条热痞属于里实，所以也不可攻痞，而当先解其表。所谓先用桂枝汤解表，后用大黄黄连泻心汤治痞，不过是举例而言，究应使用何方，还应随病情而定，不必拘泥。

● 【原文】

伤寒发热，汗出不解，心中痞硬，呕吐而下利者，大柴胡汤主之。 方二十七。用前第四方。 [165]

【白话解】

外感病，发热，汗出而热不退，上腹部痞结胀硬，呕吐而又腹泻的，用大柴胡汤主治。

【解析】

伤寒，只说发热，未提恶寒，是邪已内传化热，所以虽有汗出而热不解，这时应当进一步探测其病理原因，以进行处治。如为蒸蒸发热，或为潮热，或兼有腹大满、绕脐痛等症，则属于阳明燥实证，可以选用三承气汤。本证发热兼见呕吐腹泻，而且心中痞硬，则知不是肠有燥结，而是胆胃气滞，升降之机失常，所以上为呕吐，下为腹泻。呕而发热，是小柴胡汤主症，今不但呕而发热，并且心中痞硬，是胆胃之气壅滞较甚，证属少阳兼阳明里实，所以不用小柴胡汤，而用大柴胡汤和解少阳、通泄里实。然而本证发热、痞、利诸症，颇与桂枝人参汤证相似，而性质却有冰炭之异；本证属实属热，彼证属虚属寒，绝对不能混同，必须深刻理解。

● 【原文】

病如桂枝证，头不痛，项不强，寸脉微浮，胸中痞硬，气上冲喉咽不得息者，此为胸有寒也，当吐之，宜瓜蒂散。 方二十八。 [166]

瓜蒂一分，熬黄　赤小豆一分

右二味，各别捣筛，为散已，合治之，取一钱匕。以香豉一合，用热汤七合煮作稀糜，去滓。取汁和散，温顿服之。不吐者，少少加，得快吐乃止。诸亡血虚家，不可与瓜蒂散。

【注释】

胸有寒：这里的"寒"字作"邪"字解，即胸中有邪气阻滞的意思。凡痰涎宿食等，都属于邪的范围。

【白话解】

病的表现像桂枝汤证，但头不痛，项部不拘急，寸部脉微浮，胸脘痞胀硬结，气上冲咽喉，呼吸不畅，这是胸中有痰实之邪停滞，应当采用吐法，可用瓜蒂散。

瓜蒂散方

> 瓜蒂一分（炒黄），赤小豆一分。以上二味药，分别捣碎过筛作散，然后混合在一起研制。另用香豉一合、热开水七合，共煮成稀粥，去掉药渣，再取上药末一钱匕，与稀粥混合，一次温服。服药后不呕吐的，稍稍增加药量继续服用；服药后很快出现呕吐的，应停止服药。各种失血、虚弱的病人，不能用瓜蒂散。

【解析】

病如桂枝证，是寒热自汗，但头不痛、项不强，仅寸脉微浮，而非三部俱浮，则不能作桂枝证论。胸中痞硬，兼气上冲咽喉，呼吸不利，亦不同于痞证。胸膈间痰涎壅盛，上逆咽喉，故云胸中有寒。寒即痰之互词。"此为胸有寒"。痰涎上涌，咽喉不利，"其高者因而越之"，可用瓜蒂散涌吐治之。瓜蒂为甜瓜蒂，须用瓜未熟的，其味甚苦，涌吐力强。伍以赤小豆泄水，香豉以宣发散结，共奏涌泄之功。

【原文】

病胁下素有痞，连在脐傍，痛引少腹，入阴筋者，此

名脏结，死。 方二十九。 [167]

【注释】

入阴筋：阴茎缩入。

【白话解】

病人胁下宿有痞块，连及脐旁，疼痛牵引少腹，甚至痛彻阴茎，这就叫脏结，属于死候。

【解析】

本条首先指出胁下素有痞，连在脐旁，表明这是宿疾，不同于外感新病，不但病程久，而且范围大。病久则元气必然虚弱，正虚不能制邪，则邪愈甚，邪结既久，则脉络愈滞，进而发生疼痛，牵引少腹部，甚至阴茎缩入，此时阴寒至极，阳气竭绝，已经无法救治，所以断为死候。

●**【原文】**

伤寒，若吐若下后，七八日不解，热结在里，表里俱热，时时恶风，大渴，舌上干燥而烦，欲饮水数升者，白虎加人参汤主之。 方三十。 [168]

知母六两　石膏一斤，碎　甘草二两，炙　人参二两
粳米六合

右五味，以水一斗，煮米熟汤成，去滓。温服一升，日三服。此方立夏后、立秋前乃可服，立秋后不可服。正月、二月、三月尚凛冷，亦不可与服之，与之则呕利而腹痛。诸亡血虚家亦不可与，得之则腹痛利者，但可温之，当愈。

【白话解】

伤寒表证，误用涌吐或泻下法后，病经七八天仍不解除，邪热入里，热邪充斥内外，表现为时有畏风，口渴很甚，想喝水数升，舌干燥，心烦不安的，用白虎加人参汤主治。

白虎加人参汤方

知母六两，石膏一斤（打碎），甘草二两（炙），人参二两，粳米六合。以上五味药，加水一斗煎煮，待米熟汤成，去掉药渣，每次温服一升，一日服三次。本方在立夏后、立秋前才能服用，立秋后不宜服用。正月、二月、三月天气尚寒冷，也不宜服用。此时服用就会伤中而出现呕吐、腹泻、腹痛。各种失血、虚弱的人也不能服用，如果服用也会出现腹痛、腹泻。此时，可用温里散寒法救治，就会痊愈。

【解析】

伤寒经过吐、下等法治疗以后，七八日病仍未解，是因治法不当，反而津伤化燥，形成阳明燥热证。所谓热结在里，是指里热炽盛；热邪充斥内外，所以说表里俱热。正由于里热盛而津气大伤，所以大渴欲饮水数升，舌苔干燥而烦，更是热盛伤津的确切证据。至于时时恶风，是因热极汗多，肌腠疏松的缘故。有些注家认为是表邪未尽，或表阳不足，都是不确切的。不但阳明热盛，而且津气耗伤严重，所以非清热保津的白虎汤所能胜任，而宜清热生津的白虎加人参汤。

●【原文】

伤寒无大热，口燥渴，心烦，背微恶寒者，白虎加人参汤主之。方三十一。用前三十方。[169]

【白话解】

外感病，表无大热而里热炽盛，出现口干燥而渴，心中烦躁不安，背部微感畏冷的，用白虎加人参汤主治。

【解析】

伤寒化热胃燥，热炽表热亦盛，已如上条所述。但里

148

热盛而表热不显者，是热入于里，自汗出之故。口燥渴、心烦之里热炽盛应予白虎汤。背微恶寒，与上条时时恶风病机同，因大汗出表虚津伤，故加人参。

● 【原文】
伤寒脉浮，发热无汗，其表不解，不可与白虎汤。渴欲饮水，无表证者，白虎加人参汤主之。 方三十二。用前三十方。[170]

【白话解】
外感病，脉象浮，发热无汗，是表证还未解除，不能用白虎汤，如果里热盛，津气伤，出现口渴想喝水，而没有表证的，用白虎加人参汤主治。

【解析】
本条分两段：自"伤寒脉浮"至"不可与白虎汤"为一段，主要说明使用白虎汤的禁忌。因为白虎汤是清热的重剂，只适用于阳明里热炽盛之症，若太阳表邪未解而误用之，反会损伤阳气，导致阴寒内盛等病变。今脉象浮而不大，发热无汗，乃是表证未解，即使渴欲饮水，也不可用白虎汤，这在临床上是必须注意的。"渴欲饮水"至结尾为另一段，提出用白虎加人参汤，必须没有表证。从白虎加人参汤的组方意义来看，较白虎汤仅多人参一味，不但清热，而且补益气阴。

● 【原文】
太阳少阳并病，心下硬，颈项强而眩者，当刺大椎、肺俞、肝俞，慎勿下之。 方三十三。[171]

【注释】
①大椎：在第7颈椎棘突下凹陷中，主治外感风寒疟疾、头项强痛、背膊拘急等症。
②肺俞：当第3、第4胸椎棘突之间，在脊柱外方一寸五分，主治外感上气、喘满咳嗽等症。
③肝俞：当第9、第10胸椎棘突之间，在脊柱外方一

寸五分，主治气痛、呕酸、胸满、肋痛、黄疸等症。

【白话解】

太阳病未解，又并发少阳病，出现胃脘部痞结胀硬、颈项拘急不舒、头目昏眩等症的，应当针刺大椎、肺俞、肝俞诸穴，千万不可用攻下的方法。

【解析】

本条所举的症候与前大致相同，所以都采用针刺大椎、肺俞、肝俞的方法。所不同的，是彼条指出禁汗，并交代了误汗的变症和刺期门的救误法；本条仅指出禁下，却未说明误下后的病情变化。然而将两条内容合起来看，自不难获得较全面的认识。本证虽然是太阳之表未罢，但毕竟邪已内传，所以禁用汗法；但邪虽内传，却未至阳明燥实的地步，所以又禁用下法。最好的治法是针刺大椎、肺俞以解太阳之邪，针刺肝俞以泄少阳之邪，庶太、少两阳之邪都得外解而不再内传。

● **【原文】**

太阳与少阳合病，自下利者，与黄芩汤；若呕者，黄芩加半夏生姜汤主之。**方三十四。**[172]

黄芩汤方

黄芩三两　芍药二两　甘草二两，炙　大枣十二枚，擘

右四味，以水一斗，煮取三升，去滓。温服一升，日再夜一服。

黄芩加半夏生姜汤方

黄芩三两　芍药二两　甘草二两，炙　大枣十二枚，擘　半夏半升，洗　生姜一两半，一方三两，切

右六味，以水一斗，煮取三升，去滓。温服一升，日再夜一服。

【白话解】

太阳与少阳两经同时感受外邪而发病，邪热下迫肠胃，

而出现自下利的，用黄芩汤，如果呕吐，用黄芩加半夏生姜汤主治。

黄芩汤方

　　黄芩三两，芍药二两，甘草二两（炙），大枣十二枚（剖开）。以上四味药，用水一斗，煎煮成三升，去掉药渣，每次温服一升，白天服两次，夜晚服一次。

黄芩加半夏生姜汤方

　　黄芩三两，芍药二两，甘草二两，炙大枣十二枚（剖开），半夏半升（用水洗），生姜一两半（一方为三两，切片）。以上六味药，用水一斗，煎煮成三升，去掉药渣，每次温服一升，白天服两次，夜晚服一次。

【解析】

　　本条虽是太阳、少阳合病，而病势偏重于少阳，自下利，为少阳半里之热犯及肠胃所致，所以治宜黄芩汤清解少阳，遏其内传之势，庶少阳热除而太阳之邪亦解；若兼见呕逆，再加半夏、生姜降逆和胃。

◎【原文】

　　伤寒，胸中有热，胃中有邪气，腹中痛，欲呕吐者，黄连汤主之。 方三十五。[173]

　　黄连三两　　甘草三两，炙　干姜三两　　桂枝三两，去皮　人参二两　　半夏半升，洗　大枣十二枚，擘

　　右七味，以水一斗，煮取六升，去滓。温服，昼三夜二。疑非仲景方。

【白话解】

　　外感病，胸脘部有热，腹中有寒，腹中疼痛，想呕吐的，用黄连汤主治。

黄连汤方

黄连三两，甘草三两（炙），干姜三两，桂枝三两（去皮），人参二两，半夏半升（用水洗），大枣十二枚（剖开）。以上七味药，用水一斗，煎煮成六升，去掉药渣，每次温服一升，白天服三次，夜间服两次。怀疑不是张仲景的方。

【解析】

胸中、胃中都是指病位，所谓胸中，实际是指胃；胃中实际是指肠。胃中有热而气逆，所以欲呕；肠中有寒邪而气滞，所以腹中痛。之所以胃热肠寒，主要因阴阳升降失其常度，阳在上不能下交于阴，则下寒者自寒，阴在下不能上交于阳，则上热者自热。症情既寒热夹杂，所以治疗也寒热并用。本证与三泻心证都是寒热夹杂，但病机却有不同，三泻心证为中虚热结致痞，其寒由于中阳不足，所以肠鸣自利；本证为胃热气逆于上，肠寒凝滞于下，所以欲呕腹痛。

【原文】

伤寒八九日，风湿相搏，身体疼烦，不能自转侧，不呕，不渴，脉浮虚而涩者，桂枝附子汤主之。若其人大便硬，一云脐下心下硬。小便自利者，去桂加白术汤主之。**方三十六。**[174]

桂枝附子汤方

桂枝四两，去皮　附子三枚，炮，去皮，破　生姜三两，切　大枣十二枚，擘　甘草二两，炙

右五味，以水六升，煮取二升，去滓。分温三服。

去桂加白术汤方

附子三枚，炮，去皮，破　白术四两　生姜三两，切　甘草二两，炙　大枣十二枚，擘

右五味，以水六升，煮取二升，去滓。分温三服。初

一服，其人身如痹，半日许复服之，三服都尽，其人如冒状，勿怪。此以附子、术，并走皮内，逐水气未得除，故使之耳。法当加桂四两，此本一方二法，以大便硬，小便自利，去桂也；以大便不硬，小便不利，当加桂。附子三枚恐多也，虚弱家及产妇，宜减服之。

【白话解】

外感病八九天，风湿相互搏结，出现身体疼痛剧烈，不能自行转侧，不作呕，口不渴，脉象浮虚而涩的，用桂枝附子汤主治，如果病人大便硬结、小便通畅，用去桂加白术汤主治。

桂枝附子汤方

桂枝四两（去皮），附子三枚（炮，去皮，破开），生姜三两（切片），大枣十二枚（剖开），甘草二两（炙）。以上五味药，用水六升，煎煮成二升，去掉药渣，分三次温服

去桂加白术汤方

附子三枚（炮，去皮，破开），白术四两，生姜三两（切片），甘草二两（炙），大枣十二枚（剖开）。以上五味药，用水六升，煎煮成二升，去掉药渣，分三次温服。服第一次药后，病人身体感觉麻木，半天左右可再服一次，待三次药服完，病人头目昏眩如物蒙蔽，这是药物的反应，是附子、白术的药力行于皮内、攻逐水湿之气而不能解除所造成的，因此不必奇怪。本方照理应当加桂枝四两，实际上，本方与桂枝附子汤是一方两法。因为大便硬结、小便通畅，所以去桂枝；因为大便不硬，小便不通畅，所以应当加桂枝。附子用三枚，用量恐怕过大，所以虚弱的人及产妇，应减少用量服用。

【解析】

风湿相搏，是感受风湿，相互搏结，即太阳中风证兼

有湿淫。风淫为痛，湿淫为重。风湿凝聚肌腠，阻滞经络，故身体烦疼且重，活动不利。脉浮虚，虚，必有自汗恶风。湿阻气滞，故脉兼涩。不呕不渴，病未化热入里。桂枝附子汤即桂枝汤去芍药加附子，专于温经祛风泄湿。湿在肌表，故不用茯苓，大便硬，小便自利，是湿从下泄，重心已不在表，故去桂枝加白术以专祛湿。

● 【原文】

风湿相搏，骨节疼烦，掣痛不得屈伸，近之则痛剧，汗出短气，小便不利，恶风不欲去衣，或身微肿者，甘草附子汤主之。 **方三十七。** [175]

甘草二两，炙　附子二枚，炮，去皮，破　白术二两
桂枝四两，去皮

右四味，以水六升，煮取三升，去滓。温服一升，日三服。初服得微汗则解。能食，汗止复烦者，将服五合。恐一升多者，宜服六七合为始。

【注释】

掣痛：疼痛有牵引拘急的感觉。

【白话解】

风湿相互搏结，全身关节剧烈疼痛，牵引拘急不能屈伸，触按则疼痛更甚，汗出，短气，小便不通畅，畏风不愿减衣，或者身体轻度浮肿的，用甘草附子汤主治。

甘草附子汤方

甘草二两（炙），附子二枚（炮，去皮，破开），白术二两，桂枝四两（去皮）。以上四味药，用水六升，煎煮成三升，去掉药渣，每次温服一升，一日服三次。服第一次药，如果能得汗出的，就会痊愈。如果汗出停止，而又出现疼痛的，可再给病人服五合，或服六七合也可，服一升恐怕量过大。

【解析】

风湿搏聚关节，其病已较上条为深为重。掣痛即痛如牵掣，肢节不能屈伸，触之痛剧。风湿充彻表里，气机阻滞，上则呼吸气短，下则小便不利，甚则水湿渗入肌腠，肢体浮肿。汗出恶风，表阳亦虚，故用甘草附子汤温阳化湿。

●【原文】

伤寒脉浮滑，此以表有热，里有寒，白虎汤主之。

方三十八。 [176]

知母六两　　石膏一斤，碎　甘草二两，炙　粳米六合

右四味，以水一斗，煮米熟汤成，去滓。温服一升，日三服。臣亿等谨按，前篇云，热结在里，表里俱热者，白虎汤主之。又云，其表不解，不可与白虎汤。此云，脉浮滑，表有热，里有寒者，必表里字差矣。又，阳明一证云，脉浮迟，表热里寒，四逆汤主之。又，少阴一证云里寒外热，通脉四逆汤主之。以此表里自差，明矣。《千金翼》云白通汤。非也。

【白话解】

外感病，脉象浮滑的，这是表有热，里也有热，用白虎汤主治。

白虎汤方

知母六两，石膏一斤（打碎），甘草二两（炙），粳米六合。以上四味药，用水一斗煎煮，待米熟汤成，去掉药渣，每次温服一升，一日服三次。

【解析】

白虎汤证应以里热为主，热势蒸达于外，可至表里俱热，有热而无结，脉象可见浮滑。这本来是很易理解的问题，只因为原文"里有寒"字句，以致发生长期争议，有

辨太阳病脉证并治·下

155

些注家就"寒"字大做文章，实际于事无补，我们认为不必拘泥妄定。至于《玉函经》作"白通汤"，从表热里寒来说，似亦有理，但里阳虚的脉象绝不会浮滑，可知也是讹误。

● **【原文】**

伤寒脉结代，心动悸，炙甘草汤主之。 方三十九。 [177]

甘草四两，炙　生姜三两，切　人参二两　生地黄一斤　桂枝三两，去皮　阿胶二两　麦门冬半升，去心　麻仁半升　大枣三十枚，擘

右九味，以清酒七升，水八升，先煮八味，取三升，去滓，内胶烊消尽。温服一升，日三服。一名复脉汤。

【注释】

① 脉结代：结脉和代脉并称，张景岳说："脉来忽止，止而复起，总谓之结。"代者，更代之意，于平脉中忽见软弱，或乍疏乍数，或断而复起，均名为代。

② 心动悸：心脏跳动得很厉害。

【白话解】

外感病，脉象结代，心中悸动不宁的，用炙甘草汤主治。

炙甘草汤方

甘草四两（炙），生姜三两（切片），人参二两，生地黄一斤，桂枝三两（去皮），阿胶二两，麦门冬半升（去心），麻仁半升，大枣三十枚（剖开）。以上九味药，用陈米酒七升，水八升，混匀，先加入阿胶外的八味药煮成三升，去掉药渣，再加入阿胶烊化溶解尽，每次温服一升，一日服三次。本方又叫复脉汤。

【解析】

结代脉为脉来迟缓，有时出现一次歇止之象，结脉歇止后能自还，所谓时一止而复来，代脉歇止后不能即还，所谓良久方来，一般多属血凝气滞。与心动悸同见，则为营血内虚，心力不足。见此脉证，应兼治其虚，用桂枝汤去芍药以通阳解肌，加生地、麦冬、人参、阿胶、麻仁益气养阴。加酒煎，可使生地、麦冬滋而不滞，更可增强通阳复脉之功。

● 【原文】

脉按之来缓，时一止复来者，名曰结。又脉来动而中止，更来小数，中有还者反动，名曰结，阴也。脉来动而中止，不能自还，因而复动者，名曰代，阴也。得此脉者，必难治。[178]

【白话解】

脉象按之见缓，时而一止而又继续跳动的，就叫结脉。又有脉象跳动中一止，能够自还，脉搏停止间歇时间短，复跳的脉稍快的，名叫结，属于阴脉。脉象跳动中一止，不能自还，良久方再搏动的，名叫代，属于阴脉。出现这种脉象的，多难于治疗。

【解析】

本条系承上条述结代脉特征及其预后。注家有认为系上条注释文字，误入正文。《玉函经》即无此条。陆渊雷对结代脉的解释颇为清晰，节录以供参考：所谓结代者，无非歇止之脉。惟结之歇止，一止后有若干搏动特别加速，以补偿歇止之至数，此即本条所谓更来小数……代之歇止，则一止后无搏动加速之补偿，即本条所谓不能自还也。结代之外，又有促脉，本谓寸口独躁盛，而后世脉说，往往与结代并论，亦为歇止，谓歇止见于数脉者为促，见于迟脉者为结。

辨阳明病脉证并治

合四十四法，方二十首，一方附，并见阳明少阳合病法

【原文】

问曰：病有太阳阳明，有正阳阳明，有少阳阳明，何谓也？答曰：太阳阳明者，脾约一云络。是也；正阳阳明者，胃家实是也；少阳阳明者，发汗、利小便已，胃中燥、烦、实，大便难是也。[179]

【注释】

① 脾约：因胃热乏津，脾之输布功能为胃热所约，以致肠燥便结的，名脾约。

② 胃家实：胃家包括胃与大肠，指胃肠燥实。

【白话解】

问：有太阳阳明、有正阳阳明、有少阳阳明三种不同的病症，各是指的什么？答：太阳阳明证，就是指脾约证，即胃燥津伤而引起的便秘。正阳阳明，就是指胃家实证，即肠胃燥热积滞而成实证。少阳阳明，是指误用发汗、利小便之法，损伤津液，导致津枯肠燥而成实证，形成大便难以解出的病症。

【解析】

阳明病为里热实证，其病机是热炽胃肠，津伤化燥，致成府实。原因有三种：其一，患者平素阴虚液亏，热易入里化燥，脾气不能转输而便难，此种病在太阳初期未经误治，亦内无宿食入里化燥，谓之太阳阳明。其二，患者

内有宿食，热入与宿食相结，而成府实，此属阳明本经自病，谓之正阳阳明。其三，病入少阳，体液已伤，若更发汗利小便，胃液益虚，化燥便难，此是少阳病误治转属而成，谓之少阳阳明。外热里传，内因不同，证候各异。恽铁樵谓："脾约是本来液少，胃燥是发汗夺液，胃实是热结于里。"临床审证求因论治，就同一胃燥府实证为例，有三承气、麻仁丸不同。

● 【原文】

阳明之为病，胃家实一作寒。是也。[180]

【白话解】

阳明病的主要病变特征，是胃肠燥热实症。

【解析】

胃家包括胃与大肠，"实"指邪实，就是《黄帝内经》所说的"邪气盛则实"，因此，胃家实应包括胃的无形热盛与大肠的有形热结。余无言说："食物积滞而实者，实也；热邪积滞而实者，亦实也。食物积滞而实者，承气证；热邪积滞而实者，白虎证。"无疑，这种认识是比较全面的。再从尤在泾对白虎、承气两方作用的说明来看："白虎、承气，并为阳明腑病之方，而承气苦寒，逐热荡实，为热而且实者设；白虎甘寒，逐热生津，为热而不实者设，乃阳明邪热入腑之两大法门也。"由此可见主张"胃家实"专属之有形之结，是不全面的。把白虎证称为阳明经证，也是不恰当的，不应该墨守下去。要之，胃家实是胃与大肠的邪实，既指有形热结，也寓无形热盛，前者宜用下法，后者宜用清法，所以清下两法，都是治疗胃家实的治疗方法。

● 【原文】

问曰：何缘得阳明病？答曰：太阳病，若发汗，若下，若利小便，此亡津液，胃中干燥，因转属阳明。不更衣，内实，大便难者，此名阳明也。[181]

【注释】

① 不更衣：不大便。古人登厕，托言更衣，因此，更衣又为大便的通称。

② 内实：肠内有燥屎结滞。

【白话解】

问：阳明病是什么原因引起的呢？答：患太阳表证，如果发汗太过，或误用攻下，或误用利小便之法，导致津液损伤，肠胃干燥，病邪因而传入阳明，出现不解大便、肠胃燥结成实、大便困难的，这就叫阳明病。

【解析】

本条补充了太阳病误治亦可转属阳明，不管发汗、利小便，或是攻下，只要用之不当，都会损伤津液，津液伤则胃肠干燥，因而转属阳明。阳明既病，胃肠阻滞不通，必然大便秘结，肠中燥实，或大便困难，程度虽然有轻重不同，但都是阳明热实证，所以说此名阳明也。

【原文】

问曰：阳明病外证云何？答曰：身热，汗自出，不恶寒，反恶热也。[182]

【注释】

外证：表现在外面的症候。

【白话解】

问：阳明病外在症候表现怎么样？答：是身体发热，自汗，不怕冷，反而怕热。

【解析】

身热自汗恶热，为阳明经证腑证所共有证候。经证为病初化热入里，热虽炽而府未燥实；府证为津伤液劫，燥矢内结。虽属里热，但相对而言，经病为病始化热，故仅见身热、自汗、恶热之外证。

【原文】

问曰：病有得之一日，不发热而恶寒者，何也？答曰：虽得之一日，恶寒将自罢，即自汗出而恶热也。[183]

【白话解】

问：有这种情况，在刚患阳明病的第一天，出现不发热而怕冷的，是为什么呢？答：虽然是阳明病开始的第一天，这种怕冷也会自行停止，旋继出现自汗而怕热的症候。

【解析】

得之一日，是得病之初，"恶寒将自罢"，病已转入阳明，既入阳明，不说发热是省文。本条所述，颇类温病初期症候，如第6条所云："太阳病发热而渴，不恶寒者，为温病。"恽铁樵将本条理解为"伤寒系之风温证"。

【原文】

问曰：恶寒何故自罢？答曰：阳明居中，主土也，万物所归，无所复传，始虽恶寒，二日自止，此为阳明病也。[184]

【注释】

主土：土是五行之一，脾胃隶属于土。由于脾和胃的生理功能以及病态表现的不同，所以有脾属阴土、胃属阳土的分别；又因土的方位在中央，所以说阳明居中主土。

【白话解】

问：怕冷为什么会自行停止呢？答：这是因为，阳明在方位上居于中央而隶属于土，就像万物归土一样，六经之邪，均可传入阳明，而很少再传入其他经，同时，阳明主燥土，邪传阳明，多从燥热而化。由于邪从燥化，燥热势必会很快显露于外，所以在阳明病刚开始的时候虽然会出现短暂怕冷的症状，第二天就会自行停止，这就是阳明病的特征。

【解析】

阳明病初起恶寒，是阳气被郁未伸，很快就寒罢而热炽，之所以会这样，这是因为阳明以燥气为本，不论感受何种病邪，必从燥化，不论何经病症，只要传到阳明，也必从燥化热。柯韵伯"阳明为成温之薮"的推论，即是据此而言。至于所谓阳明居中主土，万物所归，无所复传，是以五行学说来假释阳明病的病理，此不过譬喻之词，不可机械看待。

●【原文】

本太阳，初得病时，发其汗，汗先出不彻，因转属阳明也。伤寒发热，无汗，呕不能食，而反汗出濈濈然者，是转属阳明也。[185]

【注释】

濈濈（jī jī）然：汗出连绵不断貌。

【白话解】

本来属太阳病，在刚起病的时候，使用了发汗的方法，由于汗出不透彻，因而导致邪气内传阳明。患外感病，症见发热无汗、呕吐、不能进食，是伤寒邪热亢盛的表现，如果反而出现不断汗出，是邪传阳明的标志。

【解析】

太阳病初期，治应发汗。如汗出不彻，或汗出过多，均可转属阳明。汗出不彻，热退不清，余热入里，可成阳明病；汗出过多，胃津被劫，化燥入里，亦可成阳明病。发热无汗，是太阳伤寒，不说恶寒是省文。伤寒本无汗，今汗出濈然，故说"反"，是病已去太阳而转阳明，恶寒亦自罢。濈然汗出即汗出连绵，常为腑实之外候。

本条前节为阳明经证，后节为阳明腑证。

●【原文】

伤寒三日，阳明脉大。[186]

【白话解】

外感病的第三天，阳明病的脉象为大。

【解析】

阳明从生理方面来说，是多气多血的一经；从病理方面来说，是表里俱热的症候。因此，阳明病脉象多显得洪大有力。临床上如见到里热证候，又见到大的脉象，就可诊为阳明病。不过，主要多见于无形热盛于外的阳明热证，如果是有形热结于里，则脉多沉实，甚或沉迟有力，就不一定是大脉。所以不能看做绝对。所谓三日，仅是约略日数，不应拘泥妄定。

◉【原文】

伤寒脉浮而缓，手足自温者，是为系在太阴。太阴者，身当发黄；若小便自利者，不能发黄；至七八日，大便硬者，为阳明病也。[187]

【注释】

系在太阴：系，联系、关系。系在太阴，即病属太阴。

【白话解】

外感病，脉象浮而缓，手足温暖的，这是病属太阴。太阴寒湿内郁，病人身体应当发黄，如果小便通畅，则湿有出路，就不会发黄；到了第七八天，如果大便硬结，则是湿邪化燥，已转成阳明病。

【解析】

同在胃肠，寒则太阴，热则阳明，虚则太阴，实则阳明。湿聚热郁，每易发黄，但如小便自利，湿有出路，则不必发黄。至七八日，又可湿去胃燥而大便硬，转为阳明。

◉【原文】

伤寒转系阳明者，其人濈然微汗出也。[188]

【注释】

转系阳明：转属阳明的意思。

【白话解】

患外感病，邪由其他经转属阳明的，病人就会出现不断汗出的症状。

【解析】

伤寒表证是恶寒发热无汗，如果连绵不断地微汗出，则转属阳明。濈然微汗出，是里热熏蒸，迫液外泄的缘故，所以可作为邪转系阳明的另一根据。

●**【原文】**

阳明中风，口苦咽干，腹满微喘，发热恶寒，脉浮而紧，若下之，则腹满小便难也。[189]

【白话解】

阳明感受风邪，症见口苦，咽喉干燥，腹部胀满，微微气喘，发热怕冷，脉象浮紧，不能攻下。如果误行攻下，就会使腹部胀满更加厉害，小便难以解出。

【解析】

"口苦咽干"属少阳，"腹满微喘"属阳明，"发热恶寒脉浮而紧"属太阳。阳明中风，指阳明证候已见，而太阳证未罢，兼见少阳证，三阳经证同见，已属三阳合病，不可但凭腹满气粗或不大便，而用下法。下之徒伤其里，腹满箍甚，小便难矣。三阳合病之轻证，仍是小柴胡所主。

●**【原文】**

阳明病，若能食，名中风，不能食，名中寒。[190]

【白话解】

阳明病，如果能够进食，示胃中有热，能够消化水谷，这就叫中风；如果不能进食，示胃中虚寒，不能消化水谷，这就叫中寒。

【解析】

能食胃气旺，属阳属热；不能食胃气弱，属阴属寒。所谓中风、中寒，不为阳明病尚有中风中寒证，或风寒直袭阳明。阳明病而说的中寒，即胃肠病之虚寒者，应从太阴论治。

【原文】

阳明病，若中寒者，不能食，小便不利，手足濈然汗出，此欲作固瘕，必大便初硬后溏。所以然者，以胃中冷，水谷不别故也。[191]

【注释】

① 固瘕：寒气结积的症候名称。

② 胃中冷：胃阳不足，胃中寒冷。

③ 水谷不别：因水湿不能从小便而去，易与不消化的谷物相混。

【白话解】

阳明中寒证，不能饮食，小便不通畅，手足不断汗出的，这是将要形成固瘕的征兆，大便一定初出干硬，后见稀溏。之所以这样，是因为胃中寒冷，不能泌别水谷的缘故。

【解析】

阳明中寒，是胃肠病病机属寒。如消化吸收功能减弱，则不能食；如膀胱气化功能减弱，则小便不利。胃中宿食和水液并走肠间，可成腹泻伴有食物残渣，即所谓"水谷不别"。手足濈然汗出，是阴寒内盛，阳气不固而外越，肠中残食有结聚之兆，此谓"欲作固瘕"。证非燥热内结，故大便始较硬难解，后必溏泄，或挟有粪块。此证属寒属虚，纵有一时便结，应与燥热内结之腑实证鉴别，慎勿用攻，故后文有"攻其热必哕"之戒。

【原文】

阳明病，初欲食，小便反不利，大便自调，其人骨节疼，翕翕如有热状，奄然发狂，濈然汗出而解者，此水不胜谷气，与汗共并，脉紧则愈。[192]

【注释】

① 奄然：突然。

② 谷气：水谷的精气，在这里相当于正气。

【白话解】

阳明病，初起病时想进食，小便反而不通畅，大便正常，病人骨关节疼痛，身上好像皮毛覆盖一样有发热的感觉，忽然发狂，这是水湿郁滞肌表的表现，如果全身畅汗而病解，这是正与邪争，正能胜邪，邪随汗解的缘故，此时若见脉紧，疾病就会痊愈。

【解析】

此乃阳明病初期能食，属中风胃热，小便当利而反不利，大便当硬而反自调。小便不利，水湿内聚，虽胃热而大便自调。再者，胃热湿聚，相互胶着，水湿不能下泄，热亦不能外越，湿流关节，则骨节疼痛。热为湿遏，其热翕翕然不高。如患者忽然烦躁如狂，继以濈濈汗出，是热随汗解，湿随汗泄。

"谷气"即胃气，"水不胜谷气"说明胃气旺，能胜水湿，使水湿随汗解，脉紧乃热为水湿郁遏，有作汗向外的可能，乃正气抗病之关键，故云"脉紧则愈"。

【原文】

阳明病欲解时，从申至戌上。[193]

【白话解】

阳明病将要解除的时间，多在下午三时到九时之间。

【解析】

每日午后三时到九时这段时间，为阳明经气当旺的时候，所以阳明病将解，多在此时。但是，阳明病的症势增重，也多在这个时间，如日晡所发潮热，就是明显的例子。

【原文】

阳明病，不能食，攻其热必哕。所以然者，胃中虚冷故也。以其人本虚，攻其热必哕。[194]

【白话解】

阳明中寒证，不能进食，如果误用苦寒药泻热，就会产生呃逆。之所以这样，是因为胃中虚寒的缘故。由于病人胃气本虚，又再用苦寒泄热，必使胃气更虚而产生呃逆的变证。

【解析】

不能食有实热与虚寒的不同，实热证治宜攻下，虚寒证治宜温中，绝对不能误用。本条所举，即是阳明中寒不能食，误攻其热的变证，由于误攻其热，致中焦更加虚寒，胃气上逆，故发生呃逆。文中虽未出治法，但可以推知当不外温胃降逆。

● **【原文】**

阳明病，脉迟，食难用饱，饱则微烦头眩，必小便难，此欲作谷瘅。虽下之，腹满如故，所以然者，脉迟故也。[195]

【注释】

①脉迟：脉搏跳动得慢。

②头眩：头晕眼花。

【白话解】

阳明病，脉象迟，进食不能吃饱，如果饱食就会微感心烦、头目昏眩，小便必不通畅，腹部胀满，这是将要形成谷瘅。用泻下法治疗，而腹部胀满丝毫不减轻。究其原因，是因为病人脉迟，迟脉主寒，其证属寒湿内郁，所以攻下法无效。

【解析】

由于水谷之湿郁阻中焦而致肌肤发黄，名为谷瘅。本条所述就是欲作谷瘅的预断。胃寒故脉迟，阳虚不运，故食难用饱，过饱则阻滞不化而水谷之湿郁蒸，故微烦；中焦既阻，则清阳不升，故头眩；浊阴不降，故小便难。此时论治，应选用温健中阳、泄浊升清等方剂，而医者竟治以下法，所以虽下之腹满如故，可见此症的腹满不属实证而是虚候无疑。

● 【原文】

阳明病，法多汗，反无汗，其身如虫行皮中状者，此以久虚故也。[196]

【白话解】

阳明病，本应大汗，却反而无汗，病人身痒像虫在皮内爬行一样，这是长期正气虚弱的缘故。

【解析】

病人阳明，里热既盛，本应多汗。今反无汗，是因其人气液两虚，不能蒸发作汗。汗欲出不得，皮肤发痒，身如虫行皮中。此与桂麻各半汤证之汗不得出身痒，病机相同。彼为表郁，此属气液两虚，证同而病因异。曹颖甫提出："此证宜于防己黄芪汤中略加麻黄，使汗从皮中外泄则愈。"

● 【原文】

阳明病，反无汗而小便利，二三日呕而咳，手足厥者，必苦头痛。若不咳不呕，手足不厥者，头不痛。一云冬阳明。[197]

【白话解】

阳明病，若属实热证，应当汗多，现却反而无汗，并见小便通畅，是属阳明中寒证。病至二三日，出现呕吐、咳嗽、手足冷，为寒邪上逆，一定会发生头痛；如果不咳嗽，不呕吐，手足不冷，为寒邪不上逆，就不会发生头痛。

【解析】

根据所述症状，是胃阳虚兼有停饮。胃有停饮，胃阳被遏，外则不能作汗，内则小便自利。水饮上逆，则为呕为咳，甚则头痛。咳而呕，即《黄帝内经》之"胃咳"。脾阳不运，手足发厥。但若不见咳呕肢厥，是停饮较轻，未致上逆，则不头痛。

● 【原文】

阳明病，但头眩，不恶寒，故能食而咳，其人咽必痛。

若不咳者，咽不痛。一云冬阳明。[198]

【白话解】

阳明病，头目昏眩，不怕冷，是属阳明中风证，所以能够进食。如果出现咳嗽，为热邪上攻，病人咽喉一定疼痛；如果不咳嗽，则热邪不上攻，咽喉就不会疼痛。

【解析】

不恶寒而能食，属阳明中风，热势上炎，则头眩、咽痛；上逆犯肺则咳。不咳，是其热不盛，咽亦不痛。

◉**【原文】**

阳明病，无汗，小便不利，心中懊憹者，身必发黄。[199]

【白话解】

阳明病，无汗，小便不通畅，心中烦闷至极的，是阳明湿热内郁，一定会出现肌肤发黄。

【解析】

阳明病应大汗，今无汗，热不能外越，加之小便不利，水湿不得下泄，与热相互郁蒸，故心烦懊憹，甚至发为黄疸。

第197条虽无汗而小便自利，水湿尚能下泄，故不发黄；本条则无汗且小便不利，湿热全无出路，故易发黄。小便利与不利，常为发黄主要原因之一。

◉**【原文】**

阳明病，被火，额上微汗出，而小便不利者，必发黄。[200]

【白话解】

阳明病，误用火法治疗，火邪内迫，出现微微汗出，小便不通畅的，一定会出现肌肤发黄。

【解析】

火劫迫汗，仅见额上微汗，是汗出不彻，热反因火益炽。如小便不利，湿热郁遏不能外泄，势必发黄。柯韵柏主张用栀子柏皮汤治疗。

● 【原文】

阳明病，脉浮而紧者，必潮热发作有时。但浮者，必盗汗出。[201]

【白话解】

阳明病，脉象浮而紧的，主胃燥成实，所以一定会出现潮热定时发作；只见脉浮的，主邪热内盛、实邪未成，所以一定会出现盗汗。

【解析】

浮紧为太阳伤寒之脉。伤寒证其热不潮，今发潮热，是为阳明。证阳明而脉太阳，当做进一步分析。病初入阳明，太阳未罢，一旦汗出，表解而脉不紧，仅见脉浮。故云但浮者必盗汗出。云盗汗，是睡时出汗，与阴虚盗汗有别。脉浮，当属浮大。

此条以脉测证，注家多存疑。曹颖甫认为"此太阳阳明合病之脉证也"。

● 【原文】

阳明病，口燥，但欲漱水不欲咽者，此必衄。[202]

【白话解】

阳明病，口中干燥，但只想用水漱口，却不想吞咽下去，这是热在血分的表现，一定会出现衄血。

【解析】

口渴与口燥，均为胃热津伤，口渴为胃热偏炽，津伤而血不燥，故渴必欲饮，且多壮热多汗，脉洪苔黄，即所谓热在气分，治以清热为主，热清则津复渴已；口燥为胃热化火，津伤血燥，热不壮，汗不多，脉细数，舌红绛或燥裂，即所谓热烁营血，欲漱水以求濡润而不欲咽，治以育阴清燥凉血为主，津复血濡，其燥自除。因津伤血燥，故鼻出血。

● 【原文】

阳明病，本自汗出，医更重发汗，病已差，尚微烦不了了者，此必大便硬故也。以亡津液，胃中干燥，故令大便硬。当问其小便日几行，若本小便日三四行，今日再行，故知大便不久出。今为小便数少，以津液当还入胃中，故知不久必大便也。[203]

【注释】

差：临床症状已经解除，而尚未康复。

【白话解】

阳明病，本来就有自汗出，医生又重复发汗，疾病虽然得以解除，但还微感心烦不舒适，这一定是大便干结坚硬的缘故。大便之所以干燥，是因为汗出过多，损伤津液，津液亏乏，肠中干燥所致。此时，应当询问病人一天解几次小便，如果原来为一天三四次，现在只有两次，就可以推知大便不久将要解出。究其原因，是因小便次数较原来减少，津液应当还于肠中，肠中津液势必增加，硬便得以濡润，则大便一定会很快解出。

【解析】

阳明便结腑实，多因津伤胃燥，肠液内枯，传导阻滞，或因热炽，或因误治，均有津伤液枯。

阳明病自汗而热不解，即使稍有恶风畏寒，只宜用解肌，倘若重发汗，热虽因汗得解，然津液亦伤。如津液丧失过多，胃肠易燥，大便易结。心烦不了了，是液伤热扰，故大便必硬。此时小便多少，以测结之轻重，小便日三四行，今却日行两次，是胃肠功能自能调节，使津液渐复，还入胃肠，大便虽硬，仍可自下。

《伤寒论》之小便利与不利，对临床辨证的指导意义甚大。

【原文】

伤寒呕多，虽有阳明证，不可攻之。[204]

【注释】

攻之：此处是指泻下法。

【白话解】

伤寒病，呕吐剧烈的，虽然有阳明腑实证，也不能用攻下法治疗。

【解析】

呕为三阳共有之证，无论属寒属热，然其病位在胃，病机向上，故有"呕家禁攻"之戒。呕恶频繁，虽腑实证，为表里兼病或少阳阳明合病，不可单纯用攻。妄攻则逆病机生变。表里兼病或少阳阳明合病，里证急者，用桂枝加大黄汤、大柴胡汤、柴胡加芒硝汤等。不可攻，是指不可使用峻下之剂。

【原文】

阳明病，心下硬满者，不可攻之。攻之，利遂不止者死，利止者愈。[205]

【白话解】

阳明病，胃脘部痞满硬结的，不能用攻下法治疗。如果误用攻下，就会损伤脾胃而致腹泻。假如腹泻不停，就有生命危险，假如腹泻停止，疾病就会痊愈。

【解析】

心下指胃脘部位，胃脘部硬满，表明邪结在胃，与大肠燥结不同，所以不可攻下。如果误用攻下，不仅心下硬满不除，势必损伤中气，中虚气陷，发生下利的变症。如下利不止，则脾胃之气，有降无升，下焦亦无约束之权，所以预后不良。如下利能够及时停止，则胃气未败，还有向愈的可能。

【原文】

阳明病，面合色赤，不可攻之。必发热，色黄者，小便不利也。[206]

【注释】

面合色赤：满面颜色通红。

【白话解】

阳明病，满面通红的，不能用攻下法治疗。误用攻下就会产生发热、肌肤发黄、小便不通畅的变症。

【解析】

阳明病，满面通红，是热郁于经，不能透达而向上熏蒸的缘故，与二阳并病面色缘缘正赤的转机略同。郁热于经，内无有形燥结，所以禁用攻下。如误用攻下，则怫郁之热更加怫郁，同时脾胃为下药所伤，水湿不能输运下行，因而小便不利，怫郁之热与在里之湿相合，纠结不解，湿热郁蒸，于是必发热色黄。之所以会发热色黄，小便不利又是主要条件，最后提出小便不利，旨在突出这一症状的辨证意义。

● **【原文】**

阳明病，不吐不下，心烦者，可与调胃承气汤。

方一。[207]

甘草二两，炙　芒硝半升　大黄四两，清酒洗

右三味，切，以水三升，煮二物至一升，去滓，内芒硝，更上微火一二沸。温顿服之，以调胃气。

【白话解】

阳明病，没有使用涌吐或泻下法治疗，外邪内入，化热化燥成实，而见心中烦躁不安，可用调胃承气汤治疗。

调胃承气汤方

甘草二两（炙），芒硝半升，大黄四两（用陈米酒洗）。以上三味药，将大黄、甘草切细，加水三升，煎煮成一升，去掉药渣，再加入芒硝，然后放在小火上煮一二开即可。一次温服，用来调和胃气。

【解析】

身热，汗自出，不恶寒，反恶热，是阳明病的外候。未经过催吐或泻下法的治疗而心烦不安，这是胃肠燥热壅结所致。《黄帝内经》说："胃络上通于心。"胃热炽盛，心神被扰，所以心烦。提出不吐不下，意在表明本证心烦为有形之实热，以便与汗、吐、下后无形之热留扰胸膈之烦作鉴别。这种心烦是因有形之实，当然非清宣郁热的栀子豉汤所能治，所以宜用缓下泄热的调胃承气汤。

【原文】

阳明病，脉迟，虽汗出不恶寒者，其身必重，短气，腹满而喘，有潮热者，此外欲解，可攻里也。手足濈然汗出者，此大便已硬也，大承气汤主之。若汗多，微发热恶寒者，外未解也，一法与桂枝汤。其热不潮，未可与承气汤。若腹大满不通者，可与小承气汤，微和胃气，勿令至大泄下。大承气汤。方二。[208]

大承气汤方

大黄四两，酒洗　厚朴半斤，炙，去皮　枳实五枚，炙　芒硝三合

右四味，以水一斗，先煮二物，取五升，去滓，内大黄，更煮取二升，去滓，内芒硝，更上微火一两沸。分温再服，得下，余勿服。

小承气汤方

大黄四两　厚朴二两，炙，去皮　枳实三枚，大者，炙

右三味，以水四升，煮取一升二合，去滓。分温二服，初服汤当更衣，不尔者，尽饮之；若更衣者，勿服之。

【白话解】

阳明病，脉象迟，汗出而不怕冷，身体沉重，短气，腹部胀满，喘息，如果发潮热，这是表证将要解除而里实

已成，可以攻下里实；如果手足不断汗出，这是大便已经硬结的标志，用大承气汤主治。如果汗出较多，轻微发热而怕冷，这是表证未解，病人不发潮热，不能用承气汤攻下。如果腹部胀满厉害、大便不通，可用小承气汤轻微泻下来和畅胃气，不可用峻泻药攻下。

大承气汤方

　　大黄四两（用酒洗），厚朴半斤（炙，去皮），枳实五枚（炙），芒硝三合。以上四味药，用水一斗，先加入厚朴、枳实煎煮至五升，去掉药渣，再加入大黄，煎煮成二升，去掉药渣，加入芒硝，然后放在小火上煮一二开，分两次温服。服药后如果大便已通，停止再服剩余的药。

小承气汤方

　　大黄四两，厚朴二两（炙，去皮），枳实大的三个（炙）。以上三味药，用水四升，煎煮成一升二合，去掉药渣，分两次温服。服第一次药应当解大便，如果服药后大便不解，可将剩下的药服完，如果大便已通，不要再服剩下的药。

【解析】

　　阳明腑实，脉多沉而有力。腑气不通，影响血行而见迟脉。

　　太阳病转属阳明，表解后始可议清议下。汗出不恶寒，是表已解，身重气促，腹满面喘，潮热，手足濈然汗出，是燥屎已成，虽见脉迟，可舍脉从症，用大承气汤下之。汗出而恶寒未罢，热不潮，是将转属阳明。表犹未解，不可下。应按先表后里，或表里双解。腹满不大便，无潮热濈汗，是大便虽硬未燥，宜小承气微通腑气，不宜峻攻。

【原文】

阳明病，潮热，大便微硬者，可与大承气汤，不硬者，不可与之。若不大便六七日，恐有燥屎，欲知之法，少与小承气汤，汤入腹中，转矢气者，此有燥屎也，乃可攻之。若不转矢气者，此但初头硬，后必溏，不可攻之，攻之必胀满不能食也，欲饮水者，与水则哕。其后发热者，必大便复硬而少也，以小承气汤和之。不转矢气者，慎不可攻也。小承气汤。 方三。用前第二方。[209]

【注释】

转矢气：肠中屎气下趋，俗言放屁。

【白话解】

阳明病，发潮热，大便微有硬结，为燥屎内阻、里实已成，可以用大承气汤攻下里实；如果大便不硬结，是内无燥屎，不能用大承气汤。如果六七天不解大便，恐有燥屎内阻，预测方法，可给予少量小承气汤。服药后如果屎气转动而放屁的，这是有燥屎的征象，才能够攻下；如果服药后不放屁的，则是大便初出硬结、后部稀溏，不能攻下，如果攻下就会形成腹部胀满，不能进食，甚至饮水就呃逆的变症。假如攻下后又出现发热的，这一定是燥屎复结，大便再次变硬而量较少，此时，应当用小承气汤和畅胃气而攻下。总而言之，如果服小承气汤不转屎气的，千万不能攻下。

【解析】

内热郁蒸，津液不断外泄，胃肠液枯化燥，其便必结，其腹必满，当用大承气汤急攻，否则燥屎化毒，将神昏谵妄。

大便六七日不解，燥屎外候又不具备，可先用小承气汤，服后见矢气，大便不下，其屎已燥，小承气已力能不及，须用大承气下之。服小承气后，不转矢气，是燥屎尚未形成，大便虽硬，其后必溏，则又不可妄攻。攻之徒伤胃气，反增胀满不能食，甚则饮水作呃。其后复见发热，是胃气渐复，而肠间残积未下，亦可使大便复硬。此时大便虽硬，其结不甚，只宜小承气汤轻下。

"不转矢气者，慎不可攻也"是反复重申慎攻之义。

○【原文】

夫实则谵语，虚则郑声。郑声者，重语也。直视、谵语、喘满者死，下利者亦死。[210]

【注释】

① 谵（zhān）语：语言错乱，没有伦次，声音粗壮。

② 郑声：语言重复，没有变化，说过又说，声音低微。

【白话解】

谵语一般属实，郑声一般属虚。所谓郑声，是指语言重复、声低息微的症候。两眼直视谵语，并见喘喝胀满的，属于死候，并见下利的，也是死候。

【解析】

谵语、郑声，同属燥热上蒸于脑，神识昏糊所致。谵语为热炽化燥，其声洪亮属实；郑声为津伤化燥，其声低微重复属虚。实者下其燥屎，则谵语自止。虚证下之，每易致变，证属难治。

○【原文】

发汗多，若重发汗者，亡其阳；谵语，脉短者死，脉自和者不死。[211]

【注释】

① 亡其阳：应指亡心阳。

② 脉短：脉形短，是上不至寸，下不至尺，只有关脉搏动。

③ 脉自和：与脉短相对而说，也就是脉象平和。

【白话解】

发汗太过，或重复发汗，阳气大伤，出现谵语，脉象短的，属于死候；如果脉与证相应的，不属死候。

【解析】

谵语一般以实证为多，但是也有属于虚证的，本条即是讨论虚证谵语的成因、病机和预后。汗出已多，再重发汗，不但津液大伤，而阳气亦必大伤，所谓"亡其阳"，即指阳伤的程度比较严重，心阳亡而心神烦乱，因而谵语，这种谵语的症情十分危险，预后究竟怎样？此时脉诊极为重要，如果脉的搏动仅见于关部，上不及寸，下不及尺，这是气血津液损伤殆尽，行将阴阳离决，所以断为死候；如果脉尚平和，则知症势虽重，尚有治疗余地，所以说脉自和者不死。

● **【原文】**

伤寒，若吐、若下后不解，不大便五六日，上至十余日，日晡所发潮热，不恶寒，独语如见鬼状。若剧者，发则不识人，循衣摸床，惕而不安，一云顺衣妄撮，怵惕不安。微喘直视，脉弦者生，涩者死。微者，但发热谵语者，大承气汤主之。若一服利，则止后服。 方四。 用前第二方。 [212]

【白话解】

伤寒表证，误用吐法或下法之后，病仍然不解除，出现五六天甚至十余天不解大便，午后发潮热，不怕冷，谵言妄语，如见鬼神一样。病情严重的，就会出现神志昏糊、目不识人、两手无意识地乱摸衣被床帐、惊惕不安、微微喘息、两目直视，如果脉象弦，尚有生机；如果脉象涩，属于死候。如果病情较轻，只见发潮热、谵语等症，用大承气汤主治。服药后，如果大便已通，应停止服剩下的药。

【解析】

上条论述误汗亡阳化燥腑实，本条讲吐下亡阴化燥腑实，均属病实正虚之例。

吐下后津液内夺，化燥腑实。大便多日不行，潮热谵妄，不恶寒，其剧者，可出现昏糊惊惕、循衣摸床、喘满直视等燥热入脑证候。此时脉象应之以弦。脉证相符，其势虽剧，尚可挽救。脉见短涩，营阴内竭，病多不救。其证轻者，只发潮热谵语，无昏糊、惊惕、喘满、直视，可用大承气汤急下保阴。实中有虚者，一服得利，即止后服，慎勿过剂。

● 【原文】

阳明病，其人多汗，以津液外出，胃中燥，大便必硬，硬则谵语，小承气汤主之。若一服谵语止者，更莫复服。方五。用前第二方。[213]

【白话解】

阳明病，病人汗出太多，导致津液外泄，肠中干燥，大便势必硬结；大便硬结，腑气不通，浊邪上扰，则发生谵语，用小承气汤主治。如果服一次药谵语就停止的，就不要再服剩余的药。

【解析】

阳明病，里热本已炽盛，热蒸津液外泄则汗多，汗多则体内的津液消耗愈多，肠内的津液减少，则大便干燥结硬，硬便阻结，则秽浊之气上攻，心神被扰，就会发生谵语。这种谵语是因硬便所致，所以治宜下法。不过，燥结的程度尚不太甚，因而不宜用峻攻的大承气汤，只需小承气汤和其胃气。至于"若一服谵语止者，更莫复服"的医嘱，也不可忽视，这是告诫凡用攻邪之剂，都应该注意中病即止，即使是小承气汤也是如此。

● 【原文】

阳明病，谵语，发潮热，脉滑而疾者，小承气汤主之。因与承气汤一升，腹中转气者，更服一升，若不转气者，勿更与之。明日又不大便，脉反微涩者，里虚也，为难治，不可更与承气汤也。方六。用前第二方。[214]

【白话解】

阳明病，谵语，发潮热，脉象滑而疾的，用小承气汤主治。于是给病人服小承气汤一升，服药后腹中转矢气的，可以再服一升；服药后腹中不转矢气的，就不要再服。如果第二天又不解大便，脉象反见微弱而滞涩的，这是正气虚弱而实邪阻滞，正虚邪实，攻补两难，治疗十分棘手，不能再用承气汤了。

【解析】

阳明病腑实证，谵语潮热，脉滑疾，是热炽于里，大便虽硬，腹无拒痛，不见手足濈汗，乃腑实之轻者，可予小承气汤轻下。初服后，腹中转矢气，大便未下，再服一次，大便当下。初服后不转矢气，是肠中无燥屎，不可再下。次日仍不大便，脉反微涩，是气液内虚，病实正虚，属难治。

所谓难治，指腑实既成，非攻不能去其病，肠液内虚，攻之则又脱其液，此时攻之亦危，不攻亦险。仲景对有疑义者，多采用小剂试服，以事观察。辨证确切，又多大剂急攻。如少阴篇三急下证，燥热初见，掌握燥屎病机，用大承气汤急下保阴。凡病实而正未虚者，应以去实为主，实去自无正伤之虞。如虚实并见，则当视其标本缓急，审慎议治。

虚人便结，《伤寒论》中使用麻仁丸、蜜煎方及猪胆汁等，这些仅适用于轻证及直肠下端病证。明清诸温热家，颇多发挥，诸如增液汤、增液承气汤、黄龙汤，均可采用。

【原文】

阳明病，谵语，有潮热，反不能食者，胃中必有燥屎五六枚也；若能食者，但硬耳。宜大承气汤下之。 方七。用前第二方。 [215]

【白话解】

阳明病，谵语，发潮热，反而不能进食的，是肠中燥屎已成，宜用大承气汤攻下燥屎；如果尚能进食，只是大便硬结，宜用小承气汤和畅胃气。

【解析】

谵语潮热，是阳明燥结的主要见症，本条提出一个比较容易掌握的鉴别燥结程度的方法，就是参考病人的进食情况。一般是进食尚能如常，为燥结未甚，只宜小承气汤；如果不能食，则因燥结太甚，而胃气窒塞，非用大承气汤峻攻，不足以下其燥结实滞。所谓"胃中必有燥屎五六枚"，"胃中"也是部位概念，实际是指大肠，胃中是不会有燥屎的。末句"宜大承气汤下之"，应在"必有燥屎五六枚也"后面，是倒装句。

⚫【原文】

阳明病，下血、谵语者，此为热入血室。但头汗出者，刺期门，随其实而泻之，濈然汗出则愈。[216]

【白话解】

阳明病，经行下血而谵语的，这是热入血室，如果只见头部出汗的，可以针刺期门，以泻血室的实邪，使血热得以宣泄，则周身畅汗而痊愈。

【解析】

太阳篇所载热入血室证三条，均有经水适来适断等情况，可作为诊断的参考。本条所述的谵语、头汗出症候，颇与阳明气分燥结证相似，所不同的，仅是大便下血一症，因此下血即成为本证的辨证眼目，也即热入血室与阳明气分燥结证的辨证关键。本证由于邪热入血，血为热迫，故便血；内热蒸腾，故头上汗出；血室隶于肝脉，肝主藏魂，热入而魂为所扰，故谵语。所以也宜治以刺期门法，以泄血分之实邪。如果刺后周身濈然汗出，表明血分之邪转由气分外出，则邪随汗解而病愈。

⚫【原文】

汗出谵语者，以有燥屎在胃中，此为风也。须下者，过经乃可下之。下之若早，语言必乱，以表虚里实故也。下之愈，宜大承气汤。方八。用前第二方，一云大柴胡汤。[217]

【注释】

过经：意指太阳经表证已解。

【白话解】

汗出谵语的，这是外有太阳中风，内有燥屎阻结。燥屎内结必须用泻下法治疗，但是须待太阳表证解除后才能攻下。如果攻下过早，就会导致表邪尽陷而里实益甚，出现神昏、语言错乱。如果表证已解而里实未去，用攻下法治疗就会痊愈，可用大承气汤。

【解析】

本证是肌表之邪未解，阳明里实已成。汗出为风邪在表，谵语是燥屎内结。然而阳明病法多汗，但本证汗出是太阳表虚，仲景深恐医者误认作阳明汗出，所以着重指出"此为风也"，以期引起注意。表里证同病的治疗原则之一，里实者治应先表后里，表解乃可攻里，一般不得违反，所以接着指出"须下者，过经乃可下之"。所谓"过经"，就是太阳表证已经解除之后。唯恐认识还不够清楚，所以又补充说明本证的病机特点是"表虚里实"。如果表未解而误下，则表邪尽陷而里热益甚，谵语必然更加严重而语言更加错乱。关于"下之愈，宜大承气汤"，也是倒装文法，当接在"过经乃可下之"后面。

● **【原文】**

伤寒四五日，脉沉而喘满，沉为在里，而反发其汗，津液越出，大便为难，表虚里实，久则谵语。[218]

【白话解】

外感病四五天，症见脉沉、气喘、腹部胀满。脉沉主里，可知其病在里，却反而用发汗法治疗，汗出津液外泄，津伤肠燥成实，所以大便硬结难以解出。津液外越而虚，津伤肠燥成实，时间一长，就会发生谵语。

【解析】

喘满症候，有因于表邪敛束，有因于里气壅塞。但表邪致喘必有恶寒、发热等表证，里实之喘必有恶热、便秘等里证。同时表证之喘满，其满在胸部，其脉必浮；里证之喘满，其满在腹部，其脉必沉。本证喘满脉沉，属里不属表，可是反用发汗剂以发其汗，以致津液外越，而肠中干燥，大便为难。所谓表虚，指汗出而津液越于外，里实，指便难而燥实结于内，但燥实程度尚不太甚，所以时间较久始发谵语。它与前条"表虚里实"的含义有所不同，前条表虚是指风邪在表而表虚证未罢，谵语是里实证已具，表、里证同见，所以提出治疗原则，即"过经乃可下之"。本条纯属于里证，表虚是指误汗而汗出津液外越，里实是指肠中干燥而便难，所以预测病的发展趋势为久则谵语。两者各有侧重，不应混同。

◎【原文】

三阳合病，腹满，身重，难以转侧，口不仁，面垢，又作枯，一云向经。谵语，遗尿。发汗则谵语，下之则额上生汗，手足逆冷。若自汗出者，白虎汤主之。方九。[219]

知母六两　石膏一斤，碎　甘草二两，炙　粳米六合

右四味，以水一斗，煮米熟汤成，去滓。温服一升，日三服。

【注释】

① 三阳合病：太阳、少阳、阳明三经同时发病。

② 口不仁：言语不利，食不知味。

③ 面垢：面部油垢污浊。

【白话解】

太阳、阳明、少阳三经合病，腹部胀满，身体沉重，转侧困难，口中麻木不仁，面部垢浊，谵语，小便失禁，如见身热、自汗出，是邪热偏重于阳明，用白虎汤主治。如果用发汗法治疗，就会使谵语更甚；如果妄行攻下，就

辨阳明病脉证并治

会造成额上出汗、四肢冰冷的变症。

白虎汤方

知母六两，石膏一斤（打碎），甘草二两（炙），粳米六合。以上四味药，加水一斗煎煮，待米熟汤成，去掉药渣，每次温服一升，一日服三次。

【解析】

腹满为阳明腑证；身重、口不仁、面垢、遗尿，为阳明经热炽盛；谵语为腑实多发证。但经热炽者亦每有之。权衡诸症，腹虽满而无拒痛，腑证较轻，以经热先主，治用白虎汤。"若自汗出者，白虎汤主之"，是倒装句，当在"遗尿"句下。如误汗误下，津液耗伤，而见谵语、额汗、手足逆冷等阳亡阴竭之变。

面垢即所谓油汗，汗出粘手，面如油脂晦浊，口不仁为口燥语言不利、身重遗尿，均属阳明经热病机。

● 【原文】

二阳并病，太阳证罢，但发潮热，手足漐漐汗出，大便难而谵语者，下之则愈，宜大承气汤。 方十。用前第二方。 [220]

【白话解】

太阳阳明两经并病，太阳表证已解，仅只见发潮热，手足微微出汗，大便解出困难而谵语的，是属阳明里实，攻下里实就可痊愈，适宜用大承气汤。

【解析】

二阳并病，是先见太阳表证，继见阳明里证，治疗必须遵循先表后里的原则，凡是表证未罢的，只可小发其汗，切不可攻下，本条虽然也是二阳并病，但太阳表证已罢，全是阳明里实证，潮热，手足漐漐汗出，谵语，都是典型的里实症候，虽然仅是大便难，也应当使用大承气汤。这表明大承气汤的运用，是综合全部病情来决定的。

184

● 【原文】

阳明病，脉浮而紧，咽燥口苦，腹满而喘，发热汗出，不恶寒反恶热，身重。若发汗则燥，心愦愦，反谵语。若加温针，必怵惕、烦躁不得眠。若下之，则胃中空虚，客气动膈，心中懊恢，舌上苔者，栀子豉汤主之。 **方十一。** [221]

肥栀子十四枚，擘　香豉四合，绵裹

右二味，以水四升，煮栀子取二升半，去滓，内豉，更煮取一升半，去滓。分二服，温进一服，得快吐者，止后服。

【注释】

① 愦愦：形容词，烦乱的意思。

② 怵惕：恐惧貌。

③ 舌上胎者：舌上有黄白薄腻苔垢。

【白话解】

阳明病，脉象浮而紧，咽喉干燥，口中感觉苦，腹部胀满，喘息，发热，汗出，不怕冷，反而怕热，身体沉重，属阳明里热证。如果误发其汗，就会出现心中烦乱不安、甚或神昏谵语的变证；如果误用温针，就会导致恐惧不安、烦躁失眠的变证；如果误行攻下，就会损伤胃气，致邪热扰于胸膈，出现心中烦躁厉害，舌上生薄黄苔，用栀子豉汤主治。

栀子豉汤方

栀子十四个（剖开），香豉四合。用布包以上二味药，用水四升，先加入栀子煎煮至二升半，再加入豆豉，煎煮成一升半，去掉药渣，分两次服。如果温服一次，出现呕吐的，停服剩余之药。

【解析】

说阳明病，有似三阳合病而以阳明经证为主。浮紧属太阳脉；咽燥口苦，属少阳证；腹满而喘，属腑实证。但发热汗出不恶寒，反恶热，身重，则是阳明经热证。脉浮紧，不与恶寒同见，不可作太阳证论；咽燥口苦，不与寒热往来同见，不可作少阳证论；腹满不痛，其热不潮，亦不能视为腑实已成。故当排除太阳、少阳以及腑实证，而从阳明经证论治，投以白虎汤。如辨识不清，误汗、误下、误施烧针，势必伤津劫液，化燥入营，而有烦躁、谵语、惊惕不寐。误下后客热入膈，心烦懊侬、舌上苔增，可予栀子豉汤以宣泄郁热。

● 【原文】
　　若渴欲饮水，口干舌燥者，白虎加人参汤主之。方十二。[222]

　　知母六两　石膏一斤，碎　甘草二两，炙　粳米六合人参三两
　　右五味，以水一斗，煮米熟汤成，去滓。温服一升，日三服。

【白话解】
　　如果误下后热盛津伤，出现口渴想喝水，口干舌燥的，用白虎加人参汤主治。

白虎加人参汤方

　　知母六两，石膏一斤（打碎），甘草二两（炙），人参二两，粳米六合。以上五味药，加水一斗煎煮，待米熟汤成，去掉药渣，每次温服一升，一日服三次。

【解析】
　　本条承221条病因病机，若渴饮舌燥，而无他变，阳明经热仍炽者，可再予白虎汤。误治伤津，故加人参。

● 【原文】
　　若脉浮，发热，渴欲饮水，小便不利者，猪苓汤主之。方十三。[223]

　　猪苓去皮　茯苓　泽泻　阿胶　滑石碎，各一两
　　右五味，以水四升，先煮四味，取二升，去滓，内阿

胶烊消。温服七合，日三服。

【白话解】

如果误下后出现脉浮、发热、口渴想喝水、小便不通畅，属阴伤有热、水热互结于下焦，用猪苓汤主治。

猪苓汤方

猪苓（去皮）、茯苓、泽泻、阿胶、滑石（打碎）各一两。以上五味药，用水四升，先加入猪苓、茯苓、泽泻、滑石四味药煎煮至二升，去掉药渣，再加入阿胶烊化溶解，每次温服七合，一日服三次。

【解析】

本证与白虎加人参汤证颇相近似，论中并举于此，寓有鉴别诊断的重要意义。两证均有发热、渴欲饮水。但一是大渴大汗，小便通利，纯属热盛津伤，所以用白虎加人参汤清热生津；一是小便不利，而无大汗出，不但热邪伤阴，而且兼有水气，所以用猪苓汤滋阴清热利水。

◉【原文】

阳明病，汗出多而渴者，不可与猪苓汤；以汗多胃中燥，猪苓汤复利其小便故也。[224]

【白话解】

阳明病，汗出多而口渴的，属汗多津伤、胃津不足之口渴，不能用猪苓汤治疗。因为猪苓汤能够通利病人小便，使津液进一步损伤。

【解析】

猪苓汤证之口渴，虽说有阴虚里热的一面，但主要原因还是水气不化，津液不能上布，所以用猪苓汤，水气一行则口渴自止。如果口渴是因为津伤太甚，猪苓汤则不可用。本条指出猪苓汤的作用是利小便，因而汗多胃燥之口渴禁用，这对于正确掌握猪苓汤的运用，是有参考意义的。

● 【原文】

脉浮而迟，表热里寒，下利清谷者，四逆汤主之。 方十四。
[225]

甘草二两，炙　干姜一两半　附子一枚，生用，去皮，
破八片

右三味，以水三升，煮取一升二合，去滓。分温二服。
强人可大附子一枚、干姜三两。

【白话解】

脉象浮而迟，外有假热内有真寒，腹泻完谷不化的，
用四逆汤主治。

四逆汤方

甘草二两（炙），干姜一两半，附子一枚（用生的，
去皮，破成八片）。以上三味药，用水三升，煎煮成一升
二合，去掉药渣，分两次温服。身体强壮的人可以用大
的附子一枚、干姜三两。

【解析】

脉浮而发热，是表热；脉迟属寒；脉迟而下利清谷，
是里寒。表热里寒同见，当辨其主次缓急。第93条说：
"下利清谷不止，身疼痛者，急当救里；后身疼痛，清便自
调者，急当救表。"下利清谷，为里寒而脾阳大虚。里寒为
急，虽有表热，当用四逆汤先温其里。

● 【原文】

若胃中虚冷，不能食者，饮水则哕。[226]

【白话解】

如果胃中虚寒不能进食的，饮水后就会出现呃逆。

【解析】

胃中虚冷不能食，是阳明中寒证。中寒者胃阳虚，不
仅食不能消，而且饮水亦易潴留。胃气不能下降，上逆

为呃。《医宗金鉴》谓："宜理中汤加丁香吴萸，温而降之。"

●【原文】

脉浮发热，口干鼻燥，能食者则衄。[227]

【白话解】

脉浮发热，口干鼻燥，能够进食的，为阳明气热炽盛，气病及血，迫血妄行，就会出现衄血。

【解析】

脉浮发热，口干鼻燥，乃阳明气分风热上炽，可能会发生衄血。所谓"能食者则衄"，并不是说能食是鼻衄的先兆，这应与"阳明病，能食者，名中风"联系起来理解，"能食"表明是风热之邪，风热之邪上盛而口干鼻燥，热盛迫血上逆自清窍外溢，则鼻衄。

●【原文】

阳明病，下之，其外有热，手足温，不结胸，心中懊恼，饥不能食，但头汗出者，栀子豉汤主之。 方十五。用前第十一方。[228]

【注释】

饥不能食：言懊恼之甚，似饥非饥，心中嘈杂似饥，而又不能进食。

【白话解】

阳明病，泻下之后，发热，手足温，无结胸症，而见心烦懊恼，饥不能食，仅头部出汗的，用栀子豉汤治疗。

【解析】

阳明病腑实未成，或经腑同病，早下病不见愈。下后既不下利肢厥，又无结胸痞痛。手足温而发热，是下后虚其胃，余热内郁，故心烦懊恼，饥不欲食。头部汗出，是郁热上熏，有外越之势，故予栀子豉汤。

【原文】

　　阳明病，发潮热，大便溏，小便自可，胸胁满不去者，与小柴胡汤。 方十六。 [229]

　　柴胡半斤　黄芩三两　人参三两　半夏半升，洗　甘草三两，炙　生姜三两，切　大枣十二枚，擘

　　右七味，以水一斗二升，煮取六升，去滓，再煎取三升。温服一升，日三服。

【注释】

　　小便自可：小便还较正常的意思。

【白话解】

　　阳明病，发潮热，大便稀溏，小便正常，胸胁胀闷不除的，为少阳之邪未尽，宜用小柴胡汤治疗。

小柴胡汤方

　　柴胡半斤，黄芩三两，人参三两，半夏半斤（用水洗），甘草（炙）、生姜各三两，大枣十二枚（剖开）。以上七味药，加水一斗二升，煮至六升，去掉药渣，再煎煮成三升，每次温服一升，一日服三次。

【解析】

　　本条所述是少阳之邪传于阳明的阳明病，但阳明虽实尚未太甚，而少阳证又未全罢，仍当先治少阳。阳明病，发潮热，里实证无疑，然而大便不是燥结，而是溏薄（不硬），小便不数而是自可，这就表明燥实的程度尚不太甚，先前的胸胁满症状依然存在，可见少阳病尚未全解，因此，应当先治少阳。小柴胡汤是治少阳病的主方，可是此处只曰"与"而不曰"主之"，可能是因为兼有阳明，尚有和解兼攻的大柴胡汤可供选择，用一"与"字，正是论治精神的具体体现。

●【原文】

阳明病，胁下硬满，不大便而呕，舌上白胎者，可与小柴胡汤，上焦得通，津液得下，胃气因和，身濈然汗出而解。 方十七。用前第十六方。 [230]

【注释】

胃气因和：胃的正常功能得到恢复。

【白话解】

阳明病，胁下痞硬胀满，不解大便，呕吐，舌苔白，可给予小柴胡汤治疗。用药后，经气得以宣通，津液能够下达，胃肠机能得以恢复，就会周身畅汗而病解。

【解析】

本条论述阳明病宜用小柴胡汤的另一种情况。本条仅大便不通属于阳明，其他见症如胁下硬满、呕，均属少阳，特别是舌上苔白，乃少阳气滞津结的标志，所以也不可攻下，而宜小柴胡汤和解枢机。用之得当，往往有邪从汗解的可能。

●【原文】

阳明中风，脉弦浮大而短气，腹都满，胁下及心痛，久按之气不通，鼻干，不得汗，嗜卧，一身及目悉黄，小便难，有潮热，时时哕，耳前后肿，刺之小差。外不解，病过十日，脉续浮者，与小柴胡汤。 方十八。用前第十六方。 [231]

【注释】

腹都满：作腹部满解。

【白话解】

阳明中风，脉象弦浮而大而短气，全腹胀满，两胁及心下疼痛，揉按很久而气仍不畅通，鼻中干燥，无汗，嗜睡，全身肌肤及目均发黄，小便解出困难，发潮热，呃逆不断，耳前后部肿胀。证属三阳合病，治疗当先用针刺法以泄里热。刺后里热得泄，病情稍减，而太阳、少阳证未除，病经过十日，脉象弦浮的，可给予小柴胡汤以解少阳之邪。

【解析】

本条阳明中风，实为三阳脉症并见，而以阳明中风为主。证情复杂，颇难用药，故先用刺法以泄阳明郁热，然后察脉症，再治太阳、少阳。

脉弦属少阳，浮属太阳，大属阳明。短气、腹满、鼻干、嗜卧、发黄、小便难、潮热，是阳明证；胁下及心痛，是少阳证；气不通，时呃逆，耳前后肿，是阳明、少阳共有证；不得汗是热郁表闭，结合脉浮，属太阳证。三阳脉症并见，汗、清、和均难骤用，故先用刺法，以泄阳明郁热。郁热小瘥，少阳、太阳证持续存在，脉续浮，当系脉弦，可予小柴胡汤。

● **【原文】**

脉但浮，无余症者，与麻黄汤。若不尿，腹满加哕者，不治。麻黄汤。 方十九。 [232]

麻黄三两，去节　桂枝二两，去皮　甘草一两，炙杏仁七十个，去皮尖

右四味，以水九升，煮麻黄，减二升，去白沫，内诸药，煮取二升半，去滓。温服八合，覆取微似汗。

【白话解】

如果服小柴胡汤后少阳证已解，只见脉象浮等表证，无其他经症状的，可给予麻黄汤治疗。如果病情恶化，出现无尿、腹部胀满并且呃逆更甚的，属不治之候。

麻黄汤方

麻黄三两（去节），桂枝二两（去皮），甘草一两（炙），杏仁七十个（去掉皮尖）。以上四味药，用水九升，先加入麻黄煎煮，煮去二升水分，除去上面的白沫，再加入其他药物，煎煮成二升半，去掉药渣，每次温服八合。服药后，覆盖衣被，取暖保温，以获得微微汗出。

【解析】

承第231条，脉但浮，已无阳明少阳证，可予麻黄汤，但证必无汗。如刺后小便反由难转闭，腹满呃逆加重，是病实正虚，胃气濒竭，势难挽回。

● **【原文】**

阳明病，自汗出，若发汗，小便自利者，此为津液内竭，虽硬不可攻之，当须自欲大便，宜蜜煎导而通之。若土瓜根及大猪胆汁，皆可为导。 方二十 。［233］

蜜煎方

食蜜七合

右一味，于铜器内，微火煎，当须凝如饴状，搅之勿令焦著，欲可丸，并手捻作挺，令头锐，大如指，长二寸许。当热时急作，冷则硬。以内谷道中，以手急抱，欲大便时乃去之。疑非仲景意，已试甚良。

猪胆汁方

又，大猪胆一枚，泻汁，和少许法醋，以灌谷道内，如一食顷，当大便出宿食恶物，甚效。

【白话解】

阳明病，自汗出，津液已伤，如果再行发汗，而又小便通畅的，则更伤津液，导致肠中津液枯竭，引起大便硬结。此时大便虽硬结，也不能用泻下药攻下，必须待病人自己想解大便时，用蜜煎方引导通便，或土瓜根及大猪胆汁，均可作为导药，以引导大便解出。

> 蜜煎方
>
> 食蜜七合。上一味药，倒进铜器里，用小火煎熬，待熬炼至能凝结得像饴糖一样即成。煎熬时，要不断搅拌，以免焦煳黏着，煎熬到可以做丸的程度时，用双手捻蜜做成头部尖锐、大小如指头、长二寸左右的棒状物，必须趁蜜热时马上做，冷却后就会变硬。使用时，将所

做的药棒塞进肛门里，用手急转，待病人想要解大便时就拔出去掉。怀疑此方不是仲景的原意，已经试用效果很好。

猪胆汁方

　　用大猪胆汁一个，取汁，与少许米醋混合，灌进肛门里，维持一顿饭左右的时间，用药后，即可解除宿食及腐败物等，十分有效。

【解析】

　　本条为肠液枯燥大便结者立法。阴虚火旺体质及热病恢复期往往有之。阳明病本自汗多，重复发汗，汗多者小便应少，今反自利，胃肠津液，势必益趋耗竭，而致大便燥结不下。此种便结，实中有虚，不可妄攻。须待其有欲便之意，方可因势导之。燥屎未入直肠，亦只能采用增液润下，不可作胃家实。

　　文中介绍了三种通便的方法。蜜锭甘润，宜于液竭肠枯者；土瓜根苦寒清热，宜于液枯肠热者；猪胆汁合醋，酸苦坚阴润燥，宜于液竭肠枯而热者。此外，如属阳虚阴结，可于蜜煎中加姜汁附子末。

●【原文】

　　阳明病，脉迟，汗出多，微恶寒者，表未解也，可发汗，宜桂枝汤。 方二十一。[234]

　　桂枝三两，去皮　芍药三两　生姜三两　甘草二两，炙　大枣十二枚，擘

　　右五味，以水七升，煮取三升，去滓。温服一升，须臾，啜热稀粥一升，以助药力取汗。

【白话解】

　　阳明病，脉象迟，汗出很多，微微怕冷，表证尚未解除，可以发汗，适宜用桂枝汤。

桂枝三两（去皮），芍药三两，甘草二两（炙），生姜三两（切片），大枣十二枚（剖开）。以上五味药，捣碎前三味药，与后两药混合，加水七升，用微火煎煮成三升，去掉药渣，待药汁冷热适当时，服药一升，一日服三次。服药后一会儿，喝热稀粥一大碗，以助药力，并覆盖棉被约 2 小时，取暖保温来帮助发汗。

【解析】

本条论述太阳转属阳明，太阳证犹未罢者，虽冠以阳明病而仍用解表法。第 208 条与本条，均冠以"阳明病脉迟"，前者症见汗出、不恶寒及身重、短气、腹满、潮热，无虚象可见，为阳明腑实证，当投以大承气汤，此则发热汗出恶寒，无里实，亦无虚象，为表证未解，治用桂枝汤。第 225 条之脉迟，下利清谷，是里寒为重，故予四逆汤。同是脉迟，所见症候不同，表里虚实各异。

●【原文】

阳明病，脉浮，无汗而喘者，发汗则愈，宜麻黄汤。

方二十二。用前第十九方。 [235]

【白话解】

阳明病，脉象浮，无汗而气喘的，是太阳表实证仍在，用发汗法就会痊愈，可用麻黄汤。

【解析】

此承上条太阳转属阳明，虽里热较盛而太阳证未罢，无汗而喘属表实者，仍宜麻黄汤先发其汗，不云恶寒是省文。

●【原文】

阳明病，发热汗出者，此为热越，不能发黄也。但头

汗出，身无汗，剂颈而还，小便不利，渴饮水浆者，此为瘀热在里，身必发黄，茵陈蒿汤主之。 方二十三。 [236]

茵陈蒿六两　栀子十四枚，擘　大黄二两，去皮

右三味，以水一斗二升，先煮茵陈，减六升；内二味，煮取三升，去滓。分三服。小便当利，尿如皂荚汁状，色正赤，一宿腹减，黄从小便去也。

【注释】

① 热越：里热发越于外。

② 瘀热：邪热郁滞的意思。

【白话解】

阳明病，发热汗出，这是热邪能够发越于外，不能形成发黄证。如果仅见头部出汗，到颈部为止，身上无汗，小便不通畅，口渴想喝汤水，这是湿热郁滞在里，势必出现肌肤发黄，用茵陈蒿汤主治。

茵陈蒿汤方

茵陈蒿六两，栀子十四枚（剖开），大黄二两（去皮）。以上三味药，用水一斗二升，先加入茵陈煎煮，煮去水分六升，再加另二味药，煎煮成三升，去掉药渣，分三次温服。服药后小便应当通畅，并见尿色红，像皂荚汁一样，经过一晚上后，腹胀应当减轻，这是因为湿热之邪从小便而去的缘故。

【解析】

阳明发黄，多由于湿热郁蒸所致。形成湿热郁蒸的条件，主要是无汗与小便不利，无汗则热不得越，小便不利则湿不得泄，湿热交蒸，郁而不达，因而酿发黄疸。但头汗出，齐颈而还，乃是因湿热内郁而熏蒸于上的缘故。里热炽盛，所以渴引水浆。治疗湿热发黄，则应清热利湿。本证治以茵陈蒿汤，取其苦寒通泄，使湿热之邪从小便而出，湿去热清，则发黄自消退而愈。

阳明证，其人喜忘者，必有畜血。所以然者，本有久瘀血，故令喜忘。屎虽硬，大便反易，其色必黑者，宜抵当汤下之。方二十四。[237]

水蛭熬　虻虫去翅足，熬各三十个　大黄三两，酒洗
桃仁二十个，去皮尖及二仁者

右四味，以水五升，煮取三升，去滓。温服一升，不下更服。

【注释】

① 喜忘：喜，作"容易"字解。言语动静随过随忘，即健忘之意。

② 畜血：畜，与"蓄"字同，瘀血停留叫蓄血。

【白话解】

阳明病，病人健忘的，是体内一定有蓄血。由于瘀血久停，气血阻滞，所以使人健忘。其大便虽然硬结，但容易解出，并且颜色一定是黑的，宜用抵当汤攻下瘀血。

抵当汤方

水蛭（炒）、虻虫（去翅足，炒）各三十个，桃仁二十个（去皮尖），大黄三两（用酒洗）。以上四味药，用水五升，煎煮成三升，去掉药渣，每次温服一升，服药后不下血的，可以继续服。

【解析】

阳明病见善忘，应考虑有下其蓄血。阳明腑实，其屎当硬，大便必难，今反易解，且是黑色，肠中定有瘀血。瘀血渗入便中，故大便虽硬，反易排出。喜忘，《素问·调经论》云："血并于下，气并于上，乱而喜忘。"此证以蓄血为本，腑实为标，治宜抵当汤。

● 【原文】

阳明病，下之，心中懊憹而烦；胃中有燥屎者，可攻；腹微满，初头硬，后必溏，不可攻之。若有燥屎者，宜大承气汤。 方二十五。用前第二方。 [238]

【白话解】

阳明病，用泻下药攻下后，出现心中烦躁异常，如果是肠中燥屎阻结所致，可以攻下，适宜用大承气汤。如果腹部轻微胀满，大便始出干硬，后出稀溏，则不能攻下。

【解析】

攻下是阳明燥结证的正治方法，只要使用得当，就能很快收到预期的效果。现在用泻下法之后，病人仍然心中懊憹而烦，这有多种原因，应当进一步分析研究，本条就是讨论这一病情的辨证论治问题。如果有腹部大满，或绕脐痛、潮热、手足汗出等症，表明肠中仍有燥屎阻结，那么，仍可用大承气汤攻下，切不可拘于"下后"。文中虽没有记载这些症候，但从"胃中有燥屎"句不难推知。另外从"腹微满，初头硬，后必溏，不可攻之"，也可作为反证。

● 【原文】

病人不大便五六日，绕脐痛、烦躁发作有时者，此有燥屎，故使不大便也。[239]

【白话解】

病人不解大便五六天，脐腹部疼痛，烦躁不安，定时发作，这是肠中有燥屎阻结，所以导致大便秘结。

【解析】

病人五六日不大便，如果是因肠中燥屎阻结，就会伴有绕脐疼痛，浊气蒸扰，则烦躁不安。其腹痛烦躁，所以会发作有时，乃屎气攻冲的缘故。正因为如此，烦躁腹痛发作有时，又可作为判断肠中燥屎已成的根据。燥屎既结，当然大便不通了。

● 【原文】

病人烦热，汗出则解。又如疟状，日晡所发热者，属阳明也。脉实者，宜下之；脉浮虚者，宜发汗。下之与大承气汤，发汗宜桂枝汤。**方二十六。大承气汤用前第二方。桂枝汤用前第二十一方。**［240］

【白话解】

病人心烦、发热，经过发汗，病已解除。现又出现午后发潮热，好像发疟疾，这是邪传阳明。如果脉象实，宜用攻下法治疗；如果脉象浮虚，宜用发汗法治疗。攻下用大承气汤，发汗用桂枝汤。

【解析】

烦热因汗出得解，继又寒热起伏，如疟状，乃余热未清，势将传里。热著于日晡，恶寒不显，脉来沉实，是阳明腑实，宜下。如寒热起伏，脉来浮虚，病仍属表，应从汗解。腑实而满痛者，可予大承气汤，表证有汗者，可予桂枝汤。

● 【原文】

大下后，六七日不大便，烦不解，腹满痛者，此有燥屎也。所以然者，本有宿食故也，宜大承气汤。**方二十七。用前第二方。**［241］

【白话解】

用峻泻药攻下后，病人又出现六七天不解大便，烦躁不解，腹部胀满疼痛，这是肠中有燥屎的缘故，之所以这样，是因为下后余热未尽，与肠内宿食相结合而成燥屎，适宜用大承气汤治疗。

【解析】

阳明里实证，大下之后，便通热退，自然向愈。本条提出下后复见里实的一种情况，大下后又六七日不大便，同时烦躁不解，而且腹满胀痛，这是燥屎复结，仍当再进攻下，不可因已用大下而印定眼目，遽尔改弦易辙，反而

辨阳明病脉证并治

因循致误。六七日不大便，烦不解，腹满痛，就是肠有燥屎的确切证据。关于大下之后，何以会仍有燥屎？当是因这六七日所进的食物，由于传导不畅，糟粕未能排出而滞留肠中，与余邪相合又形成燥屎的缘故，"本有宿食"，就是对燥屎复结原因的说明。当然，是否可以再下，还应以辨证为前提，如果烦不太甚，腹微满不通，那么攻下法就应慎用，尤其是大承气汤。

●【原文】

病人小便不利，大便乍难乍易，时有微热，喘冒。不能卧者，有燥屎也，宜大承气汤。 方二十八。用前第二方。 [242]

【注释】

喘冒：喘，因实邪壅滞，气息不畅而喘；冒，因浊气上逆，而头目昏冒。

【白话解】

病人小便不通畅，大便忽而困难，忽而容易，时而有轻度发热，气喘，头昏目眩，不能平卧的，这是肠中有燥屎，宜用大承气汤攻下燥屎。

【解析】

小便利与不利，是诊断燥屎形成与否的重要依据。小便不利，津无大伤，胃肠余润，屎虽硬而未燥，尚可自下；小便自利，津液益耗，胃肠干燥，易成燥屎，因燥屎已成，大便自难；因小便不利，津液得以还入胃肠，又可使大便一时易下。时有微热是潮热，喘冒不能卧，使气粗、头目昏胀，腹必胀满，用大承气汤下之。

●【原文】

食谷欲呕，属阳明也，吴茱萸汤主之。得汤反剧者，属上焦也。吴茱萸汤。 方二十九。 [243]

吴茱萸一升，洗　人参三两　生姜六两，切　大枣十

二枚，擘

右四味，以水七升，煮取二升，去滓。温服七合，日三服。

【注释】

食谷欲呕：进食时气逆要呕。

【白话解】

进食后想呕吐的，属阳明胃寒证，可用吴茱萸汤主治。如果服吴茱萸汤后呕吐反而增剧的，则不属胃中虚寒，而是上焦有热。

吴茱萸汤方

吴茱萸一升（洗），人参三两，生姜六两（切片），大枣十二枚（剖开）。以上四味药，用水七升，煎煮成两升，去掉药渣，每次温服七合，每天服三次。

【解析】

阳明包括胃与大肠，本条提出食谷欲呕，属阳明，主要指胃寒气逆。胃主纳谷，胃气以下行为顺，胃寒则不能纳谷，胃气不降而上逆，所以食谷欲呕。既是阳明虚寒，温中降逆，用吴茱萸汤治疗。然而，食谷欲呕，服用吴茱萸汤后更加呕吐剧烈的，是上焦蕴热的缘故。

【原文】

太阳病，寸缓、关浮、尺弱，其人发热汗出，复恶寒，不呕，但心下痞者，此以医下之也。如不下者，病人不恶寒而渴者，此转属阳明也；小便数者，大便必硬，不更衣十日，无所苦也。渴欲饮水，少少与之，但以法救之。渴者，宜五苓散。**方三十。** [244]

猪苓去皮　白术　茯苓各十八铢　泽泻一两六铢　桂枝半两，去皮

右五味，为散。白饮和服方寸匕，日三服。

【白话解】

太阳病，寸部脉缓，关部脉浮，尺部脉弱，病人发热，汗出，怕冷，不呕吐，心下痞满不适的，这是医生误用攻下所致。假如没有误下，病人不怕冷而口渴的，这是邪传阳明。如果小便次数多，大便一定干硬，其人虽然十余天不解大便，也没有什么痛苦。如果口渴想要喝水的，可以给予少量汤水，用这种方法来缓解口渴。如果是水饮内蓄、气不化津所致的口渴，口渴不欲饮水，宜用五苓散通阳化气行水。

五苓散方

猪苓十八铢（去皮），泽泻一两六铢，白术十八铢，茯苓十八铢，桂枝半两（去皮）。以上五味药，捣成极细末，做成散剂，每次用米汤冲服一方寸匕（古代量具，为边长一寸的方形药匙），一天服三次。

【解析】

本段语言重复不相连续，故注家多疑有厥文或杂入释文。推其义，太阳证未罢者不可下，下之易成痞结。传入阳明，亦有经腑之别。胃热渴饮，须适当控制饮水，以防多饮形成蓄水。

脉浮缓而弱，发热汗出恶寒，是太阳中风，不呕，提示排除少阳证，应予桂枝汤解表。心下痞，可由误下所致。不恶寒而口渴，是将转属阳明。小便数，肠液亦少，势必大便硬结。不大便十日，却腹无胀满，其结不甚，不能作燥屎论。如渴欲饮水，经热虽炽，须少少与之，多饮易成蓄水。既成蓄水，宜用五苓散以温阳化气行水。

本条辨证有三：一是太阳病恶寒未罢者，宜先解表，误下易成痞，二是太阳转属阳明，应别经腑，入腑而屎未燥者不宜下；三是渴饮者应少少与之，若成蓄水，可用五苓散助气、化水。

伤寒论白话解

202

脉阳微，而汗出少者，为自和一作如也；汗出多者，为太过。阳脉实，因发其汗，出多者，亦为太过。太过者，为阳绝于里，亡津液，大便因硬也。[245]

【注释】

① 脉阳微：脉浮虚无力。

② 阳脉实：脉浮盛有力。

③ 阳绝于里：阳气独盛于里。

【白话解】

脉象浮取微弱和缓、汗出少时，是正气驱邪，津液未伤，邪去正安，病得痊愈。如果汗出多，则是汗出太过，津液势必损伤。脉象浮而充实有力，主表有实邪，当用发汗解表法治疗，如果汗出多的，也是汗出太过。汗出太过，就会导致津液损伤，阳热盛于里，大便因而硬结。

【解析】

阳脉指浮取，"脉阳微"，即脉浮弱。脉浮弱而汗出少，脉症相符，故谓自和，如汗出多，津液易伤，故谓太过。阳脉实，即脉浮实，当发汗。但汗出过多，亦亡津液，故亦为太过。前者指中风，后者指伤寒。解肌或发汗，均应掌握病机，结合患者体质不可过剂，否则耗伤津液，形成大便硬结。亡津液即亡阴，阴亡而阳无所附，故谓阳绝于里。

●**【原文】**▨▨▨▨▨

脉浮而芤，浮为阳，芤为阴，浮芤相搏，胃气生热，其阳则绝。[246]

【注释】

芤：脉中空无力，状如葱管，因名为芤，主阴血不足。

【白话解】

脉浮而芤，浮主阳气盛，芤主阴血虚，浮脉与芤脉相合，胃气偏亢则生热，阳热亢盛至极，阴液亏虚，因而形成大便硬结之证。

【解析】

脉浮属阳，芤为阴不足，浮芤同见，阴虚内热。胃气生热，是热在胃肠。阴虚胃热与胃热烁阴相互因果，终必阴亡而单无所附，故云阳绝。

以上两条，论述阴液内虚形成胃热便结，立法润下，以别于燥屎腑实之治。

● 【原文】

跌阳脉浮而涩，浮则胃气强，涩则小便数，浮涩相搏，大便则硬，其脾为约，麻子仁丸主之。 方三十一。[247]

麻子仁二升　芍药半斤　枳实半斤，炙　大黄一斤，去皮　厚朴一尺，炙，去皮　杏仁一升，去皮尖，熬，别作脂

右六味，蜜和丸如梧桐子大。饮服十丸，日三服，渐加，以知为度。

【注释】

跌阳：冲阳穴，在足背动脉搏动处，属足阳明胃经。

【白话解】

跌阳脉浮而涩，浮主胃热亢盛，涩是小便频数，阴液不足。胃热津亏，肠中干燥，大便因而硬结。这是脾不能为胃转输津液所致，用麻子仁丸主治。

麻子仁丸方

麻子仁二升，芍药半斤，枳实半斤（炙），大黄一斤（去皮），厚朴一尺（炙，去皮），杏仁一升（去皮尖，炒，另外研成膏脂状）。以上六味药，共为细末，炼蜜为丸，如梧桐子大，每次服10丸，每日服3次，并逐渐加量，直至病愈为度。

【解析】

跌阳脉专候脾胃，跌阳脉浮，为胃中有热，胃气亢盛，故脉应之而浮；涩为脾阴不布，故脉应之而涩。胃强脾弱，则弱者受强者之约束，而气馁不用，因此，脾失转输，津液不能四布，而但输膀胱，所以小便数而大便干硬。由于胃热肠燥，所以治宜麻子仁丸润肠通便，而不宜单纯苦寒攻下。

● 【原文】

太阳病三日，发汗不解，蒸蒸发热者，属胃也，调胃承气汤主之。 方三十二。用前第一方。 [248]

【注释】

蒸蒸发热：高热炽盛貌。

【白话解】

太阳病，经过三天，用发汗法治疗而病不解除，高热炽盛的，是转属阳明，用调胃承气汤主治。

【解析】

蒸蒸发热是热高如蒸伴多汗。太阳病发汗后，汗出热不解，反见蒸蒸高热。恶寒已罢者，是病转属阳明，故云属胃。蒸热多汗，胃中必燥，治宜调胃承气汤清燥通便。说宜调胃承气汤，则腹满便难，虽然没有提及，也是不难推知的。

● 【原文】

伤寒吐后，腹胀满者，与调胃承气汤。 方三十三。用前第一方。 [249]

【白话解】

伤寒表证，使用吐法后，出现腹部胀满硬痛的，用调胃承气汤主治。

【解析】

用过吐法之后，见到腹部胀满，可以推知，在上之邪虽得到排除，而中焦之邪却化燥成实，这时自应治以下法。但吐后胃气必受损伤，又不宜峻下，调胃承气汤当是最适合的方剂，所以说予调胃承气汤。

●【原文】

太阳病，若吐，若下，若发汗后，微烦，小便数，大便因硬者，与小承气汤和之愈。 方三十四。用前第二方。［250］

【白话解】

太阳表证，用催吐、攻下或发汗后，出现轻微心烦，小便频数，大便硬结的，用小承气汤和畅胃气、攻下里实，就可痊愈。

【解析】

太阳病，或用催吐，或攻下，或发汗后，津液受伤，表邪传里化燥成实，邪热扰神则微烦，小便数则津液下泄，于是肠中干燥而大便硬结，但燥结的程度尚不太甚，故只宜用小承气汤以调和胃肠、轻下热结和下之。

●【原文】

得病二三日，脉弱，无太阳柴胡证，烦躁，心下硬，至四五日，虽能食，以小承气汤，少少与，微和之，令小安，至六日，与承气汤一升。若不大便六七日，小便少者，虽不受食，一云不大便。但初头硬，后必溏，未定成硬，攻之必溏；须小便利，屎定硬，乃可攻之，宜大承气汤。 方三十五。用前第二方。［251］

【白话解】

患病二三天，脉象弱，无太阳、少阳证，烦躁不安，胃脘部痞胀硬结，到了四五天，虽能进食，也应先给予少量小承气汤，以微微调畅胃气，使病情稍挫，到了第六天，再给予小承气汤一升。如果大便不解六七天，而小便短少的，则津液当还于肠中，虽然不能饮食，也不是燥屎内结，而是大便初出干硬，后出稀溏，如果攻下必成溏泄。必须小便通利，大便始会坚硬，这样才可攻下，宜用大承气汤。

【解析】

本条辨证关键，首在脉弱，其次为能食不能食、小便利与不利。烦躁、心下硬，是里热已炽，腑实将成，可排除太阳、少阳证，小承气汤是对证之方，何以叮嘱"少少与之?"如此审慎，原因在于脉弱。弱为阴脉，属虚，虽能食，亦不可攻。如脉见滑实、沉实，无须犹豫，攻之可也。小便利，始能确诊屎硬可攻，宜大承气汤。

●**【原文】**

伤寒六七日，目中不了了，睛不和，无表里证，大便难，身微热者，此为实也，急下之，宜大承气汤。 方三十六。用前第二方。[252]

【注释】

① 目中不了了：视物不清楚。

② 睛不和：眼珠转动不灵活。

③ 无表里证：没有典型的表证和里实证。也有人认为是无少阳半表半里证。

【白话解】

外感病六七天，出现视物模糊不清，眼球转动不灵活，既无头痛、畏寒等表证，又无谵语、腹满痛等里证，大便难以解出，体表有轻微发热的，这是燥热内结成实，而又真阴欲涸，应急下存阴，适宜用大承气汤。

【解析】

本条为阳明急下症之一，虽然没有明显的表证，也没有典型的里实证，仅是大便难，身微热，但突然发生目中不了了，而且眼球转动不灵活，这是燥热灼烁，真阴将竭的反映，因此，必须用大承气汤急下，否则就将燎原莫救。

● **【原文】**

阳明病，发热汗多者，急下之，宜大承气汤。 方三
十七。用前第二方，一云大柴胡汤。[253]

【白话解】

阳明腑实证，又见发热、汗出多，应急下存阴，宜用大承气汤。

【解析】

阳明病发热多汗，是里热炽迫使体液外泄，胃燥化实。见大便难，是病已入腑，应急下，保阴防变。

陆渊雷云："阳明病，谓胃实可下之证也，否则发热汗多，与白虎汤证何别……本有可下之证，复发热汗多，则胃愈燥，津愈竭，故宜急下。"

● **【原文】**

发汗不解，腹满痛者，急下之，宜大承气汤。 方三十
八。用前第二方。[254]

【白话解】

发汗以后，不仅病未解除，反而出现腹部胀满疼痛，是发汗伤津，燥热迅速内结成实，应急下存阴，宜用大承气汤。

【解析】

承上条而突出腹诊。发汗，示汗出，汗出热不解，不恶寒，腹满痛，是腑实已成，无虚象可见，应乘势急下；免致伤阴烁营，神昏谵妄之变。

● **【原文】**

腹满不减，减不足言，当下之，宜大承气汤。 方三十
九。用前第二方。[255]

【白话解】

腹部胀满持续不减轻，即使减轻，也微不足道的，是实邪内阻的征象，应当攻下，可用大承气汤。

【解析】

腹满有虚实之辨，虚寒腹满，由于脾虚不运而寒凝气滞，里阳时通时闭，其腹满常有缓解的时候。实热腹满，由于燥屎阻结，气滞不通，因而腹满无轻减之时，所谓"腹满不减，减不足言"，正是对阳明燥实腹满特征的描绘。这种腹满，必须治以攻下，所以宜用大承气汤。

⊙**【原文】**

阳明、少阳合病，必下利，其脉不负者，为顺也。负者，失也，互相克贼，名为负也。脉滑而数者，有宿食也，当下之，宜大承气汤。**方四十·用前第二方。** [256]

【注释】

① 其脉不负：阳明属土，少阳属木，若木不克土，未见少阳之脉，而见阳明之脉，是为"其脉不负"。

② 负者：木邪克土，而纯见少阳弦脉，为负、为逆。

【白话解】

阳明、少阳两经合病，邪热下迫大肠，势必发生腹泻。如果木不克土，而见实大滑数之脉，与阳明实热相符的，是顺证；如果木邪克土，纯见少阳弦脉的，是逆证。现脉象滑而数，是阳明有宿食内停、宿滞内阻，应当攻下宿滞，可用大承气汤。

【解析】

三阳病各有主脉，太阳病脉浮，少阳病脉弦，阳明病脉大，何经的病邪偏重，即反映出何经的脉象。本证阳明、少阳合病，邪热下迫大肠，所以发生下利。此时脉象若实大滑数，则阳明偏胜，不受木克，就为不负，为顺证；如见少阳弦脉，则表明木邪偏胜，木必克土，所以为负、为失。如脉见滑数，多为宿食之症，宿食可下，故宜大承气汤。

⊙**【原文】**

病人无表里证，发热七八日，虽脉浮数者，可下之。假

令已下，脉数不解，合热则消谷喜饥。至六七日不大便者，有瘀血，宜抵当汤。**方四十一。用前第二十四方。**［257］

【白话解】

病人发热七八天，既无头痛、畏寒等太阳表证，又无腹满、谵语等阳明里证，虽然脉象浮数，也可用泻下法泄热。假如已经攻下，脉浮已除，而脉数不解，是气分之热已解而血分之热未除，邪热与瘀血相合，所以出现容易饥饿，能够饮食，六七天不解大便。这是瘀血停蓄，宜用抵当汤攻下瘀血。

【解析】

发热七八日，病属阳明。脉见浮数，浮数属表热，热在表今不恶寒，故云无表证；另外，无腹满痛之腑实证，故云无里证。持续发热，热久津伤，津伤则胃燥，当有不大便或大便难，可在将实未实之际，因势利导，故云可下。下后仍脉数，即热仍不解。反能食善饥，六七日后，又不大便，云有瘀血，当少腹硬满，小便自利，可用抵当汤。若服后热亦不解，下利不止，则里热烁血，形成下利脓血。恽铁樵认为："本条文气不贯，证据不足，病理不可通，抵当是大方，不可妄试，当阙疑。"

【原文】

若脉数不解，而下不止，必协热便脓血也。［258］

【白话解】

如果攻下后脉数不除，而又腹泻不止的，是热邪下迫，势必会出现协热下利、解脓血便的变证。

【解析】

下后脉数不解，里热未除可知。下利不止，是中气因下而伤；瘀血被热所蒸腐，故协热而便脓血。

【原文】

伤寒发汗已，身目为黄，所以然者，以寒湿一作温在

里不解故也。以为不可下也，于寒湿中求之。[259]

【白话解】

伤寒病，发汗以后，出现全身及两目发黄，这是因为发汗太过，损伤中阳，寒湿郁滞在里不解的缘故，治疗应当温化寒湿，不可用攻下法。

【解析】

本条讲病人素有寒湿在内，脾胃阳气不足，患伤寒而用汗法，外邪虽去，里阳更虚，因而寒湿愈甚，湿郁不化，则郁而发黄。这种发黄为阴黄，与湿热发黄的阳黄不同。阳黄的黄色鲜明，且必伴有其他热证；阴黄的黄色晦暗，由于阳微湿困，必伴有其他寒证，不难区别。既然与湿热发黄迥异，当然不可用清泄方法，所以，当于寒湿中求之。

●**【原文】**

伤寒七八日，身黄如橘子色，小便不利，腹微满者，茵陈蒿汤主之。 方四十二。用前第二十三方。 [260]

【白话解】

外感病六七天，皮肤发黄如橘子色，小便不通畅，腹部稍感胀满的，用茵陈蒿汤主治。

【解析】

本条讨论湿热发黄的辨证要点和治疗方法。湿热发黄的黄色鲜明，与寒湿发黄的黄色晦暗截然不同，特举出"如橘子色"来形容，这样，就更有利于辨证。由于湿热郁滞，所以小便不利，腹部微满，病势偏重于里，故以茵陈蒿汤清热利湿退黄。

●**【原文】**

伤寒，身黄发热，栀子柏皮汤主之。 方四十三。 [261]

肥栀子十五个，擘　甘草一两，炙　黄柏二两

右三味，以水四升，煮取一升半，去滓。分温再服。

【白话解】

外感病，症见皮肤发黄，发热，用栀子柏皮汤主治。

栀子柏皮汤方

　　肥栀子十五个（剖开），甘草一两（炙），黄柏二两。以上三味药，用水四升，煎煮成一升半，去掉药渣，分两次温服。

【解析】

　　身黄发热，为湿热互郁，无恶寒或腹满，以栀子柏皮汤清热利胆泄湿。此为热病发黄通治之法。"外无可汗之表证，内无可下之里证，故唯宜栀子柏皮汤清之也"。

● **【原文】**

　　伤寒，瘀热在里，身必黄，麻黄连轺赤小豆汤主之。

方四十四。[262]

　　麻黄二两，去节　连轺二两，连翘根是　杏仁四十个，去皮尖　赤小豆一升　大枣十二枚，擘　生梓白皮切，一升　生姜二两，切　甘草二两，炙

　　右八味，以潦水一斗，先煮麻黄再沸，去上沫，内诸药，煮取三升，去滓。分温三服，半日服尽。

【白话解】

　　外感病，湿热郁滞在里，身体必定发黄，如果兼有头痛、畏寒、无汗、身痒等表证，用麻黄连轺赤小豆汤主治。

麻黄连轺赤小豆汤方

　　麻黄二两（去节），连轺二两（即连翘根），杏仁四十个（去皮尖），赤小豆一升，大枣十二枚（剖开），生梓白皮（切细）一升，生姜二两（切片），甘草二两（炙）。

以上八味药，用雨水一斗，先加入麻黄煎煮一二滚，除去上面的白沫，再加入其他药物，共煎煮成三升，去掉药渣，分三次温服，半天服完。

【解析】

麻黄连翘赤小豆汤，治湿热郁结，病机偏重于表。郁热在里发黄，用宣发之剂，粗读似不可解，与前文所述郁热在里发黄用茵陈蒿汤似有抵牾。此文简赅，前后对照，综合研究，始能洞察全貌。前文郁热在里，证则渴饮，头部偏汗，小便不利，当属里热实证，重心在里，故宜茵陈蒿汤泄里，本条不见渴饮，里热不重，不云汗出，是属表闭，重心在表，故用麻黄连翘赤小豆汤宣发。以上四条，论述热病发黄及治法。湿热郁遏，不得外泄，证多偏汗或无汗，小便不利，脘痞腹满。偏于湿者，以温脾化湿为主，偏于热者，以清热为主，泄湿为辅，偏于里者宜清化湿热，兼以泄里，偏于表者，则以宣泄为主。

辨少阳病脉证并治

方一首，并见三阳合病法

● 【原文】

少阳之为病，口苦，咽干，目眩也。[263]

【注释】

目眩：头晕目眩，视物昏花。

【白话解】

少阳病的主要症候特征，是口苦、咽喉干燥、头目昏眩。

【解析】

口苦、咽干、目眩，非少阳独有，只能视为少阳病之副症，不能作为六经分型中少阳病标准。以本条为提纲，诸注家多有异议。少阳病脉证，太阳篇中论述颇详，阳明篇亦有补充。"往来寒热，胸胁苦满，嘿嘿不欲饮食，心烦喜呕""脉弦"为其主要证候。当以"寒热往来，胸胁苦满"作为提纲。

口苦、咽干、目眩，是胆火上炎，胆属足少阳经，故以胆经证列于篇首。

● 【原文】

少阳中风，两耳无所闻，目赤，胸中满而烦者，不可吐下，吐下则悸而惊。[264]

【注释】

中风：此处当是感受风热之邪。

【白话解】

少阳感受风热邪气，耳聋听不到声音，眼睛发红，胸中满闷而烦躁不安。不可用吐法或下法治疗。如果误用吐法或下法，就会出现心悸不宁及惊恐不安的变症。

【解析】

足少阳之脉，起于目锐眦，走耳中，下胸贯膈，风热之邪随经上扰，壅遏清窍，则耳聋目赤，少阳经气郁滞，则胸中满而烦。并不是有形实邪，当然不可用吐法和下法。如果误用吐下，势必损气耗液，引起心悸、惊惕等变症。

○【原文】 ▬▬▬▬▬▬▬

伤寒，脉弦细，头痛发热者，属少阳。少阳不可发汗，发汗则谵语，此属胃。胃和则愈，胃不和，烦而悸。[265]

【白话解】

外感病，脉象弦细，头痛发热，是证属少阳。少阳病不能用发汗法治疗，误发其汗，损伤津液，津伤胃燥，邪传阳明，就会出现谵语。如果通过治疗，胃气得以调和，就会痊愈；如果胃气不和，就会出现烦躁、心悸的变症。

【解析】

本条也是讨论脉症合参的辨证方法。三阳病都有头痛发热，但脉有不同，太阳病为正气抗邪于表，其脉必浮；阳明病为热势炽盛而正气不虚，其脉必大。少阳病当从表入里的过渡阶段，邪已去表故脉不浮，虽化热而热势未盛，故脉不大，而是脉象弦细。因此根据脉弦细来参合头痛发热，就可以确诊为病属少阳。病不在表，自非汗法所宜，所以有不可发汗之禁。误汗则津液外越，里热更炽，于是胃燥成实而发生谵语。

○【原文】 ▬▬▬▬▬

本太阳病不解，转入少阳者，胁下硬满，干呕不能食，往来寒热，尚未吐下，脉沉紧者，与小柴胡汤。 方一。 [266]

柴胡八两　人参三两　黄芩三两　甘草三两，炙　半夏半升，洗　生姜三两，切　大枣十二枚，擘

右七味，以水一斗二升，煮取六升，去滓，再煎取三升。温服一升，日三服。

【白话解】

太阳病，没有解除，病邪传入少阳，出现胁下痞硬胀满，干呕，不能进食，发热、怕冷交替而作，如果没有使用涌吐或攻下法，而见脉沉紧的，可用小柴胡汤治疗。

小柴胡汤方

柴胡半斤，黄芩三两，人参三两，半夏半斤（用水洗），甘草（炙）、生姜各三两，大枣十二枚，剖开。以上七味药，加水一斗二升，煮至六升，去掉药渣，再煎煮成三升，每次温服一升，一日服三次。

【解析】

本条首先提出本太阳病不解，转入少阳，表明是自太阳传来。胁下硬满，干呕，不能饮食，往来寒热，无疑为少阳的主症，可是脉却非弦细，而是沉紧，脉与症不符。脉沉紧，一般应是少阴里寒，而不是少阳病，此时的脉沉紧，乃与太阳病脉浮紧相对而言，特提出尚未吐下，这是结合问诊，极有参考价值。若是经过吐下，沉紧则可能是正伤邪陷于里；未经吐下，只表明邪已内传，但不是邪陷，况且少阳主症已具，脉症合参，因此断为邪在少阳，可治以小柴胡汤。似乎是舍脉从症，实际上仍是脉症合参，具体分析，不应仅就表面简单理解。

【原文】

若已吐下、发汗、温针，谵语，柴胡汤证罢，此为坏病。知犯何逆，以法治之。[267]

【白话解】

假如已经使用涌吐、泻下、发汗、温针等治法，柴胡证已解，而见谵语的，这是坏病。应该详审其误治之因，详查演变为何种症候，然后随证选用适当的方法治疗。

【解析】

少阳病治宜和解，汗、吐、下、温针都应禁用，不管误用哪一种方法，都会引起变症。谵语，就是误治的变症之一，还会有其他变症。从"柴胡证罢，此为坏病"，可见不是专指谵语，应该遵循救误的原则，"知犯何逆，以法治之"。本条经过误治，柴胡证已罢，就不是柴胡汤所能主治，所以说以法治之。

○【原文】

三阳合病，脉浮大，上关上，但欲眠睡，目合则汗。
[268]

【注释】

上关上：脉象浮大而长，从关部上至寸口的意思。

【白话解】

太阳、阳明、少阳三经同时俱病，其脉浮大而弦直，只想睡眠，眼睛闭合就会出汗。

【解析】

太阳、阳明、少阳三经同时患病，为三阳合病。脉浮大，浮为太阳之脉，大为阳明之脉，上关上指脉形弦长，为少阳之脉。但欲眠睡，颇似阴盛阳虚的少阴病，但少阴阴盛阳虚，脉必沉而微细；本证脉浮大弦长，可见绝非少阴，而是枢机不和。且少阴病必是无热恶寒，本证必有阳热见症，不难区别。

至于目合则汗，亦缘于少阳半里之热，目合时卫气行于阴而里热甚，表阳不固，因而热迫液泄，腠理开而盗汗出。少阳为枢，外邻太阳，内接阳明，三阳合病，以少阳为主，所以盗汗责之少阳胆热，而与阳明热盛的自汗出之病机有着浅深轻重的不同。

● 【原文】

伤寒六七日，无大热，其人躁烦者，此为阳去入阴故也。[269]

【注释】

阳去入阴：去表入里的意思。

【白话解】

外感病六七天，表热已不显，却见病人躁烦不安的，这是表邪传里的缘故。

【解析】

表为阳，里为阴，无大热谓表无大热，与麻杏甘石汤证无大热的性质一样，烦躁不安，由于里热炽盛，这是邪已从表入里，所以说"阳去入阴"，这是通过前后病情比较并根据现有症候分析得出的结论。也有人认为阳去入阴是阳证转为阴证，但是从整个病程来看，这种可能很少。无大热不等于无热，可见理解成阴证是不确切的。

● 【原文】

伤寒三日，三阳为尽，三阴当受邪。其人反能食而不呕，此为三阴不受邪也。[270]

【白话解】

外感病第三天，邪气已传尽三阳经，应当传入三阴经。此时，如果病人反而能够进食而不呕吐的，这是邪气没有传入三阴经。

【解析】

此条与太阳病篇第5条"伤寒两三日，阳明、少阳证不见者，为不传也"的精神是一致的，旨在强调病情传变与否，不应拘于日数。所谓伤寒三日，三阳为尽，三阴当受邪，乃是计日传经的传统旧说，实际很少这样，绝对不可拘泥。病情的传变与否，以及如何传变，取决于多方面的因素，今能食而不呕，表明胃气调和，邪就不会传入三阴，从而断定三阴不受邪，这对于病变转归、病势进退的预断，具有普遍意义。

● 【原文】
伤寒三日，少阳脉小者，欲已也。[271]

【白话解】
外感病第三天，病在少阳，如果脉象小，是邪气已衰，疾病将要痊愈的征象。

【解析】
根据《素问·热论》，伤寒三日，应为少阳受病。脉小是对脉大而言，《素问·脉要精微论》曰："大则病进。"脉大标志着邪气盛，故为病进；今脉小，则邪气不盛，所以为欲愈的征象。但必须症势亦见轻减，庶为欲愈；否则，脉虽小而症势加剧，则为邪盛正衰，而不是愈候。

● 【原文】
少阳病欲解时，从寅至辰上。[272]

【白话解】
少阳病将要解除的时间，多在上午四时至十时之间。

【解析】
少阳属木，配四时则旺于春，配一日则旺于寅卯辰时，约在黎明或早晨，所以少阳病欲解，多在这段时间。

辨太阴病脉证并治

合三方，方三首

● 【原文】

太阴之为病，腹满而吐，食不下，自利益甚，时腹自痛。若下之，必胸下结硬。[273]

【注释】

① 自利：不因攻下而自泻利。

② 胸下结硬：胃脘部痞结胀硬。

【白话解】

太阴病的主要症候特征是，腹部胀满，呕吐，吃不进食物，腹泻特别厉害，腹部时时疼痛。如果误用攻下，就会导致胃脘部痞结胀硬。

【解析】

《伤寒论》所谓阳明与太阴，同属消化系疾病，其属热属实者，从阳明论治，属寒属虚者，从太阴论治。脾胃并称，谓"脾合胃"。凡腹胀满拒按，食不下，大便实，治在胃，凡腹胀满，得通较和，知饥不能食，大便稀溏，治在脾。治胃宜消宜下，治脾宜温宜补。本条主证为吐利腹满，食不下，有时腹痛，属寒属虚，当从太阴论治，而不宜下，下之益伤脾气，易成痞结。

● 【原文】

太阴中风，四肢烦疼，阳微阴涩而长者，为欲愈。

[274]

【注释】

阳微阴涩：此处阴阳作浮沉释，即浮取而微，沉取而涩。

【白话解】

太阴感受风邪，四肢疼痛而烦扰不安，脉象浮取见微，沉取见涩而转长的，为邪去正气来复的征象，疾病将要痊愈。

【解析】

太阴属脾，脾主四肢，太阴经感受风邪，所以四肢烦疼。脉浮取而微，是风邪不盛，沉取而涩，为里虚湿滞，此为邪入太阴，太阴中风，四肢烦疼之病脉。阳微虽为邪微，但阴涩为里不足，无力驱邪外出，则欲解而不得。欲愈的关键全在于由微涩脉转为长脉，涩脉转长为正气来复之征，正气复就有力驱邪外出，所以知为欲愈。

● **【原文】**

太阴病欲解时，从亥至丑上。[275]

【注释】

从亥至丑上：夜晚二十一时至次日三时。

【白话解】

太阴病将要解除的时间，多在二十一时到次日三时之间。

【解析】

《黄帝内经》："合夜至鸡鸣，天之阴，阴中之阴也。"脾为阴中之至阴，主旺于亥、子、丑三时，子时正值夜半，为阴极阳还之时。太阴病多为脾虚中寒证，得此时阴消阳长，阳从内生之助，有利于消除中寒，所以太阴病将愈也在其本经当旺的时间。

● **【原文】**

太阴病，脉浮者，可发汗，宜桂枝汤。 方一。 [276]

桂枝三两，去皮　芍药三两　甘草二两，炙　生姜三两，切　大枣十二枚，擘

右五味，以水七升，煮取三升，去滓。温服一升，须臾，啜热稀粥一升，以助药力，温覆取汗。

【白话解】

太阴病，脉象浮的，是外兼表证未解，可以用发汗法治疗，宜用桂枝汤。

桂枝汤方

桂枝三两（去皮），芍药三两，甘草二两（炙），生姜三两（切片），大枣十二枚（剖开）。以上五味药，捣碎前三味药，与后两药混合，加水七升，用微火煎煮成三升，去掉药渣，待药汁冷热适当时，服药一升，一日服三次。服药后一会儿，喝热稀粥一大碗，以助药力，并覆盖棉被约2小时，取暖保温来帮助发汗。

【解析】

脉浮，可发汗，而冠以太阴病，是腹满自利兼恶寒发热，即表里同病。如里证较缓，自汗出者，宜桂枝汤，先解其表。

【原文】

自利不渴者，属太阴，以其脏有寒故也，当温之，宜服四逆辈。 方二。 [277]

【注释】

① 脏有寒：太阴脾脏虚寒。

② 四逆辈：四逆汤一类的方药，应包括理中汤在内。

【白话解】

腹泻而口不渴的，是属于太阴病。因为脾虚有寒，应当用温补的方法治疗，可用四逆汤一类的方剂。

【解析】

自利不渴是太阴病虚寒下利的特点。因太阴脾阳虚弱，病则从寒湿而化，寒湿之气弥漫所以不渴，但也不是绝对如此，如果腹泻日久或腹泻很严重，津液外泄过甚，亦会产生口渴，不过渴并不甚，或渴喜热饮，所谓自利不渴，是指太阴初病，泻下程度并不严重。另太阳阳明合病而下利的葛根汤证，口亦不渴，因此仅据下利不渴，不能即指为太阴病，还须从其他方面加以辨证。仲景提出"脏有寒故也"一句，很有意义，凡是泻下清稀、舌苔白腻、脉形迟软等，都可从脏有寒施治，与葛根汤证之下利不渴属于表邪不解而里气不和者，自是不同。

●【原文】

伤寒脉浮而缓，手足自温者，系在太阴。太阴当发身黄，若小便自利者，不能发黄。至七八日，虽暴烦下利，日十余行，必自止，以脾家实，腐秽当去故也。[278]

【注释】

① 系在太阴：属于太阴。

② 脾家实：此处"实"字非指邪实，乃是脾阳恢复的意思。

③ 腐秽：肠中腐败秽浊的物质。

【白话解】

外感病，脉象浮而缓，手足自然温暖的，是病属太阴。太阴寒湿内郁，应当出现身体发黄，如果小便通畅，则湿能下泄，而不发黄。到了七八天，病人突然出现心烦、一日腹泻十多次，这是脾阳恢复，胃肠功能恢复正常，推荡腐秽积滞之物从下而去所致，因此，其腹泻一定会自行停止。

【解析】

本条自"伤寒脉浮而缓"至"系在太阴"，是对太阳中风和太阴证的辨证鉴别。太阳中风脉浮缓，必有发热、恶寒、头痛等表证。今脉浮缓而手足自温，则知身体并不发热，当然亦无其他表证，所以脉浮缓为病不在太阳而在太阴，这是两者的区别。

● 【原文】▰▰▰▰▰▰▰▰▰▰▰▰▰▰▰▰

本太阳病，医反下之，因尔腹满时痛者，属太阴也，桂枝加芍药汤主之；大实痛者，桂枝加大黄汤主之。
方三。 [279]

桂枝加芍药汤方

桂枝三两，去皮　芍药六两　甘草二两，炙　大枣十二枚，擘　生姜三两，切

右五味，以水七升，煮取三升，去滓。温分三服。本云，桂枝汤今加芍药。

桂枝加大黄汤方

桂枝三两，去皮　大黄二两　芍药六两　生姜三两，切　甘草二两，炙　大枣十二枚，擘

右六味，以水七升，煮取三升，去滓。温服一升，日三服。

【白话解】

本来是太阳表证，医生反而用攻下法治疗，出现腹部胀满时作疼痛的，这是误下伤脾，邪陷太阴，用桂枝加芍药汤主治；如果出现腹满硬痛、大便不通，是实邪内阻，用桂枝加大黄汤主治。

┌─────────────────────────────────┐
│ **桂枝加芍药汤方**

桂枝三两（去皮），芍药六两，甘草二两（炙），大枣十二枚（剖开），生姜三两（切片）。以上五味药，用水七升，煎煮成三升，去掉药渣，分三次温服。旧本说：现用桂枝汤加芍药。
└─────────────────────────────────┘

桂枝加大黄汤方

桂枝三两（去皮），大黄二两，芍药六两，生姜三两（切片），甘草二两（炙），大枣十二枚（剖开）。以上六味药，用水七升，煎煮成三升，去掉药渣，每次温服一升，一日服三次。

【解析】

太阳病误下伤脾，邪陷太阴，脾伤气滞络瘀，以致发生腹满疼痛等症，基于症情的轻重，治疗就有不同，轻者仅腹满时痛，治宜温阳和络，桂枝加芍药汤主之；重者则腹部大实痛，仅用温阳和络法，力难胜任，还当兼用泻实导滞法，宜桂枝加大黄汤。本证腹满时痛与太阴病提纲条所述的"腹满时痛"，其性质并不全相同。提纲证不但腹满时痛，而且自利益甚，全属太阴虚寒，故治以温脾祛寒，可用理中汤。本证不兼自利，因为脾伤气滞络瘀，所以治用桂枝加芍药汤温阳和络。

●**【原文】**

太阴为病，脉弱，其人续自便利，设当行大黄、芍药者，宜减之，以其人胃气弱，易动故也。下利者，先煎芍药二沸。[280]

【注释】

行：此处作"用"字解。

【白话解】

太阴病，脉象弱，病人虽暂时未腹泻，其后一定续发腹泻。对于这种病人，假如应当使用大黄、芍药的，也应当减量使用。这是因为病人脾胃之气虚弱，容易受到损伤的缘故。

【解析】

本条举例说明临床用药，必须注意患者体质，体质弱的，攻伐药应慎用，或减轻用量。太阴病，脉弱，为中气虚弱的现象，其人续自便利，是推测之词，因脾虚气陷而清阳不升，最易发生腹泻，暂时虽然便硬，其后大多会续自发生腹泻。凡是寒性攻伐之药，均宜慎重使用，即使有腹满时痛或大实痛而需要使用大黄、芍药者，亦必须减轻其用量，因中气虚弱，则易致下利，否则必致更虚而下利不止。

由此可知，桂枝加芍药汤主治不同于一般虚证，桂枝加大黄汤主治也不同于阳明实证。

辨少阴病脉证并治

合二十三法，方一十九首

○【原文】
少阴之为病，脉微细，但欲寐也。[281]

【注释】
① 脉微细：微是脉的搏动轻微无力，属于阳气衰弱；细是脉的形态细小，属于营血不足。

② 但欲寐：迷迷糊糊似睡非睡的状态。

【白话解】
少阴病是脉象微细、精神萎靡、神志迷糊欲睡。

【解析】
本条为少阴病提纲证。病入少阴，阳虚而阴亦不足，阳虚则精神萎靡、蜷卧、恶寒、手足逆冷、下利、小便清、脉微细，阴不足则心烦、口渴、咽痛、脉沉数。

○【原文】
少阴病，欲吐不吐，心烦，但欲寐，五六日自利而渴者，属少阴也。虚故引水自救。若小便色白者，少阴病形悉具。小便白者，以下焦虚，有寒，不能制水，故令色白也。[282]

【注释】
① 欲吐不吐：要吐而又不得吐出之状态。

② 下焦：这里指肾脏。

【白话解】

少阴病，想吐而又吐不出，心中烦躁不安，精神萎靡不振，神志迷糊欲睡，到了五六天，出现腹泻而口渴的，是病在少阴，由于少阴阳气虚弱，不能蒸化津液，所以口渴。如果小便清亮，那么少阴病症就确定无疑。这是因为小便清亮，是下焦虚寒、不能化气行水的确证。

【解析】

本条分两节讨论。

自"少阴病"至"虚故引水自救"为一节，是叙述少阴阳虚的吐利症状。少阴病，欲吐不吐，是下焦阳气衰微，寒邪上逆的缘故。由于虚寒下利，肠胃空虚，所以虽欲呕吐，而复不能吐。阴盛于下，则虚阳易于上扰，所以出现心烦。这种心烦，和阳明胃实的心烦，以及栀子豉汤证的虚烦，性质上完全不同。阳明胃实的心烦，必有一系列热实证，如便秘、腹满痛、舌苔黄燥、口干燥等症状。栀子豉汤证的心烦，为余热留扰胸膈，必有心中懊憹等情况。本证的心烦，必有下利、脉微细等下焦虚寒见症，因此，在鉴别上并不太困难。但欲寐，是少阴虚寒主要症状之一，和心烦并见，更证明这种心烦是属少阴虚寒，而非邪热内扰，心虽烦而仍欲寐，则阳衰神愦可知。自利而渴，亦属少阴阳虚现象，此种口渴，不是阳热有余，消烁津液，而是真阳不足，不能蒸化津液上承，其渴必喜热饮，且饮量亦必不多，所谓虚故引水自救，就是具体的说明。太阴属脾实寒湿，所以自利不渴；少阴属下焦阳虚，不能蒸化津液上承，所以自利而渴。但与阳经实热证的口渴下利，又必须作出区别。大凡阳证下利，利必臭秽，肛门灼热，苔必黄垢，且必伴有身热、脉数等脉症，而少阴阳虚的下利口渴，利必清稀溏泄，或完谷不化，苔白润，且必伴有恶寒、脉微等脉症。

从"若小便色白者"至"故令色白也"为又一节，说明小便色白是诊断少阴病阳虚寒盛的重要依据。

从辨证上来说，欲吐不吐、心烦，以及自利而渴，诊为阳虚寒盛，尚嫌证据不足，只有小便色白清长，才完全排除属热的可能，从而确诊为阳虚寒盛，所以说"若小便色白者，少阴病形悉具"。少阴下利而渴，是下焦阳虚寒盛，无阳以温，不能制水，所以小便清长，若阳热下利，则小便无不短赤。

● 【原文】

病人脉阴阳俱紧，反汗出者，亡阳也，此属少阴，法当咽痛而复吐利。[283]

【白话解】

病人寸关尺三部脉都沉紧，紧脉主寒，病人本应当无汗，却反而汗出的，是阳气外亡的征象，这属于少阴亡阳证，应当见到呕吐、腹泻、咽喉疼痛等症。

【解析】

脉紧主寒，脉阴阳俱紧，则为寒邪已直侵少阴。太阳伤寒，脉阴阳俱紧，是浮而紧；少阴病，脉阴阳俱紧，是沉而紧。阴证本不当有汗，现在反见汗出，这是阴寒太甚，阳虚不能固外而从外脱的现象。里寒盛而阳外脱，所以当有吐、利、咽痛等情况发生。因少阴脉循喉咙，虚阳循经上越，郁于咽嗌，则咽痛；阴盛于内，中阳不守，则上吐下利。

少阴病既吐且利，阴寒已盛，若再见咽痛汗出，亡阳之变即在顷刻，此时应急投大剂姜、附以回阳固脱，若因循失治，那是非常危险的。

本证咽痛，由于阴寒极盛，格阳于上，阳上浮所致，大多不红不肿，和实证咽痛完全不同，切不可治以清热利咽等通套药方，也不需要单独治疗，得姜、附回阳以后，火归本位，则咽痛亦自能痊愈。

● 【原文】 ▰▰▰

少阴病，咳而下利，谵语者，被火气劫故也，小便必难，以强责少阴汗也。[284]

【注释】

强责：过分强求的意思。强责少阴汗，是不当发汗而强用发汗的方法。

【白话解】

少阴病，症见咳嗽、腹泻，如果出现谵语，这是用火治法强迫发汗所导致的变症，病人小便一定难以解出。

【解析】

少阴病本有寒化、热化的不同，咳而下利的症候，也有从阴化寒、从阳化热的区别。从寒化的，用真武汤，从热化的，用猪苓汤，这是一般的大法。今文中指出"被火气劫"一句，是从谵语的症状悟出，因为使用火法必然损及阴液，心阴受伤以致心神浮越，因而出现谵语；肾主二便，今强迫少阴之汗，津液受伤，化源不继，是以小便难。

● 【原文】 ▰▰▰

少阴病，脉细沉数，病为在里，不可发汗。[285]

【白话解】

少阴病，脉象沉细数，是病在里，不能用发汗法治疗。

【解析】

本条提示少阴病属里证，当禁汗，如误用之，就会导致伤津或亡阳的危险。

● 【原文】 ▰▰▰

少阴病，脉微，不可发汗，亡阳故也。阳已虚，尺脉弱涩者，复不可下之。[286]

【白话解】

少阴病，脉象微，为阳气虚弱，所以不能发汗。如果阳气已虚，又见尺脉弱涩的，是阴血亦亏，不仅不能发汗，也不能泻下。

【解析】

本条提示阳虚禁汗，阴血虚禁下。汗、下为攻邪之法，无论阳虚、阴虚，汗、下皆不可用。

●**【原文】**

少阴病，脉紧，至七八日，自下利，脉暴微，手足反温，脉紧反去者，为欲解也。虽烦，下利必自愈。[287]

【白话解】

少阴病，脉象紧，到了七八天，出现腹泻，脉象忽然由紧转微弱，手足反而变温暖的，这是阳复阴去、疾病将要解除的征象。此时虽然出现心烦、腹泻，势必会自行恢复。

【解析】

少阴病脉紧下利，是里寒，手足必凉，如突见脉微，似转剧恶化，但手足反温，脉反不紧，是为阴证转阳。微细为少阴本脉，可知其病将愈。烦之见于阳证为热郁，见于阴证为转阳，故少阴病见烦为顺，其下利亦可自愈。

●**【原文】**

少阴病，下利，若利自止，恶寒而踡卧，手足温者，可治。[288]

【白话解】

少阴病，腹泻，如果腹泻自行停止，手足转温暖的，虽见畏寒蜷曲而卧，也属于可治之证。

【解析】

少阴病，阳气渐复，病向愈可治。少阴病为心肾阳虚，故多见下利、恶寒、踡卧、手足冷。预后视其阴阳消长转化，下利、恶寒、踡卧，是少阴本证。手足自温，是阳气渐复，为预后良好。

◎【原文】

少阴病，恶寒而踡，时自烦，欲去衣被者，可治。
[289]

【白话解】

少阴病，怕冷而蜷卧，时而自觉心胸烦热，想减去衣被的，这是阳气来复之兆，其病可治。

【解析】

本条承第 288 条，心烦身热，阳气渐复，病向愈可治。

◎【原文】

少阴中风，脉阳微阴浮者，为欲愈。[290]

【白话解】

少阴感受风邪，寸部脉微尺部脉浮的，是风邪已去、阳气回复之象，疾病将要痊愈。

【解析】

少阴中风，当恶寒、蜷卧、下利及手足自温，或微烦、下利渐止。阴阳指尺寸言。阴证见阳脉，判为欲愈。

◎【原文】

少阴病欲解时，从子至寅上。[291]

【白话解】

少阴病将要解除的时间，多在 23 时至 5 时之间。

【解析】

子丑寅时为阳气回复之时，少阴病得阳气之助，可能愈于此时。

◎【原文】

少阴病，吐利，手足不逆冷，反发热者，不死。脉不至者，灸少阴七壮。[292]

【白话解】

少阴病，呕吐，腹泻，本应畏寒、手足冷，现手足不冷，反而发热的，示阳气尚在，不属死候。如果脉搏一时不至的，可以急灸少阴经穴七壮以通阳复脉。

【解析】

吐利、手足逆冷，是里寒重而阳气衰微，乃少阴重证，常为但寒无热。反见发热，手足不厥冷，是正复阳回，虽重可治。如脉一时不能测到，由于吐利较重，元气大伤，可灸少阴经太溪穴，温通经脉。白通汤、通脉四逆汤亦可选用。

◉【原文】

少阴病，八九日，一身手足尽热者，以热在膀胱，必便血也。[293]

【白话解】

患少阴病，到了八九日，全身和手足都发热，这是热在膀胱，必将引起小便下血。

【解析】

阴证转阳，固为正复阳回，病机向愈，但病至少阴，阳虚而阴亦亏。如阳回过当，反使阴液受灼，形成"亢则害"。故阴证转阳，渐复为佳；手足渐温，身见微热为宜。如一身手足尽热，是阳回过当，而将由脏传腑。"热在膀胱"是病将由少阴转入太阳之腑。热入膀胱，其转归有二：一为蓄水，一为灼血。便血，膀胱血分受灼，当指尿血。

◉【原文】

少阴病，但厥无汗，而强发之，必动其血。未知从何道出，或从口鼻，或从目出者，是名下厥上竭，为难治。[294]

【注释】

下厥上竭：厥逆因于下焦阳虚，故称下厥；阴血因上出而耗竭，故称上竭。

【白话解】

少阴病，仅见四肢厥冷无汗，却强行发汗，势必伤经动血而引起出血，其出血部位难以预测，有的从鼻出，有的从眼睛出，这就叫做下厥上竭，是难治之证。

【解析】

病人少阴气血阴阳均已亏损，即使有可汗、可下的症候，亦应该慎重用药。少阴病，阳气虚弱，所以厥冷无汗，今少阴病外无兼症，而强发其汗，不但伤阳，而且伤阴，更能扰动营血，血随虚阳上涌，循清窍而出。所以说，或从口鼻出，或从目出。先是阳气衰于下而为厥逆，复以误汗，营血外溢而竭于上，造成下厥上竭，下厥治当用温，而上竭又不宜用温，顾此失彼，确属难治之候。

【原文】

少阴病，恶寒，身蜷而利，手足逆冷者，不治。[295]

【白话解】

少阴病，怕冷身体蜷卧，腹泻，手足冰冷的，是不治之证。

【解析】

少阴病预后的吉凶，决定于阳气的存亡。阳气尚存的，是为可治；阳气衰绝的，是为不治。本条恶寒而无身热，身蜷而手足不温，是谓有阴无阳之症，已属危候，而又兼下利，所以断为不治。

【原文】

少阴病，吐，利，躁烦，四逆者，死。[296]

【白话解】

少阴病，呕吐，腹泻，神昏躁扰不宁，手足冰冷的，属于死候。

【解析】

少阴病吐利，出现躁烦，是衰微的阳气与邪抗争的表现。如果正能胜邪，则当阳回利止，病即由重转轻。今更增加四逆，则可证阴邪猖獗，阳气已达到竭绝的地步，有阴无阳，所以断为死证。

○【原文】
少阴病，下利止而头眩，时时自冒者，死。[297]

【注释】
自冒：冒者，如以物冒首之状，这里是指眼发昏黑，目无所见的昏晕而言。

【白话解】
少阴病，腹泻停止而出现头昏目眩、时而昏晕的，属于死候。

【解析】
本条的利止，未言手足转温，而反见到头眩和时时自冒现象，可知这一利止，不是阳气来复，而是由于阴液已竭，源泉竭绝。阴液既竭于下，则阳失依附而飞越于上，所以见到头眩而时时自冒，此时阴竭阳越，脱离在即，因此断为死候。

○【原文】
少阴病，四逆，恶寒而身踡，脉不至，不烦而躁者，死。[298]

【白话解】
少阴病，四肢冰冷，怕冷而身体蜷卧，脉搏不来，心中不烦，手足躁扰不宁的，属于死候。

【解析】
四逆、恶寒、身踡、脉不至，是阳气衰竭之少阴重证。微烦，手足温，脉渐出，属阳复可救；躁扰不宁，是阳亡阴扰，多不可救。烦与躁，见于少阴者有别。烦为元阳回复，躁为阴阳决离，少阴烦躁诸条，均谓见烦者可愈，见躁者多死，烦躁均见者亦死。故本条云："不烦而躁者死。"

●【原文】

少阴病六七日，息高者，死。[299]

【白话解】

少阴病，病延六七天，呼吸表浅，呼多吸少的，属于死候。

【解析】

息即呼吸。息高即呼吸急迫，呼多吸少，不能接续，证属肾气衰绝于下，心肺之气衰绝于上，故多不救。

陆渊雷云："凡呼吸之动作，但见于胸咽部，不及胁腹部者，呼吸高大而不深长者，呼气多，吸气少者，皆息高之类，而为虚脱之征。"

●【原文】

少阴病，脉微细沉，但欲卧，汗出不烦，自欲吐，至五六日自利，复烦躁不得卧寐者，死。[300]

【白话解】

少阴病，脉微细沉，精神萎靡不振，总欲睡眠，汗出，心中不烦，想呕吐，到了五六天，又出现腹泻，并且烦躁不能安卧的，属于死候。

【解析】

脉微细沉，但欲卧是少阴本症。汗出欲吐，纯阴无阳，有虚阳外越之象。不烦是无阳复，不予四逆汤温里回阳，则下利烦躁，肾气衰绝，阴阳决离，终至不救。不得卧寐，即烦躁不宁之状。

●【原文】

少阴病，始得之，反发热，脉沉者，麻黄细辛附子汤主之。 方一 。[301]

麻黄二两，去节　细辛二两　附子一枚，炮，去皮，破八片

右三味，以水一斗，先煮麻黄，减二升，去上沫，内诸药，煮取三升，去滓。温服一升，日三服。

【白话解】

少阴病，刚开始得病，既有发热等表证，又见脉沉的，是少阴阳虚兼太阳表证，用麻黄细辛附子汤主治。

麻黄细辛附子汤方

麻黄二两（去节），细辛二两，附子一枚（炮，去皮，破成八片）。以上三味药，用水一斗，先加入麻黄煎煮，煮去二升水分，除去上面的白沫，再加入其他药物，煎煮成三升，去掉药渣，每次温服一升，一日服三次。

【解析】

少阴病虚寒证本不发热，今始得病即见发热，所以称为反发热。一般来讲，发热为太阳表证，但太阳病应当脉浮，现在却是脉沉，沉脉为少阴里虚，脉症合参，是少阴兼太阳表证，亦即后世所谓少阴与太阳两感证。此为两经兼病，虽有少阴里虚脉候，但尚未至下利清谷、四肢厥冷的程度，所以用温阳发汗、表里同治法。如果下利肢厥，则里证为急，治当先温其里，本方即不可用。

●【原文】

少阴病，得之二三日，麻黄附子甘草汤微发汗。以二三日无证，故微发汗也。方二。[302]

麻黄二两，去节　甘草二两，炙　附子一枚，炮，去皮，破八片

右三味，以水七升，先煮麻黄一两沸，去上沫，内诸药，煮取三升，去滓。温服一升，日三服。

辨少阴病脉证并治

【白话解】

少阴病，得病二三天，既有发热等表证，又有少阴阳虚证，用麻黄附子甘草汤温阳微汗解表。因为发病才二三天，尚无吐、利等里证，所以用温阳微汗解表法。

麻黄附子甘草汤方

麻黄二两（去节），甘草二两（炙），附子一枚（炮，去皮，破成八片）。以上三味药，用水七升，先加入麻黄煎煮一二滚，除去上面的白沫，再加入其他药物，煎煮至三升，去掉药渣，每次温服一升，一日服三次。

【解析】

前条发热脉沉；后条无里证，脉沉属少阴，则不应发热，故云反发热，恶寒自在言外，恶寒发热属太阳证。无里证即无吐、利、烦渴。微发汗，承上条伴恶寒发热太阳证，均属太阳少阴同病。前者寒郁较重，予麻黄附子细辛汤温经散寒，后者寒郁较轻，易细辛为甘草。即如柯韵伯所云："此条是微恶寒、微发热，故微发汗也"。

● **【原文】**

少阴病，得之二三日以上，心中烦，不得卧，黄连阿胶汤主之。 方三。 [303]

黄连四两　黄芩二两　芍药二两　鸡子黄二枚　阿胶三两，一云三挺。

右五味，以水六升，先煮三物，取二升，去滓，内胶烊尽，小冷，内鸡子黄，搅令相得。温服七合，日三服。

【白话解】

少阴病，得病二三天以上，心中烦躁不安，不能够安眠的，用黄连阿胶汤主治。

黄连四两，黄芩二两，芍药二两，鸡蛋黄二枚，阿胶三两（一为三条）。以上五味药，用水六升，先加入前三味药煎煮至二升，去掉药渣，再加入阿胶烊化溶尽，稍稍冷却，然后加入鸡蛋黄搅拌均匀即成。每次温服七合，一天服三次。

【解析】

邪犯少阴，往往可因体质因素而发生寒化与热化两种不同的症候，如素体阳虚，病邪从阴化寒而成寒化证，提纲中所举脉微细、但欲寐，是其典型脉症。本条得之两三日以上，心中烦，不得卧，是为少阴病的热化证，因病邪从阳化热，阴虚阳亢所致。寒邪化热伤阴，仅是少阴热化证的一个方面，也可由阳明之热灼伤真阴而成，程扶生说："而心烦不得卧者，是阳明之热内扰少阴，故不得寐也。"还可因感受温热之邪，内灼真阴而致。事实上，无论是由寒邪化热，或阳明之热灼阴，或温热之邪，只要具有真阴伤而邪热炽的脉症，就可确诊为少阴热化证。少阴病，得之两三日以上，便呈现心中烦不得卧，说明肾水素亏，邪从热化，肾水不足，心火亢旺，心肾不交，水火不济则心烦不得卧。是症当有咽干口燥、舌红苔黄、脉沉细数等症。是症既有阴虚一面，又有邪热一面，故治疗以黄连阿胶汤育阴清热而交通心肾。

◉【原文】

少阴病，得之一二日，口中和，其背恶寒者，当灸之，附子汤主之。 方四。 [304]

附子二枚，炮，去皮，破八片　茯苓三两　人参二两
白术四两　芍药三两

右五味，以水八升，煮取三升，去滓。温服一升，日

三服。

【注释】

口中和：口不苦，亦不燥渴。

【白话解】

少阴病，患病二三天，口中不苦不燥不渴，病人背部怕冷的，当用艾灸少阴经穴，并用附子汤主治。

附子汤方

附子二枚（炮，去皮，破成八片），茯苓三两，人参二两，白术四两，芍药三两。以上五味药，用水八升，煎煮成三升，去掉药渣，每次温服一升，一日服三次。

【解析】

少阴病一两日，口中不燥不渴，可以知道里无邪热。背恶寒，乃阳气衰微之征，与太阳表证之恶寒，以及阳明病白虎加人参汤证之背恶寒，有根本性的不同。太阳病之恶寒，是风寒侵袭肌表，卫阳被郁，所以与发热、头痛、脉浮等症并见；阳明病白虎加人参汤证的背恶寒，是由于邪热内炽，汗出太多，肌腠疏松，或阳郁于里所致，故必口中燥渴引饮。三者虽各有恶寒见症，但因性质不同，故治法亦迥异，在临床上必须详细予以鉴别，才不致发生错误。本条对附子汤证的叙述很简略，应与下条症状联系起来研究。

【原文】

少阴病，身体痛，手足寒，骨节痛，脉沉者，附子汤主之。方五。用前第四方。[305]

【白话解】

少阴病，身体疼痛，骨关节疼痛，手足冷，脉象沉的，用附子汤主治。

【解析】

从"手足寒、脉沉",可以看出本证的症结所在,主要是阳气虚弱。由于里阳不足,生阳之气陷而不举,所以其脉沉,阳气虚衰,不能充达于四肢,所以手足寒,正由于阳气虚弱,阴凝之气滞而不行,附着于经脉骨节之间,所以产生身疼痛、骨节痛等症。治以附子汤温经驱寒除湿,脾阳气复而寒去,则身痛即愈。

● **【原文】**

少阴病,下利便脓血者,桃花汤主之。 方六。[306]

赤石脂一斤,一半全用,一半筛末　干姜一两　粳米一升

右三味,以水七升,煮米令熟,去滓。温服七合,内赤石脂末方寸匕,日三服。若一服愈,余勿服。

【白话解】

少阴虚寒证,腹泻,解脓血黏液便的,用桃花汤主治。

桃花汤方

赤石脂一斤(取一半入煎,另一半筛末冲服),干姜一两,粳米一斤。以上三味药,加水七升煎煮,至米熟汤成,去掉药渣,每次取七合,加入赤石脂末一方寸匕温服,一日服三次。若一次痊愈,则余药停服。

【解析】

下利便脓血,多属热属实,但亦不乏属虚属寒者,当细细辨识。少阴病,是病程已长,或脾肾虚寒,不能固摄。其下利当滑泄而无后重,腹多不痛,或微痛喜温,脉沉细;血色多晦暗伴涕状黏液,或透明如鱼脑,气多腥秽而无热臭,属虚寒滑脱,故予赤石脂固涩止血,干姜温里祛寒,粳米养胃气。

● 【原文】

少阴病，二三日至四五日，腹痛，小便不利，下利不止，便脓血者，桃花汤主之。 方七。用前第六方。 [307]

【白话解】

少阴虚寒证，得病二三天到四五天，腹中疼痛，小便不通畅，腹泻滑脱不尽，大便带脓血的，用桃花汤主治。

【解析】

少阴病下利便脓血，可腹痛，小便不利。病至少阴，气液已虚，下利不止，伴脓血，肠液夹血下迫。气机窒塞，故腹痛，痛不甚而喜温欲按。下利不止，下焦水液并走肠间，故小便不利。同属虚寒滑脱，亦用桃花汤。

● 【原文】

少阴病，下利便脓血者，可刺。[308]

【注释】

可刺：可以用针刺的方法。

【白话解】

少阴病，腹泻，解脓血便，可用针刺法治疗。

【解析】

少阴病，下利便脓血，除了药物治疗外，也可用针刺方法治疗。

● 【原文】

少阴病，吐利，手足逆冷，烦躁欲死者，吴茱萸汤主之。 方八。 [309]

吴茱萸一升　人参三两　生姜六两，切　大枣十二枚，擘

右四味，以水七升，煮取二升，去滓。温服七合，日三服。

【白话解】

少阴病呕吐频剧，腹泻，手足逆冷，烦躁不安、心中难受的，用吴茱萸汤主治。

吴茱萸汤方

吴茱萸一升（洗），人参三两，生姜六两（切片），大枣十二枚（剖开）。以上四味药，用水七升，煎煮成两升，去掉药渣，每次温服七合，每天服三次。

【解析】

本条以少阴病冠首，吐利，四逆，亦酷似四逆汤证，何以不用四逆汤而用吴茱萸汤呢？关键在于"烦躁欲死"一症，标志着阴邪虽然很盛，但阳气尚能与之剧争，"欲死"是病人的自觉症状，故知不是阴盛阳亡，而用吴茱萸汤温降肝胃、泄浊通阳，但不能认为是少阴病的症治方法。

吴茱萸汤证以呕吐为主症，下利、厥冷不是必备的症状。证属中虚肝逆，而浊阴上犯，与四逆汤证的阴盛阳虚不同，是以虽有下利，但并不太严重。其烦躁欲死，因阴阳剧争所致，所以用吴茱萸汤温降肝胃、泄浊通阳。四逆汤证是脾肾虚寒证，此是胃虚肝逆证。

【原文】

少阴病，下利，咽痛，胸满，心烦，猪肤汤主之。 方九。

[310]

猪肤一斤

右一味，以水一斗，煮取五升，去滓，加白蜜一升；白粉五合，熬香；和令相得。温分六服。

【白话解】

少阴病，腹泻，咽喉疼痛，胸部满闷，心中烦躁不安的，是阴虚虚热上扰，用猪肤汤主治。

猪肤汤方

猪肤一斤。以上一味药，加水一斗，煎煮至五升，去掉药渣，加入白蜂蜜一升，再将白米粉五合炒香，加入药汁中混匀即成，分六次温服。

辨少阴病脉证并治

【解析】

下利属少阴者，是阳虚里寒。利久伤阴耗液，阴虚不能济阳；虚阳上扰，咽痛心烦。胸满是胸中烦闷不适，与痞胀有别。阴虚阳扰，治当益阴济阳，非芩连所宜，故用味厚之猪肤煎汤，入甘润之白蜜，以滋液濡燥，佐米粉炒香以益胃肠兼顾下利。

● **【原文】**

少阴病二三日，咽痛者，可与甘草汤，不差，与桔梗汤。 方十。[311]

甘草汤方

甘草二两

右一味，以水三升，煮取一升半，去滓。温服七合，日二服。

桔梗汤方

桔梗一两　甘草二两

右二味，以水三升，煮取一升，去滓。温分再服。

【白话解】

少阴病，得病二三天，咽喉疼痛的，可用甘草汤；如果服药后不见好的，用桔梗汤治疗。

甘草汤方

甘草二两。以上一味药，用水三升，煎煮成一升半，去掉药渣，每次温服七合，一日服三次。

桔梗汤方

桔梗一两，甘草二两。以上二味药，用水三升，煎煮成一升，去掉药渣，分两次温服。

【解析】

本条咽痛，并非虚火上炎，而是少阴客热。少阴客热之咽痛，轻者可用甘草汤，重者则用桔梗汤。本条叙症太简，从甘草汤、桔梗汤的作用，不难推知咽痛必不太甚，局部可有轻度红肿，故只用一味生甘草清热解毒，若服后咽痛不除，是肺气不宣而客热不解，再加桔梗以开肺利咽，使肺气开达，气机宣泄，则客热自能透达。

●【原文】

少阴病，咽中伤，生疮，不能语言，声不出者，苦酒汤主之。 方十一。[312]

半夏洗，破如枣核，十四枚，鸡子一枚，去黄，内上苦酒，着鸡子壳中

右二味，内半夏著苦酒中，以鸡子壳置刀环中，安火上，令三沸，去滓。少少含咽之，不差，更作三剂。

【注释】

① 生疮：咽喉部创伤破溃。

② 苦酒：酸醋。

【白话解】

少阴病，咽喉部受到创伤，发生破溃，发不出声音，不能讲话的，用苦酒汤主治。

苦酒汤方

半夏（用水洗，破成枣核大小）十四枚，鸡蛋一个（将鸡蛋头部开一小孔，去掉蛋黄，把米醋加入其中）。以上二味药，把半夏加入装有米醋及蛋清的鸡蛋壳中，混匀，把鸡蛋壳置于刀环中，再放在火上煮二三开，去掉药渣，每次取少量含咽。如果服药后不愈，可以再作三剂药服用。

【解析】

咽中伤有两义：一是咽喉部受到外来创伤，二是咽喉部发生破溃。不问创伤或破溃，"咽中伤、生疮"决不是一般的咽痛，咽喉局部肯定有红肿破溃及分泌物等，因溃疡疼痛而难以言语，甚则声音不出，为咽痛重症。这时，甘草汤、桔梗汤皆不能胜任，所以用苦酒汤主治，取其敛疮消肿、利窍通声之功。

●【原文】▬▬▬▬▬▬

少阴病，咽中痛，半夏散及汤主之。 `方十二。` [313]

半夏洗　桂枝去皮　甘草炙

右三味，等分，各别捣散已，合治之。白饮和服方寸匕，日三服。若不能散服者，以水一升，煎七沸，内散两方寸匕，更煮三沸，下火令小冷，少少咽之。半夏有毒，不当散服。

【白话解】

少阴病，咽喉中疼痛，可用半夏散或半夏汤主治。

`半夏散及汤方`

半夏（用水洗）、桂枝（去皮）、甘草（炙）。以上三味药，各取等分，分别捣细筛末后，混合制成散剂，用白米汤冲服一方寸匕，一日服三次。如果病人不能服散剂，可以用水七升，煮七滚，加入上述散剂两方寸匕，再煮三滚，离火稍稍冷却，取少量药汁含咽。半夏有毒，不应该作散剂服。

【解析】

本条叙症简略，仅据咽中痛一症，是难以辨其寒热虚实的。然以方测证，因方由半夏、桂枝、甘草组成，无寒不得用桂枝，无痰不得用半夏，是知本证咽痛当属客寒痰阻。寒邪痰湿客阻咽喉，应伴有恶寒、痰涎缠喉、气逆欲呕等症。

少阴病，下利，白通汤主之。 方十三。[314]

葱白四茎　干姜一两　附子一枚，生，去皮，破八片

右三味，以水三升，煮取一升，去滓。分温再服。

【白话解】

少阴虚寒证，腹泻的，用白通汤主治。

白通汤方

　葱白四根，干姜一两，附子一枚（生用，去皮，破成八片）。以上三味药，用水三升，煎煮成一升，去掉药渣，分两次温服。

【解析】

少阴病下利，有生死之殊、寒热之异。其死证大都属于阴盛阳绝，其可治证属寒的有四逆汤证、通脉四逆汤证、白通加猪胆汁汤证、桃花汤证等，其属热的有猪苓汤证、猪肤汤证等，各有脉症特点为依据。本条亦属少阴虚寒下利，但叙症很简。根据"少阴病，下利，脉微者，与白通汤"，因知本证也必然是脉微，另从方药推测，方中用干姜、附子，则知本证亦属脾肾阳虚，阳气不能通达于四肢，是以本证还当有恶寒、四肢厥冷等症候。本方即四逆汤去甘草加葱白，恐甘草缓姜、附之性，反掣急救回阳之肘，所以去而不用，加葱白取其急通上下阳气。

●【原文】

少阴病，下利，脉微者，与白通汤。利不止，厥逆无脉，干呕烦者，白通加猪胆汁汤主之。服汤，脉暴出者死，微续者生。白通加猪胆汁汤。 方十四。白通汤用上方。[315]

葱白四茎　干姜一两　附子一枚，生，去皮，破八片
人尿五合　猪胆汁一合

右五味，以水三升，煮取一升，去滓，内胆汁、人尿，和令相得。分温再服。若无胆，亦可用。

【白话解】

少阴病，腹泻，脉象微，可用白通汤。如果服药后腹泻不止，四肢冰冷，脉搏摸不到，干呕，心中烦躁不安，是阴盛格阳所致，用白通加猪胆汁汤主治。服药后，脉搏突然出现，是阴液枯竭、孤阳外脱的征象，预后不良；服药后脉搏逐渐恢复，是阴液未竭、阳气渐复的表现，预后较好。

白通加猪胆汁汤方

葱白四根，干姜一两，附子一枚（生用，去皮，破成八片），人尿五合，猪胆汁一合。以上五味药，用水三升，先加入前三味药煎煮成一升，去掉药渣，再加入猪胆汁、人尿，混合即成，分两次温服。如果没有猪胆汁也可。

【解析】

少阴病下利宜白通汤者，脉微细，手足冷，前条未明言，后条则标出，当互看。

下利脉微手足冷，是阳虚里寒，故予姜、附温里回阳，佐葱白之辛滑，通阳活血散寒。服后利仍不止，手足冷进而厥逆，脉微进而无脉，且干呕而烦，是阴阳格拒，虚阳上扰，可于白通汤内加苦寒之猪胆汁、咸寒之人尿，直降其逆，热药得以下行，挽救垂绝之阳。如服药后脉能渐复，是里寒得化，阳犹未绝，尚有回生之机，服药后脉象突然增强散大，是残阳外越将绝之兆，故多不救。

● 【原文】━━━━━

少阴病，二三日不已，至四五日，腹痛，小便不利，四肢沉重疼痛，自下利者，此为有水气。其人或咳，或小便利，或下利，或呕者，真武汤主之。 方十五。 [316]

茯苓三两　芍药三两　白术二两　生姜三两，切　附子一枚，炮，去皮，破八片

右五味，以水八升，煮取三升，去滓。温服七合，日三服。若咳者，加五味子半升、细辛一两、干姜一两；若小便利者，去茯苓；若下利者，去芍药，加干姜二两；若呕者，去附子，加生姜，足前为半斤。

【白话解】

少阴病，二三天没有好，到了四五天，出现腹中疼痛，小便不通畅，四肢沉重疼痛，自行腹泻的，这是肾阳虚弱，水气泛滥。病人还可出现咳嗽，或者小便通畅，或者腹泻更甚，或者呕吐等，用真武汤主治。

真武汤方

　茯苓三两，芍药三两，白术二两，生姜三两（切片），附子一枚（炮，去皮，破成八片）。以上五味药，用水八升，煎煮成三升，去掉药渣，每次温服七合，一日服三次。如果出现咳嗽，原方加五味子半升、细辛一两、干姜一两；如果小便通畅，去茯苓；如果腹泻较甚，去芍药，加干姜二两；如果呕吐，去附子，加生姜，补足上药量至半斤。

【解析】

腹痛小便不利，为里寒水蓄于内，四肢沉重疼痛，为水溢于外。下利为阳虚水湿下趋肠间。用真武汤振阳泄水。陆渊雷云：太阳病有水气者，桂枝加白术茯苓汤、五苓散、小青龙汤所主也。此证少阴病而有水气，故附

子为主，以治疗少阴证，芍药以止腹痛，白术苓生姜以利停水。水气上逆可出现或咳、或呕。"或下利"，应为"或不下利"，否则与上文自下利不合，真武证本自小便不利而下利，临床抑或可见小便如常而不下利者。正如恽铁樵所说"真武逐水，断无小便自利而可用此方之理"。

● 【原文】 ▰▰▰▰▰▰

少阴病，下利清谷，里寒外热，手足厥逆，脉微欲绝，身反不恶寒，其人面色赤，或腹痛，或干呕，或咽痛，或利止脉不出者，通脉四逆汤主之。 方十六。[317]

甘草二两，炙　附子大者一枚，生用，去皮，破八片
干姜三两，强人可四两

右三味，以水三升，煮取一升二合，去滓。分温再服。其脉即出者愈。面色赤者，加葱九茎；腹中痛者，去葱，加芍药二两；呕者，加生姜二两；咽痛者，去芍药，加桔梗一两；利止脉不出者，去桔梗，加人参二两。病皆与方相应者，乃服之。

【白话解】

少阴病，腹泻完谷不化，手足冰冷，脉象微弱似有若无，身上反而不怕冷，病人面部发红，或者腹中疼痛，或者咽喉疼痛，或者腹泻过度而停止，脉搏摸不到，这是内真寒外假热的阴盛格阳证，用通脉四逆汤主治。

通脉四逆汤方

甘草二两（炙），附子大的一枚（生用，去皮，破成八片），干姜三两（强壮的人可用四两）。以上三味药，用水三升，煎煮至一升二合，去掉药渣，分两次温服。服药后病人脉搏马上出现的，可望痊愈。

如果出现面部发红，加葱白九根；腹中疼痛的，去葱

白，加芍药二两；呕吐的，加生姜二两；咽痛的，去芍
药，加桔梗一两；腹泻过度而无物可泻、脉搏摸不到的，
去桔梗，加人参二两。病症必须都与方相对应，才能
服用。

【解析】

下利清谷、四肢厥冷，和四逆汤证相同，但身热不恶
寒，面色赤，则为本证所独有。且四逆汤证的脉象不过
沉或微细，而本证的脉竟至微而欲绝，可见本证病势实
较四逆汤证更为严重。由于阴盛于里，阳气衰微至极，
所以不仅有下利清谷、手足厥逆，而且脉微欲绝，里寒
太甚，阳气被格拒于外，所以表现出身反不恶寒、面色
赤等假热症状。"里寒外热"正是其病机和症候特点，所
谓"里寒外热"，是指内真寒而外假热。正因为本证的病
机是阴阳格拒，症情较重，所以或然症甚多，若脾肾阳
虚，气血凝滞则腹痛，阴寒犯胃则干呕，虚阳上浮，郁
于咽则咽痛，阳气大虚，阴液内竭，则利止而脉不出。
此时无论在症状上或病情上都较四逆汤证严重，故用通
脉四逆汤主治，于四逆汤中倍用干姜，并加重附子用量，
以急驱内寒而恢复即将越脱的阳气。

本证面色赤是属虚阳浮越之征，应与阳明病面合赤色
属于实热者相鉴别。虚阳浮越的面色赤必红而娇嫩，游移
不定，且必伴有其他寒证；阳明病的面合赤色是面部通赤，
而色深红，必还有其他热证。本证身热反不恶寒，也非阳
明身热恶热之比，阳明身热为里热熏蒸，按之灼手；本证
身热为阳浮于外，病人虽觉热，而热亦必不甚，并且久按
则不热。如实热证有口舌干燥、大渴引饮；假热证口和舌
润，虽渴亦不能多饮，或喜热饮，都可作诊断参考。

●【原文】

少阴病，四逆，其人或咳，或悸，或小便不利，或腹

中痛，或泄利下重者，四逆散主之。 方十七。 [318]

甘草炙　枳实破，水渍，炙干　柴胡　芍药

右四味，各十分，捣筛。白饮和服方寸匕，日三服。咳者，加五味子、干姜各五分，并主下利；悸者，加桂枝五分；小便不利者，加茯苓五分；腹中痛者，加附子一枚，炮令坼；泄利下重者，先以水五升，煮薤白三升，煮取三升，去滓，以散三方寸匕，内汤中，煮取一升半。分温再服。

【白话解】

少阴病，四肢冷，病人或有咳嗽，或见心悸，或见小便不通畅，或见腹中疼痛、腹泻、下痢兼后重的，是肝郁气滞所致，用四逆散主治。

四逆散方

甘草（炙）、枳实（破开，用水浸泡，炙干）、柴胡、芍药。以上四味药，各用十分，捣细筛末，用白米汤调服一方寸匕，一日服三次。如果咳嗽，加五味子、干姜各五分，并主治腹泻；心悸的，加桂枝五分；小便不通畅的，加茯苓五分；腹中疼痛的，加附子一枚，炮至裂开；腹泻或下痢后重的，先用水五升，加入薤白三升，煎煮至三升，去掉药渣，再取四逆散三方寸匕加入药汁中，煮至一升半，分两次温服。

【解析】

本证四肢逆冷，和以上几条少阴病阳虚阴盛之四肢逆冷，其性质是根本不同的。此证四逆，由肝胃气滞，气机不畅，阳郁于里，不能通达四肢所致，是症逆冷，在程度上并不严重，且无其他虚寒见症，在辨证上也是不难区分的。本条之所以冠以少阴病，列于"少阴篇"主要为了鉴别辨证。根据本证的病机特点，还当有腹中痛、泄利下重等症状。因为肝木有病，每易侮土，腹痛泄利下重，正是木邪乘土，肝气不舒的表现，所以用四逆散疏肝理气，透达郁阳。柯韵伯认为"泄利下重"四字，应该列在"四逆"句之后，不应当列入或然症中，理由颇为确切。至于或然症中的咳，是肺寒气逆，故加五味子、干姜以温肺而收气逆；悸为饮邪侮心，故加桂枝通阳化饮；小便不利，乃水气不化，故加茯苓淡渗利水；下重为气郁于下，故加薤白以利气滞。如果确是虚寒腹痛，附子亦可酌量加入。

● 【原文】

少阴病，下利六七日，咳而呕渴，心烦，不得眠，猪苓汤主之。 方十八。[319]

猪苓去皮　茯苓　阿胶　泽泻　滑石各一两

右五味，以水四升，先煮四物，取二升，去滓，内阿胶烊尽。温服七合，日三服。

【白话解】

少阴病，腹泻六七天，咳嗽，呕吐，口渴，小便不通畅，心中烦躁，不能安眠的，是阴虚水热互结，用猪苓汤主治。

猪苓汤方

　猪苓（去皮）、茯苓、泽泻、阿胶、滑石（打碎）各一两。以上五味药，用水四升，先加入猪苓、茯苓、泽泻、滑石四味药煎煮至二升，去掉药渣，再加入阿胶烊化溶解，每次温服七合，一日服三次。

【解析】

本条少阴病下利，伴有咳而呕渴，心烦不得眠。如与"脉浮发热，渴欲饮水，小便不利者，猪苓汤主之"相参，可知本证亦当有小便不利，所以总的病机是阴虚有热，水气不利。水气偏渗大肠则下利，水气上逆，犯肺则咳，犯胃则呕；水气内停，津不上布则渴；阴虚有热，上扰神明，则心烦不得眠，湿热内停，水气不化，故小便短赤。

● 【原文】

少阴病，得之二三日，口燥咽干者，急下之，宜大承气汤。 方十九。 [320]

枳实五枚，炙　厚朴半斤，去皮，炙　大黄四两，酒洗　芒硝三合

右四味，以水一斗，先煮二味，取五升，去滓，内大黄，更煮取二升，去滓，内芒硝，更上火，令一两沸。分温再服，一服得利，止后服。

【白话解】

少阴病，得了二三天，里实证具备而又见咽喉干燥的，应当急以攻下，用大承气汤。

大承气汤方

大黄四两（用酒洗），厚朴半斤（炙，去皮），枳实五枚（炙），芒硝三合。以上四味药，用水一斗，先加入厚朴、枳实煎煮至五升，去掉药渣，再加入大黄，煎煮成二升，去掉药渣，加入芒硝，然后放在小火上煮一二开，分两次温服。服药后如果大便已通，停止再服剩余的药。

【解析】

少阴病用大承气汤急下，其病理机转多属于热邪亢极，津伤邪结，若不急下在里之实邪，则燎原之火有竭尽西江的危险，所以必须急下，才能救被耗之阴。本条主要论述土燥水竭，治以急下阳明之实，而救少阴之阴。然而叙症太简，只有口燥咽干一症，作为辨证眼目则可，如竟作为急下依据，似嫌不妥，必须结合全部脉症，进行分析，始可不误。

● 【原文】

少阴病，自利清水，色纯青，心下必痛，口干燥者，可下之，宜大承气汤。**方二十。用前第十九方。一法用大柴胡汤。** [321]

【白话解】

少阴病，腹泻稀水，颜色青黑，脘腹疼痛，口干燥的，应当急以攻下，宜大承气汤。

【解析】

少阴病原有下利症，但少阴虚寒下利，必清稀如鸭溏，质薄而气腥，或下利清谷。本条自利清水，与鸭溏或清谷迥异。少阴虚寒下利，虽然清稀，犹有食物渣滓；本症下利不夹渣滓，这是因为燥屎阻结，不能自下，故所下纯是稀水。其性质也是热结旁流，但症势急迫，不仅土实水亏，而且肝胆火炽，疏泄太过，胆汁因而大量混入肠中，于是所下之水，颜色纯青，木火上迫，心下必痛，口干燥尤为火盛水竭的确切证据，所以必须急下实邪，遏燎原之火，才能救垂竭之阴。本条除论中所列诸症外，亦当有阳明里实之证，如虽自利清水，但仍腹满拒按、绕脐痛、舌苔焦黄等。本症治法，似为通因通用，就其本质来看，实际仍是通因塞用。

● 【原文】

少阴病，六七日，腹胀，不大便者，急下之，宜大承气汤。**方二十一。用前第十九方。** [322]

【白话解】

少阴病，经过六七天，腹部胀满，大便不通的，应当急以攻下，用大承气汤。

【解析】

所谓少阴病，提示有肾阴涸竭症候，病经六七日，又见腹部胀满，大便不通的阳明燥实证，肾阴势必进一步耗伤而濒临竭绝的危险，因而必须急下阳明之实，方可救将

辨少阴病脉证并治

竭之阴。否则，就会下之不通，阴竭而死亡。

● **【原文】**

少阴病，脉沉者，急温之，宜四逆汤。 方二十二。[323]

甘草二两，炙　干姜一两半　附子一枚，生用，去皮，破八片

右三味，以水三升，煮取一升二合，去滓。分温再服。强人可大附子一枚、干姜三两。

【白话解】

少阴虚寒证，脉见沉的，应当急用温法治疗，适宜用四逆汤。

四逆汤方

甘草二两，炙干姜一两半，附子一枚（用生的，去皮，破成八片）。以上三味药，用水三升，煎煮成一升二合，去掉药渣，分两次温服。身体强壮的人可以用大的附子一枚、干姜三两。

【解析】

本条的脉沉，当是沉而微细，不是沉而实大，这是可以肯定的。不过值得探索的是"急温之"一句。因为仅说脉沉，并没有指出亡阳虚脱之证，为什么要提出"急温之"呢？这是仲景提示我们，对虚寒见症，应该早期治疗，以免延误病机。如下利清谷、四肢厥冷等症悉具，则显而易见属少阴虚寒，稍具医学知识的医生，都可放胆用温药治疗。本条虽然上述诸症未必悉具，但既见脉沉微细，是少阴虚寒之本质已经毕露，若不急用温法，那么下利厥逆的亡阳症候，就会很快接踵而至，因此，提出"急温之"，不但可以提高疗效，而且有防止病势增剧的积极意义。

少阴病，饮食入口则吐，心中温温欲吐，复不能吐。始得之，手足寒，脉弦迟者，此胸中实，不可下也，当吐之。若膈上有寒饮，干呕者，不可吐也，当温之，宜四逆汤。方二十三，用前第二十二方。[324]

【注释】

温温："温"同"愠"，欲吐不吐，心中自觉泛泛不适。

【白话解】

少阴病，如果饮食进口就吐，心中蕴结不适，恶心，初得病时，即见四肢冷，脉象弦迟的，这是痰实阻塞胸中，不能攻下，应当用涌吐法治疗。如果是肾阳虚弱、不能气化，寒饮停聚膈上，而致干呕的，不能用涌吐法，应当用温法治疗，可用四逆汤。

【解析】

因为胸中有痰涎等实邪阻塞，所以饮食入口则吐，恶心。手足寒是胸阳为痰浊所阻，不能达于四肢。弦脉主痰饮，弦而兼迟，是痰浊阻遏，阳气不布之象。且始得病时，就出现手足寒，尤为胸中邪实的确切证据。胸中实为邪在上，自非攻下剂所能驱除，所以说不可下也。《黄帝内经》谓"其高者因而越之"，因此治当吐之，如瓜蒂散一类方剂，均可选用。

假如不是胸中实邪而是膈上寒饮，那么催吐方法又当禁用。这是由于中下焦阳虚，不能运化，以致水饮停积，虚寒之气由下逆上，所以干呕。当用姜、附剂以温脾肾之阳，脾阳气运行，则寒饮自散。所以说当温之，宜四逆汤。

●【原文】

少阴病，下利，脉微涩，呕而汗出，必数更衣反少者，当温其上，灸之。[325]

【注释】

必数更衣，反少者：大便次数多，而量反少。

【白话解】

少阴病，腹泻，脉象微而涩，呕吐，汗出，为阳虚气陷兼阴血不足，势必出现大便频数，量少，应当用温灸法治疗，可灸头顶百会穴，以升阳举陷。

【解析】

少阴下利，是指虚寒而言，利久不仅阳虚，亦可出现阴血不足，"脉微涩"正揭示了"阳虚血少"这一病理变化，微为阳气虚，涩为津血少。阳虚而阴寒上逆则呕，卫外不固则汗出，阳虚不摄而气陷，故数更衣（大便频数），但由于津血虚少，故量反少。本证不仅阳虚血少，而且是阳虚气陷，阴盛气逆。在治疗上，用温阳法则有碍于血少，用降逆法则有碍于下利，用升阳法又有碍于呕逆，汤剂难施，然而毕竟以阳虚气陷为主，所以用灸法以温其上，庶可补汤剂之不及。

辨厥阴病脉证并治　厥利呕哕附

合一十九法，方一十六首

○【原文】

厥阴之为病，消渴，气上撞心，心中疼热，饥而不欲食，食则吐蛔，下之利不止。[326]

【注释】

① 消渴：饮水多而渴仍不解。

② 气上撞心：此处之心，泛指心胸部位。病人自觉有气向心胸部冲逆。

③ 心中疼热：胃脘部疼痛，伴有灼热感。

④ 食则吐蛔：进食时吐出蛔虫。

【白话解】

厥阴证的主要症候特征，是口渴能饮水，气逆上冲心胸，胃脘部灼热疼痛，虽然腹中饥饿，但又不想吃东西，倘若进食就会出现呕吐或吐出蛔虫。如果误用攻下，就会导致腹泻不止。

【解析】

病入厥阴，证情复杂，多为寒热错杂。所述证候，诸如吐利呕哕，病位多在胃肠。厥逆亦少阴病常见，非厥阴所独具。故余无言云："论者无不谓《伤寒论》难读，而厥阴篇尤难读。"厥阴为六经最后阶段，阴尽阳复。病至厥阴，正气衰而病势亦微。生死关键，在于正气能否回复。回复则阴证转阳，有向愈之机。否则有阴无阳，势难挽回。

阳复过当，亦多不救。所谓寒热胜复，即厥阴病机所在。消渴，气上撞心，心中疼热，是胃热，热而虚，故饥不欲食。下利、蛔从上出，是肠寒，故谓上热下寒。上热下寒，厥热更作，即所谓阴阳气不相顺接。上热属标，下寒为本，故不可下。

【原文】

厥阴中风，脉微浮为欲愈，不浮为未愈。[327]

【白话解】

厥阴感受风邪，如果脉象微微见浮的，是病邪从阴出阳，其病将要痊愈，如果脉象不浮的，是邪仍在里，疾病尚未好转。

【解析】

"辨脉法"里有"凡阴病见阳脉者生，阳病见阴脉者死"的记载。意思是说，凡阴病见到阳脉，为阴消阳长，正气渐复而病邪有向外之机，故知为可生。凡阳病见到阴脉，为阳退阴进，正气衰微而邪机向内，所以断为死候。厥阴病见到微浮脉象，正是阴病见到阳脉，象征阳渐来复，阴渐消退，所以知为欲愈；如不见微浮脉象，则是阴邪尚盛，阳气未复，当然不是愈候了。

三阴病的脉象，大多是沉迟细弱，假使转现微浮，乃是正气胜邪，阳气来复的征兆，所以为欲愈之候。但临床还须综合全部症候来进行分析，方能作出正确的诊断。

【原文】

厥阴病欲解时，从丑至卯上。[328]

【注释】

从丑至卯上：丑、寅、卯三个时辰，约夜间一时至早晨七时之间。

【白话解】

厥阴病将要解除的时间，一般在夜间一时至早晨七时之间。

【解析】

丑至卯，即丑、寅、卯三个时辰，较少阳阳升之时只前一个时辰。厥阴中见少阳，与少阳相表里。此时厥阴得阳气相助，故其病欲解于阴尽阳生之时。

● 【原文】

厥阴病，渴欲饮水者，少少与之愈。[329]

【白话解】

厥阴虚寒证，出现口渴想要喝水时，是阴寒邪去、阳气回复之象，可以给病人喝少量汤水，就可痊愈。

【解析】

厥阴上热下寒，热为里寒格阻，津液不能上承，故渴欲饮水。虽渴尚需"少少与之"，使胃气稍和，以待阳复，不宜多饮，多则胃阳受遏，反增寒胜之变。

● 【原文】

诸四逆厥者，不可下之，虚家亦然。[330]

【白话解】

凡属虚寒厥逆证，不能用攻下药治疗，凡是身体虚弱的，也不能用攻下药治疗。

【解析】

四肢厥逆及虚弱之人，不可妄下，但厥逆证亦有属热属实而应下者。此则纯乎阳虚里寒，故与虚家同论，临床应细心识别，未可妄下，纵有便结，亦应兼扶其虚。

● 【原文】

伤寒，先厥后发热而利者，必自止，见厥复利。[331]

【白话解】

伤寒病，先出现四肢厥冷，以后转为发热的，为阴去阳复之象，此时，虽有腹泻，一定会自行停止。如果再转为四肢厥冷的，为阴进阳退，就会再出现腹泻。

【解析】

厥阴病以厥逆下利为主症，先厥，病系厥阴，属厥胜，必自下利。后发热是阳回热复，虽下利，必因热复而利自止。又见厥冷，则是厥胜而重复下利。厥阴为病，厥则病进，热则病退。

● **【原文】**

伤寒，始发热六日，厥反九日而利。凡厥利者，当不能食，今反能食者，恐为除中，一云消中。食以索饼，不发热者，知胃气尚在，必愈，恐暴热来出而复去也。后日脉之，其热续在者，期之旦日夜半愈。所以然者，本发热六日，厥反九日，复发热三日，并前六日，亦为九日，与厥相应，故期之旦日夜半愈。后三日脉之而脉数，其热不罢者，此为热气有余，必发痈脓也。[332]

【白话解】

伤寒病，开始发热六天，四肢厥冷及腹泻反有九天。凡是四肢厥冷而腹泻的，一般为阳衰阴盛，应当不能饮食，现在反而能够饮食，恐怕是中气败绝的除中证。此时，可给病人吃一些面条之类的食物以作试探。如果吃后突然发热而又猝然退去的，是除中证；如果吃后不出现这种发热的，可以断定胃气仍然存在，其能食是阳复的表现，就一定会痊愈。第二天进行诊查，病人发热继续存在的，可以推测第二天半夜痊愈。之所以这样，是因为原先发热六天，其后四肢厥冷九天，再发热三天，与原先发热的六天相加，也是九天，与四肢厥冷的日期相等，所以预测第二天半夜痊愈。三天后再进行诊查，如果出现脉数不除、发热不退的，这是阳复太过，阳热有余，一造会产生疮痈脓疡的变症。

【解析】

此承上条重申厥热胜复之病机及转归。文字冗杂，似杂入注释之词。

厥则病进，热则病退。如厥多于热，病进难愈，热多于厥，热复过当，又可"亢则害"。病至厥阴，阳虚而阴液亦伤，故不耐热灼而发痈脓。

发热六日，厥反九日而下利，是厥胜。但厥逆之后，其热续在，持续三日。合以前之热六日，与厥逆之日数相等，当观察次日是否复见厥逆，如至次日夜间，不再见厥逆，是厥热相当，为可愈。如又持续三日诊得脉数，其热不罢，则是热复过当，易发痈脓。

凡厥逆下利，多属阳虚里寒，应不能食，如反能食，须防胃气将绝，虚阳暴出之除中证。此时可试食以索饼，如不继续发热，胃气恢复，排除除中证，其病可愈。说明大病之后，胃气有无，至关重要。

"所以然者"云云，是重复说明厥热之日数相当，其预后良好，否则病将增剧，似属注释文字。

● 【原文】

伤寒，脉迟六七日，而反与黄芩汤彻其热，脉迟为寒，今与黄芩汤复除其热，腹中应冷，当不能食，今反能食，此名除中，必死。[333]

【注释】

彻：治疗。

【白话解】

外感病，脉迟已经六七天，却反而用黄芩汤治疗其热。脉迟主寒，其证属虚寒，现在却反而用黄芩汤清热，必使阴寒更甚，腹中应该更加寒冷，照理应当不能饮食，现在却反而食欲亢盛能够进食，这就是除中，预后不良。

【解析】

黄芩汤治热利，此云反予黄芩汤治疗其热，言外当有发热下利。发热下利而脉迟，下利属寒，发热系厥阴热复。今以寒治寒，使胃肠方苏微阳尽撤，必利益甚复厥。胃阳

辨厥阴病脉证并治 厥利呕哕附

衰微，应不能食，如反能食，胃气将绝，欲假谷气以自救。与少阴病下利脉暴出者死义同，故多不救。

● 【原文】 ■■■■■■■■

伤寒，先厥后发热，下利必自止，而反汗出，咽中痛者，其喉为痹。发热无汗，而利必自止，若不止，必便脓血，便脓血者，其喉不痹。[334]

【注释】

其喉为痹：咽部肿痛闭塞。

【白话解】

外感病，先见四肢厥冷而又腹泻，以后转为发热的，是阳复阴退，其腹泻一定会自然停止。如果发热反见汗出、咽喉红肿疼痛的，是阳复太过、邪热上迫，就会产生喉痹的变证。如果发热无汗、腹泻不止的，是阳复太过、邪热下迫，就会出现下利脓血的变症。如果发生下利脓血，就不会发生喉痹。

【解析】

伤寒在厥逆的时候，每伴有腹泻，这是阳虚气陷，阴寒内盛的缘故。及至阳气来复而发热，不但厥回，而且腹泻亦必自止。从阴阳胜复的机制来看，确实是最好的转归。但是阳气来复亦不能太过，如果太过，又会发生其他病变。本条后半节就是说明阳复太过的两种变症：一是邪热熏蒸，迫液外泄则汗出，上灼咽喉则咽痛喉痹；二是邪热内陷，故无汗，损伤下焦血分，故下利脓血。这两种变症有上下、气血的不同，并不一定同时出现，所以又指出"便脓血者，其喉不痹"，以示病机各有侧重。

● 【原文】 ■■■■■■■■

伤寒，一二日至四五日，厥者必发热。前热者后必厥，厥深者热亦深，厥微者热亦微。厥应下之，而反发汗者，必口伤烂赤。[335]

【注释】

口伤烂赤：口舌生疮，红肿糜烂。

【白话解】

外感病，起病一二日到四五日，如果四肢厥冷伴发热，并且发热在先、四肢厥冷在后的，是属于热厥。其四肢厥冷的程度越严重，则郁闭的邪热就越深重；四肢厥冷的程度轻微，则邪热郁闭的程度也就轻微。热厥应当用清下法治疗，如果反用发汗法治疗，就会使邪热更炽，发生口舌生疮、红肿糜烂的变症。

【解析】

文中"厥者，必发热"与"前热者后必厥"是以发热为例，说明热厥的辨证要点，四肢虽冷，必伴有其他热证。关于"厥深者热亦深，厥微者热亦微"，提示热厥的轻重与热郁的程度成正比，四肢厥冷愈甚，表明热邪郁伏愈深；四肢厥冷较轻，热邪郁伏亦轻，这对热厥辨证，尤有价值。

厥应下之，乃是热厥的治则，然而所谓下之，不应理解为单纯的攻下，当包括清泄在内，承气或白虎，皆可随证选用。

热厥为热邪郁伏于里，故不可发汗，此为热厥的治疗禁忌，假使误汗，则伤津助热而邪热更炽，火势上炎，可能导致口伤烂赤的变症。

●【原文】

伤寒病，厥五日，热亦五日，设六日当复厥，不厥者自愈。厥终不过五日，以热五日，故知自愈。[336]

【白话解】

伤寒病，四肢厥冷五天，发热也是五天，假如到了第六天，应当再出现四肢厥冷，如果不出现四肢厥冷的，就会自行痊愈。这是因为四肢厥冷总共只有五天，而发热也是五天，四肢厥冷与发热时间相等，阴阳趋于平衡，所以知道会自行痊愈。

辨厥阴病脉证并治　厥利呕哕附

【解析】

病在厥阴，阴寒胜则必厥冷，然而盛极必反，这是事物发展的规律。阴极则阳生，当阳气来复之时，正气胜邪而病机向外，阳气外张，则可转为发热。如果正气内怯，则病邪入里，阳气衰退，又复转为厥冷。本条正是依据厥、热时间的长短来预测病势进退的。例如，阴胜的厥冷为五日，而阳复的发热亦为五日，到了第六日没有再次厥冷，乃热与厥时间相等，是为阴阳平衡，故为自愈之候。

●【原文】

凡厥者，阴阳气不相顺接，便为厥。厥者，手足逆冷者是也。[337]

【白话解】

所谓"厥"，是指四肢冷而言。凡属厥证，都是阴阳不能互相顺接所致。

【解析】

凡厥，泛指许多厥证，不是单指寒厥、热厥，其他如蛔厥、痰厥、水厥等都包括在内。这许多厥证，成因尽管各别，但其病机总不外乎阴阳不相顺接。而阴阳不相顺接，必然手足厥冷，因此，手足厥冷又是各种厥证的共同特征。厥冷是逆而不顺的表现，所以又称为手足逆冷。

●【原文】

伤寒脉微而厥，至七八日肤冷，其人躁无暂安时者，此为脏厥，非蛔厥也。蛔厥者，其人当吐蛔。令病者静，而复时烦者，此为脏寒，蛔上入其膈，故烦，须臾复止，得食而呕，又烦者，蛔闻食臭出，其人常自吐蛔。蛔厥者，乌梅丸主之。又主久利。方一。[338]

乌梅三百枚　细辛六两　干姜十两　黄连十六两　当归四两　附子六两，炮，去皮　蜀椒四两，出汗　桂枝去

皮，六两　　人参六两　　黄柏六两

右十味，异捣筛，合治之，以苦酒渍乌梅一宿，去核，蒸之五斗米下，饭熟捣成泥，和药令相得，内白中，与蜜杵二千下，丸如梧桐子大。先食饮服十九，日三服，稍加至二十九。禁生冷、滑物、臭食等。

【注释】

① 脏厥：内脏真阳极虚而引起的四肢厥冷。

② 蛔厥：因蛔虫窜扰而引起的四肢厥冷。

③ 脏寒：这里指肠中虚寒。

【白话解】

伤寒见脉微而四肢厥逆，到七八天见周身皮肤发冷，病人躁扰，无片刻安宁之时，这是脏厥，而不是蛔厥。蛔厥的病人，当有蛔虫吐出，现在病人虽能安静，但必时而心烦，这是胃肠中有寒，蛔虫上入干膈，所以引起心中发烦，不过这种心烦，一会儿就停止，当进食时，食物入胃则呕吐，同时又发心烦，这是因蛔虫闻到食物气味而上窜的缘故，所以病人时常吐出蛔虫。因蛔虫而致手足厥冷的用乌梅丸，此方又主治长期下利。

乌梅丸方

乌梅三百枚，细辛六两，干姜十两，黄连十六两，当归四两，附子六两（炮，去皮），蜀椒四两（炒至油质渗出），桂枝（去皮）六两，人参六两，黄柏六两。以上十味药，除乌梅外，余药分别捣细筛末，然后混合研制。另把乌梅放入米醋中浸泡一晚上，去掉内核。再将乌梅放在蒸具内，上面覆盖五斗米共蒸，待米蒸熟后捣成泥状，与上药末混合均匀，放入药白中，加入蜂蜜，用棒槌捣两千下，做丸如梧桐子大，每次饭前吞服十粒丸药，一日服三次。此后，再慢慢加量到每次服二十粒药丸。服药期间，禁食生冷、黏滑、有浓烈气味的食品。

【解析】

脏厥与蛔厥，都可见到脉微肢厥，但预后迥然不同，脏厥的病情危重，预后不良，蛔厥则预后较好，必须明确区分。脏厥的厥冷程度严重，不但肢冷，而且周身肌肤俱冷，良由真阳极虚，脏气垂绝，病人躁扰而无一刻安宁；蛔厥的厥冷程度较轻，虽然脉微肢厥，却无肤冷，由于肠寒而胃热，蛔虫不安而向上窜扰，病人时静时烦，得食而呕又烦，并且有吐蛔的病史，足资鉴别。这种蛔厥属于上热下寒，所以治宜苦、酸、辛、寒、热并用的乌梅丸，此方功能清泄上热、温脏安蛔，所以能主治蛔厥。

【原文】

伤寒，热少微厥，指一作稍头寒，嘿嘿不欲食，烦躁，数日小便利，色白者，此热除也，欲得食，其病为愈。若厥而呕，胸胁烦满者，其后必便血。[339]

【白话解】

外感病、邪热郁遏较轻，四肢厥冷轻微，患者仅指头发凉，神情沉默，不想进食，烦躁不安。经过几天，出现小便通畅、颜色清亮的，这是里热已经解除的征象，此时，病人如想进食，示胃气已和，其病将要痊愈。如果热邪加重出现四肢厥冷并见呕吐、胸胁满闷而烦躁的，此后就会发生便血的变症。

【解析】

厥有轻重，热少厥微，当是热微厥亦微的热厥轻证，所以仅仅是指头寒。由于阳热内郁，胃气不苏，故精神默默，不欲进食；阳郁必求伸，所以又烦躁不安。

病经数日之后，有转愈和转剧两种转归；见到小便利，色白，表明里热已除，阴液恢复，欲得食，则胃气亦和，因此知为转愈；如果厥冷的程度加重，并且呕而胸胁烦满，这是因阳郁更甚，而木火犯胃，胃气上逆，导致热深厥亦深，则为病势转剧。若再久延未解，势必损伤阴络，因而推断其后可能发生大便下血。

○【原文】

病者手足厥冷，言我不结胸，小腹满，按之痛者，此冷结在膀胱关元也。[340]

【注释】

膀胱关元：关元，在脐下三寸，属任脉经穴。膀胱关元并举，指小腹部位。

【白话解】

病人手足厥冷，自诉无胸胁心下疼痛，而觉小腹胀满，触按疼痛的，这是寒邪凝结在下焦膀胱关元部位的缘故。

【解析】

手足厥冷之因有寒热虚实的不同，就寒厥来说，除阴盛阳虚与血虚寒凝以外，还有属于寒邪内结、阳气不得外温四肢而致。本条就是寒邪内结的厥逆证，但是寒结部位有在上在下之异，必须进一步辨证。

本证是通过问诊与腹诊结合而作出诊断的，"言我不结胸"与"小腹满"是从问诊而得，按之痛则属腹诊，前者知病位在下，后者知病情属实，于是得出"此冷结在膀胱关元也"。既然是下焦冷结，还应伴有小腹喜温怕寒、小便清长、苔白脉迟等症。原文虽未出治法，但根据病机，当不外温阳祛寒，如外灸关元、气海等穴，内服当归四逆加吴茱萸生姜汤一类方剂。

小腹满按之痛，并不止此一病，而原文叙症简略，所以在辨证上，还须进一步比较鉴别，如小腹满，按之痛，小便利，是膀胱蓄血证，病在血分，必有如狂之象；小腹不痛，小便不利者，是膀胱蓄水证。病在气分，津不敷布，必有口渴；手足热，小便赤涩，是热结膀胱证；唯见手足冷、小便清白，才是冷结膀胱关元的症候。总之，临床上必须参合脉象、舌苔等多方面情况，才可确实诊断，绝不能孤立地看待一个症状。

辨厥阴病脉证并治　厥利呕哕附

◉【原文】▰▰▰▰

伤寒，发热四日，厥反三日，复热四日，厥少热多者，其病当愈。四日至七日，热不除者，必便脓血。[341]

【白话解】

外感病，发热四天，四肢厥冷仅只三天，又发热四天，四肢厥冷的时间少而发热的时间多，疾病应当痊愈。如果到了第四天至第七天，发热仍不退的，是阳复太过，热伤血络，必致下利脓血。

【解析】

根据阴阳胜复之理，厥阴病热多于厥，为阳复阴退，阳能胜阴，故预断为其病当愈。但是，当愈不等于必愈，必须是热不久自罢，方是向愈之征；假使热持续不除，则属阳复太过而偏亢，这时不仅病不会愈，还会出现其他病变，如内伤阴络，即可发生便脓血的变症。

◉【原文】▰▰▰▰

伤寒，厥四日，热反三日，复厥五日，其病为进。寒多热少，阳气退，故为进也。[342]

【白话解】

外感病，四肢厥冷四天，发热却只有三天，又见四肢厥冷五天，这是疾病在进展。因为四肢厥冷的时间多而发热的时间少，为阳气退阴寒邪气进，所以病情进一步加重。

【解析】

前条热四日，厥三日，复热四日，厥少热多，热虽偏胜，但仅一日，其偏甚微，尚不为害，病亦当愈。继续发热四日以上，便可形成便脓血。后条适相反，厥多热少，是寒胜阳衰，病为进。

◉【原文】▰▰▰▰

伤寒，六七日，脉微，手足厥冷，烦躁，灸厥阴。厥不还者，死。[343]

【注释】

灸厥阴：灸厥阴经的孔穴。张令韶谓可灸厥阴经的行间穴和章门穴。

【白话解】

外感病六七天，脉微，手足厥冷，烦躁不安，应当急灸厥阴经穴。如果灸后四肢厥冷仍不转温的，属于死证。

【解析】

伤寒六七日，脉微，手足厥冷，为阴盛阳衰，烦躁乃虚阳勉与邪争。症势相当严重，是时恐汤药缓不济急，所以用灸法急救回阳，以散阴邪而复阳气。灸后手足转温，表明阳气来复，尚有生机；若手足仍不温暖，则是阳气已经断绝，故为死候。

此条只出灸法，未及汤剂，若论药物治疗，当不外温经回阳，如四逆汤之类。在用灸法的同时，加服汤药，更有助于阳气的回复。

◉【原文】

伤寒，发热，下利，厥逆，躁不得卧者，死。[344]

【白话解】

外感病，发热，腹泻，四肢厥冷，神昏躁扰不能安卧的，属于死证。

【解析】

厥阴虚寒证，见到发热，一般为阳复之征，但也有属于虚阳浮越之象，必须具体分析。阳复发热，则厥回利止。本症虽发热而厥利依然，可见不是阳复而是阴盛阳浮，加之躁不得卧，表明阳气将绝，所以为死候。

◉【原文】

伤寒，发热，下利至甚，厥不止者，死。[345]

【白话解】

外感病发热，腹泻十分严重，四肢厥冷一直不回复的，为阳气脱绝之象，属于死候。

【解析】

本条与上条病机相同。发热如属阳复，厥利应渐止，今厥不止，下利剧，阴竭阳绝，故亦多死。

◎**【原文】**

伤寒，六七日不利，便发热而利，其人汗出不止者，死。有阴无阳故也。[346]

【注释】

有阴无阳：只有阴邪而无阳气。

【白话解】

外感病六七天，开始不腹泻，接着出现发热腹泻，病人大汗淋漓，汗出不停止的，是阴盛阳亡的表现，病情险恶。

【解析】

伤寒六七日不利，指手足虽厥冷而不下利，说明原来病情不甚严重。从忽发热来看，可知六七日间也没有发热，六七日后，忽然发热，而又下利，且汗出不止，是病情发生了新的变化。根据发热，似为阳复之象，但是阳复不应有下利与汗出不止，足证病势不是减轻而是趋于严重。

凡先有厥逆下利，后见发热，而利自止的，多为阳气回复，寒邪渐散的欲愈之候。现发热与下利，同时并见，这种发热，就不是阳气来复，而是阴邪太甚，真阳外亡的表现。由于阳虚不能卫外，腠理失却固密，所以汗出不止。因为汗出不止，则阳气尽脱，故为死候，所谓有阴无阳，即是病机特点的概括。

◎**【原文】**

伤寒五六日，不结胸，腹濡，脉虚，复厥者，不可下，此亡血，下之死。[347]

【注释】

① 腹濡：腹部按之柔软。

② 亡血：阴血亏虚。

【白话解】

外感病五六天，没有结胸证的表现，腹部柔软，脉象虚软而又四肢厥冷的，这是血虚所致。不能用攻下法治疗，如果误用攻下，就会更伤其血，可导致死亡。

【解析】

伤寒五六日，如邪热传里，与痰水结于胸膈，则成结胸，其人必心下坚满石硬，或连及少腹，痛不可近，其脉亦当沉紧。若热邪结聚于肠胃而成里实，其脐腹必当胀满而疼痛拒按。今胸部无结胸见症，腹部亦按之柔软，加之脉见虚弱，可知里无实邪结聚，其脉虚肢厥，是由于阴血亏虚，不能荣养于四肢的缘故。此种厥冷与阳气被郁，热深厥深的肢厥，判若天壤。里实的厥逆，须用攻下，其脉必沉实有力，同时必有潮热、腹满痛等见症；本证的厥逆，虽亦可能有大便秘结，但非燥屎壅滞，而是因肠中枯燥，失却濡润所致，所以没有腹满硬痛、潮热等症状，而脉虚无力，腹部柔软，故不可用攻下法治疗。本证与阳微阴盛之厥逆亦有不同，阳微阴盛之厥逆，每兼下利，其治疗着重于回阳救逆。

●【原文】

发热而厥，七日，下利者，为难治。[348]

【白话解】

发热而又四肢厥冷，为阴盛阳亡之象，到了第七天，又发生腹泻的，是难治之候。

【解析】

厥阴病，厥利并见为重证。发热为阳复，阳复当厥回，今复厥，且数日后又下利，是阳不胜阴，故难治。急投四逆汤、通脉四逆汤，或可有救，否则将有厥利不止、虚阳外脱之变。

● 【原文】

伤寒脉促，手足厥逆，可灸之。[349]

【白话解】

外感病，脉象促而四肢厥冷，可用温灸法治疗。

【解析】

本证的脉促与手足厥冷同时并见，乍看起来脉症似乎不相符合。如谓脉促属于阳盛火亢，则手足厥冷，当是热厥的症候。既是热厥，则不能采用灸法治疗。

● 【原文】

伤寒，脉滑而厥者，里有热，白虎汤主之。 方二。[350]

知母六两　石膏一斤，碎，绵裹　甘草二两，炙　粳米六合

右四味，以水一斗，煮米熟汤成，去滓。温服一升，日三服。

【白话解】

外感病，脉象滑而手足厥冷的，是里有邪热所致，用白虎汤主治。

白虎汤方

知母六两，石膏一斤（打碎），甘草二两（炙），粳米六合。以上四味药，加水一斗煎煮，待米熟汤成，去掉药渣，每次温服一升，一日服三次。

【解析】

厥有寒厥和热厥之分，症状亦有先厥后热与先热后厥之异。"伤寒先厥后发热而利者，必自止，见厥复利"，即为寒厥，其具体症状除文中所述外，必兼有脉微细、小便清长、苔白、口和等脉症，故当以温药治疗。本条厥冷而

见脉滑，可以断定厥的性质不属虚寒而属实热，因为热邪深伏于里，阳气反而不达四肢，故手足厥冷，与"前热者后必厥，厥深者热亦深，厥微者热亦微"的机转是一致的。

● 【原文】

手足厥寒，脉细欲绝者，当归四逆汤主之。 方三。[351]

当归三两　　桂枝三两，去皮　　芍药三两　　细辛三两
甘草二两，炙　　通草二两　　大枣二十五枚，擘。一法，十二枚

右七味，以水八升，煮取三升，去滓。温服一升，日三服。

【白话解】

手足厥冷，脉象很细，好像要断绝一样，用当归四逆汤主治。

当归四逆汤方

当归三两，桂枝三两（去皮），芍药三两，细辛三两，甘草二两（炙），通草二两，大枣二十五枚（剖开，另一法用十二枚）。以上七味药，用水八升，煎煮成三升，去掉药渣，每次温服一升，一日服三次。

【解析】

本证的手足厥冷，是血虚寒凝，不能荣于脉中，所以脉细欲绝；四肢失于温养，所以手足厥寒。假使不是脉细欲绝，而是脉微欲绝，那就不是本方所能主治，必须用通脉四逆汤，着重回阳救逆。本症大多因平素血虚，外感寒邪，气血被寒邪所遏，流行不能通畅所致，故用当归四逆汤以养血益营、温通血脉。

● 【原文】

若其人内有久寒者，宜当归四逆加吴茱萸生姜汤主之。

方四。[352]

　　当归三两　芍药三两　甘草二两，炙　通草二两　桂枝三两，去皮　细辛三两　生姜半斤，切　吴茱萸二升　大枣二十五枚，擘

　　右九味，以水六升，清酒六升和，煮取五升，去滓。温分五服。一方，水酒各四升。

【白话解】

　　如果病人素有寒饮停滞体内，而又见上症的，可用当归四逆加吴茱萸生姜汤治疗。

当归四逆加吴茱萸生姜汤方

　　当归三两，芍药三两，甘草二两（炙），通草二两，桂枝三两（去皮），细辛三两，生姜半斤（切片），吴茱萸三升，大枣二十五枚（剖开）。以上九味药，用水六升与陈米酒六升混合，加入上药煎煮成五升，去掉药渣，分五次温服。另一方用水及陈米酒各四升。

【解析】

　　本条紧接前条诸症，假使患者平素有久寒或寒饮宿疾，在使用当归四逆汤时，应当再加入散寒涤饮、降逆温中之吴茱萸、生姜以治其久寒，即当归四逆加吴茱萸生姜汤。张锡纯谓"内有凝寒，重加吴茱萸、生姜，温通经气"，并辅以清酒，扶助药力，散久伏之寒凝。根据临床所见，本证常兼有巅顶痛、干呕、吐涎沫，或寒疝症瘕等症状。

【原文】

　　大汗出，热不去，内拘急，四肢疼，又下利、厥逆而恶寒者，四逆汤主之。方五。[353]

　　甘草二两，炙　干姜一两半　附子一枚，生用，去皮，破八片

右三味，以水三升，煮取一升二合，去滓。分温再服。若强人，可用大附子一枚、干姜三两。

【注释】

内拘急：腹中挛急不舒。

【白话解】

大汗淋漓，而发热仍不退，腹中拘急，四肢疼痛，又见腹泻、四肢厥冷而怕冷的，是阴盛阳亡的表现，用四逆汤主治。

四逆汤方

甘草二两，炙干姜一两半，附子一枚（用生的，去皮，破成八片）。以上三味药，用水三升，煎煮成一升二合，去掉药渣，分两次温服。身体强壮的人可以用大的附子一枚、干姜三两。

【解析】

大多数注家皆认为本条症候是阴盛于内，阳亡于外。大汗出而热不去，是邪气不从汗解，阳气反从汗亡。阳气外亡，则经脉失却温煦，于是内则腹中拘急，外则四肢疼痛。阳虚寒盛，所以同时伴有下利、厥逆而恶寒。治当破阴回阳，故用四逆汤主之。细看原文内容，并不尽然。从"热不去"来看，表明是原有症而不是续发症，当然原有症的性质也能改变，但是与"恶寒"联系起来分析，阳气外浮不应有恶寒，现在热不去仍有恶寒，可见当是表证未罢。即所谓不可令如水淋漓，病必不除。大汗出，一方面邪不去而表证仍在，一方面阳气大伤，因而发生内拘急、四肢疼、下利厥逆等变症。其次，如果发热为阴盛阳浮，则应当用通脉四逆汤，而非四逆汤所能胜任。既然热不去不是虚阳外浮，而是表证未罢，何以不先解其表，却用四逆汤温里？这在论中已有先例，如"病发热头痛，脉反沉，若不差，身体疼痛，当救其里，宜四逆汤""脉浮而迟，表热里寒，下利清谷者，四逆汤主之"。由此可见，本条是表里同病先里后表的治疗方法。

◉【原文】━━━━━━━

大汗，若大下，利而厥冷者，四逆汤主之。 方六。用 前第五方。[354]

【白话解】

大汗淋漓，如果腹泻很厉害，而又四肢厥冷的，用四逆汤主治。

【解析】

大汗大下，皆能使阴液亏乏，阳气耗损，严重者，每多导致亡阳。如"太阳篇"中"太阳病，发汗，遂漏不止，其人恶风，小便难，四肢微急，难以屈伸者，桂枝加附子汤主之"，即是因过汗而阳虚液脱。又如"伤寒医下之，续得下利清谷不止……救里宜四逆汤"，是因误下而阳虚下陷。本条因汗下太过，阳气外亡而致手足厥冷，所以亦用四逆汤急救回阳。

◉【原文】━━━━━━━

病人手足厥冷，脉乍紧者，邪结在胸中，心下满而烦，饥不能食者，病在胸中，当须吐之，宜瓜蒂散。 方七。[355]

瓜蒂　赤小豆

右二味，各等分，异捣筛，合内臼中，更治之。别以香豉一合，用热汤七合，煮作稀糜，去滓取汁。和散一钱匕，温顿服之。不吐者，少少加，得快吐乃止。诸亡血虚家，不可与瓜蒂散。

【注释】

①邪：这里指停痰食积等致病因素。

②胸中：概指胸胃。

【白话解】

病人手足厥冷，脉忽然现紧象的，这是实邪结在胸中所致，应有胸脘部胀满不适，虽然饥饿却不能吃东西等症状，当用涌吐法治疗，可用瓜蒂散。

瓜蒂散方

瓜蒂一分（炒黄），赤小豆一分。以上二味药，分别捣碎过筛作散，然后混合在一起研治。另用香豉一合、热开水七合，共煮成稀粥，去掉药渣，再取上药末一钱匕，与稀粥混合，一次温服。服药后不呕吐的，稍稍增加药量继续服用；服药后很快出现呕吐的，应停止服药。各种失血、虚弱的病人，不能用瓜蒂散。

【解析】

本条讲脉乍紧是因胸中实邪阻滞，阳气不得四布所致，故宜瓜蒂散涌吐。脉乍紧为邪结，如热痞证的脉浮而紧，紧反入里，则作痞；大结胸证之脉沉而紧，皆属于邪结。

● **【原文】**

伤寒，厥而心下悸，宜先治水，当服茯苓甘草汤，却治其厥。不尔，水渍入胃，必作利也。茯苓甘草汤。**方八。**[356]

茯苓二两　桂枝二两，去皮　甘草一两，炙　生姜三两，切

右四味，以水四升，煮取二升，去滓。分温三服。

【注释】

水渍（zì）入胃：此处胃实指肠，即水饮渗入肠中。

【白话解】

外感病，四肢厥冷，心胸部悸动不宁，这是水饮内停所致，必须先治水饮，当用茯苓甘草汤，然后再治四肢厥

冷。不然的话，水饮浸渍入肠，势必引起腹泻。

茯苓甘草汤方

茯苓二两，桂枝二两（去皮），甘草一两（炙），生姜三两（切片）。以上四味药，用水四升，煎煮成二升，去掉药渣，分成三次温服。

【解析】

厥冷的原因很多，有因热、因寒、因血虚、因阳微等不同，治疗时必须针对这些致病的因素，才能获效，所谓不治其厥而厥自治。本条肢厥是因胃有寒饮，阳气被遏，不能外达四肢所致，故除厥逆而外，尚有水气凌心的心下悸可资佐证。《金匮要略·痰饮咳嗽篇》也有"水停心下，甚者则悸"的记载。厥与心下悸并提，就是"水厥"的辨证眼目。肢厥由于水气，自应先治其水气，水去则厥自愈，所以用茯苓甘草汤温胃散水，而不用其他治厥方剂，这是治病必求其本的又一范例。假使不知先治其水，就违反了治病求本的原则，不仅不会收效，水气势必下渗入肠，而续发下利。因此，先治其水，不但水去厥除，而且寓有防患未然的积极意义。

●**【原文】**

伤寒六七日，大下后，寸脉沉而迟，手足厥逆，下部脉不至，喉咽不利，唾脓血，泄利不止者，为难治，麻黄升麻汤主之。**方九**。[357]

麻黄二两半，去节　升麻一两一分　当归一两一分
知母十八铢　黄芩十八铢　萎蕤十八铢一作菖蒲　芍药六铢　天门冬六铢，去心　桂枝六铢，去皮　茯苓六铢
甘草六铢，炙　石膏六铢，碎，绵裹　白术六铢　干姜六铢

右十四味，以水一斗，先煮麻黄一两沸，去上沫，内

诸药，煮取三升，去滓。分温三服，相去如炊三斗米顷，令尽，汗出愈。

【注释】

① 下部脉：尺脉而言。亦有称足部脉。

② 喉咽不利：咽喉疼痛，吞咽困难。

【白话解】

外感病六七天，峻下以后，出现寸部脉沉而迟，尺部脉不现，手足厥冷，咽喉疼痛，吞咽困难，唾吐脓血，腹泻不停的，是难治之证，用麻黄升麻汤主治。

麻黄升麻汤方

麻黄二两半（去节），升麻一两一分，当归一两一分，知母十八铢，黄芩十八铢，萎蕤十八铢（一方用菖蒲），芍药六铢，天门冬六铢（去心），桂枝六铢（去皮），茯苓六铢，甘草六铢（炙），石膏六铢（打碎，布包），白术六铢，干姜六铢。以上十四味药，用水一斗，先加入麻黄煮一二开，除去上面的白沫，再加入其他药物，共煎煮成三升，去掉药渣，分三次温服。在大约相距做熟一顿饭的时间内把药服完，药后汗出就会痊愈。

【解析】

病至六七日，邪气已当传里，若表邪犹未尽解的，仍应解其表邪，如表解而兼有里证的，则当攻其里，这是先表后里的治疗原则。设不先解表而径用攻下，其病不仅不除，反致正气益虚，邪气内陷。本证即是大下后的变证，手足厥逆，寸脉沉而迟，下部脉不至，颇似阴盛阳虚，然而阴盛阳虚，不应有咽喉不利、唾脓血等症。据症析脉，就可断定这种脉的变化是邪陷阳郁的缘故，阳气内郁不得外达四肢，所以手足厥冷。下后阴阳两伤，阴伤而肺热络痹，故有咽喉不利、唾脓血的上热证；阳伤而脾寒气陷，

辨厥阴病脉证并治　厥利呕哕附

故有泄利不止的下寒证。本证邪陷阳郁，肺热脾寒，治热则碍寒，治寒则碍热，泄实则碍虚，补虚则碍实，故曰"难治"。针对这样复杂的症候，只有复方才能胜任，症情虽然复杂，但毕竟有其主要方面，邪陷阳郁就是病机的重点，所以治以发越郁阳为主，兼清肺温脾、滋养营血的麻黄升麻汤。

◎【原文】▬▬▬▬

伤寒四五日，腹中痛，若转气下趋少腹者，此欲自利也。[358]

【白话解】

外感病四五天，腹中疼痛，如果腹内有气转动下行趋向小腹的，这是将要腹泻的先兆。

【解析】

在下利将作之先，其腹中之气，必有下趋之势，且发辘辘之声，其腹痛亦是随气向下，因此，为即将下利之兆。所谓四五日，乃假定之期，此时病者如里阳不足，阴寒转甚，水谷不得正常运化，即会下趋为利。

◎【原文】▬▬▬▬

伤寒本自寒下，医复吐下之，寒格，更逆吐下，若食入口即吐，干姜黄芩黄连人参汤主之。 方十。 [359]

干姜　黄芩　黄连　人参各三两

右四味，以水六升，煮取二升，去滓。分温再服。

【注释】

寒格：上热为下寒所格，致饮食入口即吐。

【白话解】

外感病，本属虚寒腹泻，医生却用涌吐、泻下法治疗，致使上热与下寒相格拒，如果再次误用吐下，出现饮食进口就吐的，用干姜黄芩黄连人参汤主治。

干姜黄芩黄连人参汤方

干姜、黄芩、黄连、人参各三两。以上四味药，用水六升，煎煮成两升，去掉药渣，分两次温服。

【解析】

本自寒下，是追溯治疗以前的病情，原有下寒上热症候，从条文中"寒格，更逆吐下"来看，正说明致误的原因，所以，单就下寒来解释是不确切的。"若食入口即吐"，是辨证的关键，王太仆说："食入即吐，是有火也。"据此可见此证不仅肠寒下利，而胃热气逆尤重，所以治取苦寒重于辛温的干姜黄芩黄连人参汤。

本证与戴阳证虽然都是下寒上热，但病机完全不同。戴阳证是下真寒而上假热，本证是下真寒而上亦真热，而且以上热为主。

【原文】

下利，有微热而渴，脉弱者，今自愈。[360]

【白话解】

虚寒腹泻，出现轻微发热，口渴，脉象弱的，是邪气已衰，阳气来复，疾病即将痊愈。

【解析】

本条下利是虚寒证，所以当出现微热而渴时，即为阳复之兆。脉弱又表明邪势已衰，脉症合参，故知病将自愈。

【原文】

下利，脉数，有微热汗出，今自愈。设复紧，为未解。[361]

【白话解】

虚寒腹泻，如果脉象由紧转数，微微发热汗出的，是阴去阳复，其病即将痊愈。如果脉又现紧象的，为阴寒邪

辨厥阴病脉证并治　厥利呕哕附

盛，其病没有缓解。

【解析】

承上条进一步阐述阳复出表病机。下利属寒，微热为阳复。阳复病微汗而解。汗出，阳气得通则脉数；脉不数而紧，则寒胜，故病不能愈。

●【原文】

下利，手足厥冷，无脉者，灸之不温，若脉不还，反微喘者，死。少阴负趺阳者，为顺也。[362]

【注释】

少阴负趺阳：少阴即太溪脉，趺阳即冲阳脉。少阴负趺阳，谓太溪脉小于趺阳脉。

【白话解】

腹泻，手足厥冷，无脉搏跳动的，急用灸法以回阳复脉。如果灸后手足仍不转温，脉搏跳动仍不恢复，反而微微喘息的，属于死候。如果足部的太溪脉和趺阳脉仍有搏动，而趺阳脉大于太溪脉的，为胃气尚旺，属可治的顺证。

【解析】

下利，手足厥冷，无脉，与"少阴病篇"中"利不止，厥逆无脉"颇同，但彼由阴盛与阳药格拒而致，尚伴有"干呕烦"等症，本条无格拒之因，可见症情尤为严重，是时用汤药来挽救其阳，恐怕是缓不济急，所以用灸法急救。如果灸后厥回脉还，就可转危为安。如果灸后手足依然不温，脉象依然不见，反而增加微喘，是阳竭于下，气脱于上，多属死候。假使未发生微喘，手腕部脉虽未还，只要足部脉未绝，尚有转机，尤其是趺阳脉胜于太溪脉，症势虽然严重，仍有治疗的余地，所以说，"少阴负趺阳者为顺也"。少阴负趺阳，为什么为顺？因为趺阳为胃之经脉属土，太溪为肾之经脉属水，一主后天，一主先天，少阴脉负于趺阳脉，表明胃气尚好，则生化有源，即所谓"有胃气则生"。

【原文】

下利，寸脉反浮数，尺中自涩者，必清脓血。[363]

【白话解】

腹泻，寸部脉反见浮数，尺部脉现涩的，是阳热盛而阴血亏，热伤阴络，可能会产生大便泻下脓血的症候。

【解析】

虚寒下利，脉象应该沉迟，今反见浮数，这有阳气来复、阴证转阳与阳复太过、由寒变热的两种可能，本条何以不属自愈之候，而是推断必便脓血，其主要依据是尺中自涩，因尺脉涩是热伤下焦血络，血脉瘀滞不畅的反映，由于阳热内伤阴络，血被热蒸，腐化为脓，所以会有便脓血。如果联系"热不除，必便脓血"，则本条还当有发热持续不退的症状，脉症合参，诊断才能更加准确。

【原文】

下利清谷，不可攻表，汗出必胀满。[364]

【白话解】

腹泻完谷不化，多属阴盛阳衰，此时，即使兼有表证，也不能发汗解表，如果误发其汗，就会引起腹部胀满的变症。

【解析】

下利清谷为阳虚寒盛，主要是脾肾阳虚而水谷得不到蒸腐。从"不可攻表"四字来看，可知本条一定兼有表证。由于阳虚阴盛，即使兼有表证，也不可治表，在"太阳篇"里已经指出里虚夹表的治疗原则，与"续得下利清谷不止，身疼痛者，急当救里；后身疼痛，清便自调者，急当救表"的条文参看，其理自明。若误用发汗，汗出则阳气外越，里阳益虚，阳虚气滞，则腹部胀满。

【原文】

下利，脉沉弦者，下重也；脉大者，为未止；脉微弱数者，为欲自止，虽发热，不死。[365]

【注释】

下重：肛门部有重滞之感。

【白话解】

腹泻脉沉弦，是肝经湿热壅滞，多会出现里急后重；脉大，为病势进展，腹泻不会停止；脉微弱数，是邪退正复，腹泻将要停止，此时，虽有发热，也没有危险。

【解析】

下利而有里急后重，这是痢疾的特征。如果是一般腹泻，大多泻下如注，肠鸣腹痛，泻后觉松，绝无下重的感觉。本条的主要精神是从脉象上讨论痢疾的症状和预后。下利属里证，沉脉主里，为脉症相得，而弦脉主痛，李士材说："沉弦内痛。"下利脉沉弦，为邪结在里，由于大肠气机壅滞，所以肛部下重。脉大是邪势方张，《素问·脉要精微论》说："大则病进。"所以说"脉大者为未止"。关于脉微弱数者，为欲自止，虽发热，不死，这是正复邪退的脉症。

● **【原文】**

下利，脉沉而迟，其人面少赤，身有微热，下利清谷者，必郁冒汗出而解，病人必微厥。所以然者，其面戴阳，下虚故也。[366]

【注释】

① 郁冒：郁闷眩冒，乃虚阳奋与邪争，邪将从汗解的先兆。

② 其面戴阳：病人的面色发红，红色为阳，犹如阳气戴在上面，故称戴阳。

③ 下虚：下焦虚寒。

【白话解】

腹泻未消化食物，脉象沉而迟，病人面部微发潮红，体表轻度发热，这是下焦阳虚阴盛，虚阳上浮。如果病人四肢厥冷轻，则阳虽虚而不甚，阳与阴争，就一定会出现眩晕昏冒、随之汗出而病解的现象。

【解析】

下利清谷，脉沉而迟，虚寒证无疑，但脉不微细，手足微厥，表明阳虽虚尚不太甚，结合面少赤、身微热，因知兼有轻微的表邪，还有汗解的可能。不过，阳气毕竟已虚，所以汗解之前发生郁冒，这是正气蓄积力量与邪剧争的反映，正胜邪却则得汗而解。"其面戴阳，下虚故也"，就是对郁冒汗解机制的说明。郁冒，不仅头目眩冒，还有郁滞烦闷的感觉，与时时自冒者死的昏冒不同，昏冒是不会有郁滞烦闷的感觉的。简言之，郁冒为正与邪争，昏冒为阴竭阳脱。本证可能汗解，是阳虚未甚，如果阳虚至极，决不会汗出而解，而是汗出随亡。

●【原文】

下利，脉数而渴者，自愈；设不差，必清脓血，以有热故也。[367]

【白话解】

虚寒腹泻，出现脉数而口渴的，是阳气回复，其病将要痊愈。假如不痊愈，则是阳热有余，势必引起大便下脓血。

【解析】

虚寒证最喜阳复，但阳复不能太过，太过又会产生新的病变。本条下利、脉数、口渴，是为阳气复，所以有自愈的趋势。下利而阳气恢复，固然是向愈的佳兆，但阳复太过，又往往因阳亢而致伤阴，热伤下焦血络，从而酿成便下脓血的变症。

●【原文】

下利后，脉绝，手足厥冷，晬时脉还，手足温者生，脉不还者死。[368]

【注释】

晬时：一昼夜的时间。

【白话解】

腹泻频剧，脉搏一时摸不到，手足厥冷，经过一昼夜，脉搏恢复，手足转温的，是阳气恢复，尚存生机；如果一昼夜脉搏仍不恢复的，则无生还之望。

【解析】

本条所谓下利后脉绝，当是指急剧性的暴泻，津液骤然过度损失，阳气一时脱绝，以致手足厥冷与脉伏不见。这种病症，属于暂时性的暴脱，所以经过晬时之后，阳气尚有来复的可能。如果阳气得复，而肢温脉还，即有生机；如果厥仍不回，脉仍不起，则为死候。它与久病的肢厥脉绝，为真阳磨灭殆尽者不同，应当明辨。

● **【原文】**

伤寒，下利日十余行，脉反实者，死。[369]

【注释】

脉反实：实，谓脉来坚实有力，多见于大实证。虚证而见脉实，所以说反。

【白话解】

外感病，患虚寒腹泻，一天十余次，脉象本当微弱沉迟，却反而出现弹指有力的实脉，为真脏脉见之象，属于死候。

【解析】

虚寒性质的下利，脉当微弱无力，下利日十余行，说明阳虚程度较甚，反而出现脉实，不仅是邪盛，而是胃气败绝的征象，无胃气则死，故断为死候。

● **【原文】**

下利清谷，里寒外热，汗出而厥者，通脉四逆汤主之。

方十一。[370]

甘草二两，炙　附子大者一枚，生，去皮，破八片
干姜三两，强人可四两

右三味，以水三升，煮取一升二合，去滓。分温再服，其脉即出者愈。

【白话解】

腹泻完谷不化，发热、汗出而四肢厥冷，证属里真寒、外假热，用通脉四逆汤主治。

通脉四逆汤方

甘草二两（炙），附子大的一枚（生用，去皮，破成八片），干姜三两（强壮的人可用四两）。以上三味药，用水三升，煎煮至一升二合，去掉药渣，分两次温服。服药后病人脉搏马上出现的，可望痊愈。

【解析】

本证里寒外热，即里真寒而外假热，下利清谷，肢厥。本证汗出而虚阳将脱，症势十分危急，故用通脉四逆汤以破阴回阳。

●【原文】

热利下重者，白头翁汤主之。 方十二。 [371]

白头翁二两　黄柏三两　黄连三两　秦皮三两

右四味，以水七升，煮取二升，去滓。温服一升，不愈，更服一升。

【白话解】

热性下痢，里急后重的，用白头翁汤主治。

白头翁汤方

白头翁二两，黄柏三两，黄连三两，秦皮三两。以上四味药，用水七升，煎煮成两升，去掉药渣，每次温服一升，服药后病仍不好的，再服一升。

【解析】

本条叙症甚简，仅言"下重"一症，《巢氏病源》曰："此谓今赤白滞下也，令人下部疼重。"因此，本条的热利，应该作热痢看。痢疾，古称"滞下"，《黄帝内经》谓之"肠癖"，所下赤白黏冻，带有脓血。由于热邪下迫，所以肛部坠重。就病机来看，主要是肝经湿热，所以治用白头翁汤清热燥湿、凉肝解毒。

【原文】

下利，腹胀满，身体疼痛者，先温其里，乃攻其表。温里宜四逆汤，攻表宜桂枝汤。方十三。四逆汤，用前第五方。[372]

桂枝三两，去皮　芍药三两　甘草二两，炙　生姜三两，切　大枣十二枚，擘

右五味，以水七升，煮取三升，去滓。温服一升，须臾，啜热稀粥一升，以助药力。

【白话解】

虚寒腹泻，腹部胀满，身体疼痛的，是表里同病，应当先温里寒，然后再解表邪。温里宜用四逆汤，解表宜用桂枝汤。

桂枝汤方

桂枝三两（去皮），芍药三两，甘草二两（炙），生姜三两（切片），大枣十二枚（剖开）。以上五味药，捣碎前三味药，与后两药混合，加水七升，用微火煎煮成三升，去掉药渣，待药汁冷热适当时，服药一升，一日服三次。服药后一会儿，喝热稀粥一大碗，以助药力，并覆盖棉被约2小时，取暖保温来帮助发汗。

【解析】

《伤寒论》对于表里同病的治疗大法，一般应先表后里，但里虚寒较甚而兼有表邪的，又当先温其里，后攻其

表，如"伤寒医下之，续得下利，清谷不止，身疼痛者，急当救里，后身疼痛，清便自调者，急当救表，救里宜四逆汤，救表宜桂枝汤"，就是最明确的一例。从彼例看，本条下利也应是下利清谷，腹胀满则是脾胃阳气衰微。

○【原文】

下利，欲饮水者，以有热故也，白头翁汤主之。<u>方十四。用前第十二方。</u>[373]

【白话解】

下痢，口渴想喝水的，是里有热的缘故，用白头翁汤主治。

【解析】

本条里热下利，需见渴饮之证。只不过举渴饮以明里热，下利之属热者，不必俱有渴饮，结合色、脉、腹诊，始可明确诊断。经文甚简，须知隅反。

○【原文】

下利，谵语者，有燥屎也，宜小承气汤。<u>方十五。</u>[374]

大黄四两，酒洗　枳实三枚，炙　厚朴二两，去皮，炙

右三味，以水四升，煮取一升二合，去滓。分二服，初一服，谵语止，若更衣者，停后服，不尔，尽服之。

【白话解】

腹泻并见谵语、腹部硬痛的，是肠中有燥屎阻结，可用小承气汤治疗。

小承气汤方

大黄四两，厚朴二两（炙，去皮），枳实大的三个（炙）。以上三味药，用水四升，煎煮成一升二合，去掉药渣，分两次温服。服第一次药应当解大便，如果服药后大便不解，可将剩下的药服完，如果大便已通，不要再服剩下的药。

【解析】

下利而复有燥屎，此为热结旁流之证。其所泻下的粪便，必不是清谷，而是清水，气味必秽浊难闻，与"少阴篇"中"少阴病自利清水，色纯青，心下必痛，口干燥者，急下之，宜大承气汤"的病理机转近似。本条仅提出谵语一症，作为里实的辨证眼目，是不全面的，还必须结合其他脉症，如脉沉实、腹部胀痛、潮热、舌苔黄燥、小便黄赤等，因证势尚不太急，所以治以小承气汤，里实一去而谵语下利自止。

● **【原文】**

下利后更烦，按之心下濡者，为虚烦也，宜栀子豉汤。**方十六。**[375]

肥栀子十四个，擘　香豉四合，绵裹

右二味，以水四升，先煮栀子，取二升半，内豉，更煮取一升半，去滓。分再服，一服得吐，止后服。

【白话解】

腹泻后心烦更甚，触按胃脘部柔软，这是无形邪热内扰胸膈所致，宜用栀子豉汤治疗。

栀子豉汤方

栀子十四个（剖开），香豉四合（用布包）。以上二味药，用水四升，先加入栀子煎煮至二升半，再加入豆豉，煎煮成一升半，去掉药渣，分两次服。如果温服一次出现呕吐的，停服剩余之药。

【解析】

下利后心烦更甚，可见原来就有心烦，提出按之心下濡，乃表明内无有形实邪，而是无形之热内郁，所以断为虚烦，而治以清宣郁热的栀子豉汤。栀子豉汤证的主症如心中懊憹、胸中窒等已载于太阳、阳明篇，本条补充"按之心下濡"，不仅有助于虚烦的诊断，更可加深对虚烦含义的理解。

● 【原文】

呕家有痈脓者，不可治呕，脓尽自愈。[376]

【白话解】

宿有呕吐的病人，如果是内有痈脓而引起的，不能见呕而止呕，应解毒排脓，脓尽则呕吐自然痊愈。

【解析】

凡是因为内部痈脓而引起的呕吐，不可强止其呕吐，因为这种呕吐是机体驱除痈脓的反映，呕吐正是痈脓的出路，痈脓尽出，则呕吐自然而止。本条理论的实践意义，示人治病必求其本，并且必须因势利导，虽然未出治法，但从"脓尽自愈"一语来看，不难得出应以消痈排脓为主，如果强止其呕，不但呕不会止，必然酿成无穷的后患。

● 【原文】

呕而脉弱，小便复利，身有微热，见厥者，难治，四逆汤主之。 方十七。用前第五方。 [377]

【白话解】

呕吐而见脉弱，小便通畅，身体有轻度发热，如果见到四肢厥冷的，是阴盛虚阳外越之候，治疗较为困难，可用四逆汤主治。

【解析】

呕而脉弱，为中虚而胃气上逆，小便复利，是下虚肾气不固，身有微热而厥冷，则微热绝不会是阳复，而是虚阳浮越。此证寒逆于上，阳虚于下，阴盛于内，阳浮于外，所以难治。但毕竟以阳虚阴盛为主，故以四逆汤主治。

● 【原文】

干呕，吐涎沫，头痛者，吴茱萸汤主之。 方十八。 [378]

吴茱萸一升，汤洗七遍　人参三两　大枣十二枚，擘

生姜六两，切

右四味，以水七升，煮二升，去滓。温服七合，日三服。

【注释】

吐涎沫：吐出清稀涎沫。

【白话解】

干呕，吐涎沫，头痛的，是肝寒犯胃、浊阴上逆所致，用吴茱萸汤主治。

　　吴茱萸汤方

吴茱萸一升（洗），人参三两，生姜六两（切片），大枣十二枚（剖开）。以上四味药，用水七升，煎煮成两升，去掉药渣，每次温服七合，每天服三次。

【解析】

由于寒伤厥阴，下焦浊阴之气，上乘于胸中清阳之位，厥气上逆，以致产生干呕、吐涎沫、头痛等症。这里需要明确的是，所谓吐涎沫，是吐出清涎冷沫，与痰饮不同；其头痛大多在巅顶部位，与三阳经头痛有别。前者是厥阴寒邪犯胃，胃阳不布，因此产生涎沫，随厥气上逆而吐出；后者因厥阴经脉与督脉会于巅顶，所以阴寒之气能够随经上逆而为头痛。太、少二阴均无头痛，独厥阴具有，就是这个缘故。然而桂枝汤证也有头痛干呕，似与本证相同，其实毫无同处。

●**【原文】**

呕而发热者，小柴胡汤主之。方十九。 [379]

柴胡八两　黄芩三两　人参三两　甘草三两，炙　生姜三两，切　半夏半升，洗　大枣十二枚，擘

右七味，以水一斗二升，煮取六升，去滓，更煎取三升。温服一升，日三服。

【白话解】

呕吐而见发热的，可用小柴胡汤主治。

小柴胡汤方

柴胡半斤，黄芩三两，人参三两，半夏半斤（用水洗），甘草（炙）、生姜各三两，大枣十二枚（剖开）。以上七味药，加水一斗二升，煮至六升，去掉药渣，再煎煮成三升，每次温服一升，一日服三次。

【解析】

厥阴与少阳相为表里，少阳病进，可以转入厥阴，厥阴病衰，也可转出少阳。此条列于"厥阴病篇"，且症见呕而发热之少阳证，故谓厥阴转出少阳也。然此证与阴盛阳虚气逆之呕迥异，所以此证出"厥阴篇"，亦有利于鉴别辨证。

●【原文】

伤寒，大吐大下之，极虚。复极汗者，其人外气怫郁，复与之水，以发其汗，因得哕。所以然者，胃中寒冷故也。[380]

【白话解】

伤寒病，用峻吐峻下法治疗，导致胃气极度虚弱，而又表气郁滞不畅，医生再予饮水以发汗，使汗出很多，胃气重虚，胃中寒冷，气机上逆，因而发生呃逆。

【解析】

大吐大下后，胃阳大虚表有浮热，误认阳气怫郁于外，又极汗之，致使胃阳益伤，胃中虚冷，气不下降，饮入气逆，因致作呃。"复与之水，以发其汗"，其意似属饮水以发汗。

●【原文】

伤寒，哕而腹满，视其前后，知何部不利，利之即愈。[381]

【白话解】

外感病，呃逆而腹部胀满，这是实邪内阻所致。应询问病人大小便是否通畅，以便采取不同的治疗措施。如果病人大便不通，是实邪阻结于肠，应用通利大便法，实邪去则病可愈；如果是小便不通畅，则是水饮内阻，当用渗利小便法，水饮去则病可除。

【解析】

上条大吐大下极汗，胃阳大虚，其呃属虚属寒，此则呃逆兼有腹满，属实，当观察其二便，如因水蓄小便不利，则利其小便。如因滞积大便不行，则行其大便，使下部通利，胃气能降，呃逆自愈。

辨霍乱病脉证并治

合六法，方六首。

●【原文】

问曰：病有霍乱者何？答曰：呕吐而利，此名霍乱。[382]

【注释】

霍乱：病名，形容病势急而变化快，挥霍之间便致缭乱，因而名为霍乱。

【白话解】

问：什么叫霍乱？答：呕吐与腹泻并作，病势急骤，顷刻间有挥霍缭乱之势的，这就叫霍乱。

【解析】

中医所称霍乱，是从病形定名，即本条所云。呕吐而利，此名霍乱。凡暴发吐泻交作，有挥霍缭乱之势者，称为霍乱。病因多为饱食饮冷，露宿贪凉，胃肠功能失常，清气不升，浊气不降，即《诸病源候论·霍乱候》所谓："脾胃得冷则不磨，不磨则水谷不消化，亦令清浊二气相干，脾胃气弱，便为吐利，水谷不消则心腹胀满，皆成霍乱。"《素问》云："太阴所至为中满霍乱吐下。"其病属脾，证多属寒，治宜温运。

另有一种干霍乱，突然胸腹胀痛，欲吐不得，欲泻不能，烦乱肢厥，死亡甚速。古人有用盐汤取吐，备急丸取下，得吐利者可救。

◯【原文】

问曰：病发热，头痛，身疼，恶寒，吐利者，此属何病？答曰：此名霍乱。霍乱自吐下，又利止，复更发热也。[383]

【白话解】

问：症候表现为发热、头痛、身痛、畏寒、呕吐腹泻并作，这是什么病？答：这叫霍乱。霍乱的呕吐腹泻是自内而发，故初起与表证同时出现，并且在呕吐腹泻停止后还有头痛、畏寒、发热等表证存在。

【解析】

霍乱兼发热恶寒、头痛身疼，如太阳证者，须分清表里主次。太阳病吐利，多在传变之后，霍乱吐利，多在寒热之前，其势较暴。此种吐利，与发热恶寒、头痛身疼同见，当以吐利为主，故明确提出，此名霍乱。"霍乱自吐下"，是重复句，即谓此种吐利，来自霍乱，不可作太阳病论。如利止后，复发热者，可治其热。

◯【原文】

伤寒，其脉微涩者，本是霍乱，今是伤寒。却四五日，至阴经上，转入阴必利，本呕下利者，不可治也。欲似大便，而反矢气，仍不利者，此属阳明也，便必硬，十三日愈，所以然者，经尽故也。下利后，当便硬，硬则能食者愈，今反不能食，到后经中，颇能食，复过一经能食，过之一日当愈。不愈者，不属阳明也。[384]

【白话解】

伤寒病，脉象微涩，这是因为原先患霍乱，吐泻太甚、津液大伤的缘故。经过四五天，病邪由阳经传入阴经，势必会发生腹泻。如果起病就吐泻的，是霍乱病吐泻，不可按伤寒论治。如果病人想解大便，反而只出现矢气（放屁），却解不出大便的，这是病已转属阳明，大便一定硬结，估计十三天可以痊愈。之所以这样，是因为腹泻后津伤肠燥，大便应当变硬。如果病人能够进食，为胃气恢复，则病即可痊愈。现在病人反而不能饮食，为胃气未复。经过六天，邪气行至下一经，此时病人稍能进食，为胃气稍复。再过六天，邪气又经过一经，此时病人已能够进食，示邪气行经尽、邪气衰尽、胃气恢复，那么再过一天，即十三天，疾病就会痊愈。如果到时不痊愈，就不是阳明病了。

【解析】

本条文词似非仲景原文。承上条讲述霍乱与伤寒脉症，以及其化热转属阳明。伤寒脉应浮紧，今微涩，是霍乱吐利止后，气液受伤，故证似伤寒，脉则微涩。

"却四五日"至"不可治也"，为辨别伤寒吐利，当在四五日转入阴经之后，如本自吐利，是霍乱不是伤寒，可不作伤寒治。曹颖甫将原文改为"却四五日至阴经"为一句，将"上"字改为"阳"字，连入下句为"阳转入阴必利"。

"欲似大便"至"经尽故也"，是病亦可化热转入阳明，而见矢气便硬。转入阳明，胃气渐复，可期第二候经尽之日愈。

"下利后，当便硬"以下，重复上述转属阳明而便硬，胃气渐复，当能食，其病可愈。如不能食，是胃气尚弱，再过一候，胃气渐强，能食而愈。能食病仍不愈，则不属阳明。

●【原文】

恶寒，脉微而复利，利止，亡血也，四逆加人参汤主之。**方一。** [385]

甘草二两，炙　附子一枚，生，去皮，破八片　干姜一两半　人参一两

右四味，以水三升，煮取一升二合，去滓。分温再服。

【注释】

亡血：这里作亡津液解。

【白话解】

畏寒、脉微而又腹泻，因泻利过度、津液内竭而腹泻停止的，用四逆加人参汤主治。

辨霍乱病脉证并治

四逆加人参汤方

甘草二两（炙），附子一枚（生用，去皮，破成八片），干姜一两半，人参一两。以上四味药，用水三升，煎煮成一升二合，去掉药渣，分两次温服。

【解析】

霍乱恶寒脉微下利，是阴盛阳虚，必阳气回复，利始得止，今无阳复脉症，却见利止，这是津液枯竭，无物可下。此时不但阳虚，而且液竭，非四逆汤所能胜任，所以宜用四逆加人参汤回阳益阴。

◉【原文】

霍乱，头痛发热，身疼痛，热多欲饮水者，五苓散主之；寒多不用水者，理中丸主之。 方二。[386]

五苓散方

猪苓去皮　白术　茯苓各十八铢　桂枝半两，去皮

泽泻一两六铢

右五味，为散，更治之。白饮和服方寸匕，日三服。多饮暖水，汗出愈。

理中丸方下有作汤加减法。

人参　干姜　甘草炙　白术各三两

右四味，捣筛，蜜和为丸，如鸡子黄许大。以沸汤数合，和一丸，研碎，温服之，日三四、夜二服；腹中未热，益至三四丸。然不及汤，汤法，以四物依两数切，用水八升，煮取三升，去滓，温服一升，日三服。若脐上筑者，肾气动也，去术加桂四两；吐多者，去术，加生姜三两；下多者，还用术；悸者，加茯苓二两；渴欲得水者，加术，足前成四两半；腹中痛者，加人参，足前成四两半；寒者，加干姜，足前成四两半；腹满者，去术，加附子一枚。服汤后如食顷，饮热粥一升许，微自温，勿发揭衣被。

【白话解】

霍乱病，吐泻，头痛发热，身疼痛，为霍乱表里同病，如果表热较甚而想喝水的，用五苓散主治；如果中焦寒湿偏盛而不想喝水的，用理中丸主治。

五苓散方

猪苓十八铢（去皮），泽泻一两六铢，白术十八铢，茯苓十八铢，桂枝半两（去皮）。以上五味药，捣成极细末，做成散剂，每次用米汤冲服一方寸匕（古代量具，为边长一寸的方形药匙），一天服三次。并要多喝温开水，让病人出汗，就可痊愈。调养护理方法同常。

理中丸方

人参、干姜、甘草、白术各三两。以上四味药，捣细筛末，用蜜混合做成鸡蛋黄大小的药丸，然后用开水数合，与一粒药丸混合研碎，趁热服用，白天服三四次，夜晚服两次。服药后，腹中未感觉热的，可加至三四丸。然而，丸药的效果不如汤剂。汤剂的制作方法是：将以上四味药稍切细，用水八升，煎煮成三升，去掉药渣，每次温服一升，一日服三次。如果出现脐上筑筑然悸动的，是肾气上逆，去白术，加桂枝四两；如果呕吐甚，去白术，加生姜三两；如果腹泻严重，仍用白术；如果心悸不宁，加茯苓二两；口渴要喝水的，加白术，补足上药量到四两半；腹中疼痛，加人参，补足上药量到四两半；腹部胀满的，去白术，加附子一枚。服药后约一顿饭的时间，吃热稀粥一升左右，以助药力；并取暖保温，不要脱衣揭被。

【解析】

霍乱病以吐利为主症，本条未提吐利，属于省文。既有吐利，又有头痛发热、身体疼痛，是表里证同具。一般应表里同治，但霍乱以里证为主，就不能囿于常规，当综合表里寒热的整个情况，立法选方。热多欲饮水的，治宜五苓散温阳运脾、化气和表；寒多不欲饮水的，治宜理中丸温中祛寒。

●【原文】

吐利止，而身痛不休者，当消息和解其外，宜桂枝汤小和之。 方三。 [387]

桂枝三两，去皮　芍药三两　生姜三两　甘草二两，炙　大枣十二枚，擘

右五味，以水七升，煮取三升，去滓，温服一升。

【注释】

① 消息：斟酌的意思。

② 小和：犹微和。

【白话解】

呕吐腹泻停止，而身体疼痛仍不解除的，是里和表未解，应当斟酌使用解表的方法，可用桂枝汤解肌祛风，微微和解表邪。

桂枝汤方

桂枝三两（去皮），芍药三两，甘草二两（炙），生姜三两（切片），大枣十二枚（剖开）。以上五味药，捣碎前三味药，与后两味药混合，加水七升，用微火煎煮成三升，去掉药渣，待药汁冷热适当时，服药一升。

【解析】

表里证同具的霍乱病，吐利止而身痛不休，此里和而表未和，当斟酌使用和解肌表的方法，可选用桂枝汤以小和之。所谓"消息"，寓有灵活变通、酌情使用的意思。这仅是举例而言，如见身疼痛而脉沉迟，乃营血耗伤，筋脉失养，就非单用桂枝汤所能胜任，而宜用桂枝新加汤；假如卫外阳虚，又当用桂枝加附子汤了，辨证选方，不拘一格。

吐利汗出，发热恶寒，四肢拘急，手足厥冷者，四逆汤主之。 方四。 [388]

甘草二两，炙　干姜一两半　附子一枚，生，去皮，破八片

右三味，以水三升，煮取一升二合，去滓，分温再服。强人可大附子一枚、干姜三两。

【白话解】

呕吐腹泻，汗出，发热畏寒，四肢拘挛紧急，手足厥冷的，是阴盛阳亡的表现，急用四逆汤回阳救逆。

四逆汤方

甘草二两（炙），干姜一两半，附子一枚（用生的，去皮，破成八片）。以上三味药，用水三升，煎煮成一升二合，去掉药渣，分两次温服。身体强壮的人可以用大的附子一枚、干姜三两。

【解析】

呕吐下利，津液耗损，小便本该不利，今反而清利，这是元阳大虚，肾气不能固摄的缘故。火不熯土，则下利清谷；卫阳失固，则大汗淋漓；阳气浮越于外故外显假热，里寒太甚而阳气大虚，故脉微欲绝。

●【原文】▦▦▦▦▦▦▦

既吐且利，小便复利，而大汗出，下利清谷，内寒外热，脉微欲绝者，四逆汤主之。 方五。用前第四方。 [389]

【白话解】

呕吐腹泻交作，而又小便通畅，大汗淋漓，所泻之物完谷不化，体表发热，脉微弱至极、似有似无，这是内真寒外假热的阴盛格阳证，急用四逆汤回阳救逆。

【解析】

吐泻交作，所泻完谷，已属脾阳大虚。吐泻甚者，小便当不利，今小便复利而又大汗出，内真寒而外假热，乃阳亡液脱，故脉微欲绝。

治用四逆汤，注家根据少阴、厥阴篇，认为吐利厥逆，脉微欲绝者，当用通脉四逆汤。

● 【原文】

吐已下断，汗出而厥，四肢拘急不解，脉微欲绝者，通脉四逆加猪胆汁汤主之。 方六。[390]

甘草二两，炙　干姜三两，强人可四两　附子大者一枚，生，去皮，破八片　猪胆汁半合

右四味，以水三升，煮取一升二合，去滓，内猪胆汁。分温再服，其脉即来。无猪胆，以羊胆代之。

【白话解】

呕吐腹泻已经停止，却见汗出而手足厥冷，四肢挛急不解，脉象微弱、似有似无的，是阴竭阳亡的危候，用通脉四逆加猪胆汁汤主治。

通脉四逆加猪胆汁汤方

甘草二两（炙），干姜三两（强壮的人可用四两），附子大的一枚（生用，去皮，破成八片），猪胆汁半合。以上四味药，用水三升，先加入前三味药煎煮至一升二合，去掉药渣，再加入猪胆汁，分两次温服。服药后，病人脉搏就会恢复。如果没有猪胆，也可以用羊胆代替。

【解析】

吐已下断，若肢温脉复，则是阳回佳兆；现汗出厥冷依然，四肢拘急不解，而且脉微欲绝，可见不是阳气回复，而是阳亡液竭的危候，故宜急用通脉四逆汤以回阳，加猪胆汁以益阴，且防其格拒。

吐利发汗，脉平，小烦者，以新虚不胜谷气故也。
[391]

【注释】

① 脉平：脉象平和。

② 谷气：食物之气。

【白话解】

呕吐、腹泻、汗出以后，脉搏呈平和之象，还感觉微烦不适的，是病后新虚，脾胃之气尚弱，不能消化食物所致。只要适当节制饮食，就可痊愈。

【解析】

呕吐、腹泻、汗出等症均解，脉亦平和，乃邪去正复的恢复期，只需注意饮食调护，不难痊愈。间有发觉微烦不适的，这是病后新虚、不胜谷气的缘故，不是病态，不需治疗。

辨阴阳易差后劳复病脉证并治

合六法，方六首

● 【原文】

伤寒，阴阳易之为病，其人身体重，少气，少腹里急，或引阴中拘挛，热上冲胸，头重不欲举，眼中生花，花一作眵。膝胫拘急者，烧裈散主之。**方一。**[392]

妇人中裈，近隐处，取烧作灰。

右一味，水服方寸匕，日三服，小便即利，阴头微肿，此为愈矣。妇人病取男子裈烧服。

【注释】

引阴中拘挛：牵引阴部拘急痉挛。

【白话解】

伤寒病后因男女房事而发生的阴阳易病，表现为身体沉重，气少不足以息，小腹挛急疼痛，甚或牵引阴部挛急疼痛，热气上冲至胸部，头重不能抬起，眼睛发花，膝与小腿肚拘急痉挛，用烧裈散主治。

烧裈散方

妇人内裤，在靠隐蔽处剪取一块，烧成灰，以上一味药，用水冲服一药匙，一日服三次。服后小便很快通畅、阴茎头部稍肿的，这是疾病将要痊愈之兆。如果是妇女患病，则剪取男人内裤烧灰服用。

【解析】

伤寒是广义的，包括一切外感病。病方新愈，男女即行房事，因而产生一系列的病变，如身重、少气、少腹急迫、牵及阴部、膝胫部拘挛疼急、热上冲胸、头重眼花等症状，宜用烧裈散治疗。

●【原文】

大病差后，劳复者，枳实栀子豉汤主之。 方二。 [393]

枳实三枚，炙　栀子十四个，擘　豉一升，绵裹

右三味，以清浆水七升，空煮取四升，内枳实、栀子，煮取二升，下豉，更煮五六沸，去滓。温分再服，覆令微似汗。若有宿食者，内大黄如博棋子五六枚，服之愈。

【注释】

① 大病：《巢氏病源》曰大病者，中风、伤寒、热劳、温疟之类是也。

② 劳复：疾病新愈，因劳累而又发的。

【白话解】

伤寒大病初愈，因劳累过度而复发，症见发热、心烦、脘腹胀满的，用枳实栀子豉汤主治。

枳实栀子豉汤方

枳实三枚，炙栀子十四个（剖开），豆豉一升（布包）。取淘米水七升，空煮至四升，加入枳实、栀子，煎煮成两升，再加入豆豉，煮五六滚，去掉药渣，分两次温服。服药后，应覆盖衣被，使病人微微出汗。如果内有宿食、大便不通，可加围棋子大小的大黄五六颗，服药后就会痊愈。

【解析】

大病初愈之后，因正气较虚，或余邪未尽，往往因调

摄不当，或劳力过甚，或饮食过多，皆可能导致病症复发，名为劳复。以劳则气上，余热复集，浮越于胸中；或是强食不化，热有所伤，因而病复，出现发热心烦、胸脘窒闷等症，治当清热除烦、宽中行气。如果兼有宿食不化，可酌加大黄以和胃泻实。

● 【原文】

伤寒差以后，更发热，小柴胡汤主之。脉浮者，以汗解之；脉沉实者，以下解之。方三。[394]

柴胡八两　人参二两　黄芩二两　甘草二两，炙　生姜二两　半夏半升，洗　大枣十二枚，擘

右七味，以水一斗二升，煮取六升，去滓，再煎取三升。温服一升，日三服。

【白话解】

伤寒病，病已痊愈，又再发热，如果兼见少阳脉证，用小柴胡汤主治；如果兼见脉浮，用发汗法以解表祛邪；如果兼见脉沉实有力，用攻下法祛除里实。

小柴胡汤方

柴胡半斤，黄芩三两，人参三两，半夏半斤（用水洗），甘草（炙）、生姜各三两，大枣十二枚（剖开）。以上七味药，加水一斗二升，煮至六升，去掉药渣，再煎煮成三升，每次温服一升，一日服三次。

【解析】

外感热病，热退病解后，又再发热，可能因余邪未尽，也可能是复感外邪，要根据脉症具体分析，求得主要病机，然后采用相应的治法。瘥后发热，一般正气较虚而邪不太甚，因而举出具有扶正达邪、和解枢机作用的小柴胡汤为代表方。当然仅是举例而言，所以接着提出了脉浮，以汗

308

解之，脉沉实者，以下解之。脉浮，标志着病势向外，脉沉实，表明里有实滞，然而仅提出宜汗、宜下的治法，却未举出具体方药，这意在示人随症选方，灵活化裁，以避免执方治病。

● 【原文】

大病差后，从腰以下有水气者，牡蛎泽泻散主之。

方四。[395]

牡蛎熬　泽泻　蜀漆暖水洗，去腥　葶苈子熬　商陆根熬　海藻洗，去咸　栝楼根各等分

右七味，异捣，下筛为散，更于白中治之。白饮和服方寸匕，日三服。小便利，止后服。

【白话解】

患伤寒大病，痊愈后，自腰以下出现水肿、小便不通畅的，用牡蛎泽泻散主治。

牡蛎泽泻散方

牡蛎（炒）、泽泻、蜀漆（用温水洗，去掉腥味）、葶苈子（炒）、商陆根（炒）、海藻（用水洗，去掉咸味）、瓜蒌根各等分。以上七味药，分别捣细过筛为散，再放入药白中研制。每次用米汤调服一方寸匕，每日服三次。服后小便通畅的，停止继续服药。

【解析】

腰以下有水气，固当利导，但病发于大病新瘥之后，气液已虚，牡蛎泽泻散究属峻利之剂，用之宜慎。钱璜说："必湿热壅滞，脉沉数有力始可用。"（见恽铁樵《伤寒论辑义按》）

本方为散剂，服法云："白饮和服方寸匕"，其量甚轻，复云："小便利，止后服"，峻药缓投。体虚肿实者，先去

其实，衰其大半，再议调摄可也。

● 【原文】

大病差后，喜唾，久不了了，胸上有寒，当以丸药温之，宜理中丸。 方五。[396]

人参　白术　甘草炙　干姜各三两

右四味，捣筛，蜜和为丸，如鸡子黄许大。以沸汤数合，和一丸，研碎，温服之，日三服。

【注释】

① 喜唾（tuò）：频频泛吐唾沫。

② 久不了了：延绵不断的意思。

【白话解】

大病愈后，总爱泛吐唾沫，不能自制，长期迁延不愈的，这是脾虚不能摄津、寒饮停聚胸膈所致，应当用丸药温补，可用理中丸。

理中丸方

　　人参、干姜、甘草、白术各三两。以上四味药，捣细筛末，用蜜混合做成鸡蛋黄大小的药丸，然后用开水数合，与一粒药丸混合研碎，趁热服用，白天服三次。

【解析】

大病瘥后，病人出现喜唾而久不了了，这是因病后脾胃阳虚，运化失司，饮食精微不得正常输布，而反凝聚成涎唾，上溢于口，源源不绝，所以喜唾，久不了了。理中丸能温中益气、驱寒燥湿，中阳得健，津液布化复常，则喜唾自可渐愈。后人经验，本方加益智仁，效果更好。

● 【原文】

伤寒解后，虚羸少气，气逆欲吐，竹叶石膏汤主之。

方六。 [397]

竹叶二把　石膏一斤　半夏半升，洗　麦门冬一升，去心　人参二两　甘草二两，炙　粳米半升

右七味，以水一斗，煮取六升，去滓，内粳米，煮米熟汤成，去米。温服一升，日三服。

【注释】

虚羸：虚弱消瘦。

【白话解】

伤寒热病，大热已解，余热未尽，气阴两伤，出现虚弱消瘦、气少不足以息、气逆要呕吐的，用竹叶石膏汤主治。

竹叶石膏汤方

竹叶二把，石膏一斤，半夏半升（用水洗），麦门冬一升（去心），人参二两，甘草二两（炙），粳米半斤。以上七味药，用水一斗，先加入前六味药煎煮至六升，去掉药渣，再加入粳米煎煮，待米熟汤成，去掉米，每次温服一升，每日服三次。

【解析】

伤寒病，既能损伤阳气，也能销铄阴液。本条所述是病解之后，气液两伤。津液耗伤，不能滋养形骸，所以身体羸瘦，中气不足，所以少气不足以息，胃阴伤而胃气上逆，所以气逆欲吐，竹叶石膏汤具有清热和胃、益气生津的作用，故为其主方。

○**【原文】**

病人脉已解，而日暮微烦，以病新差，人强与谷，脾胃气尚弱，不能消谷，故令微烦，损谷则愈。[398]

【注释】

① 脉已解：病脉已除，脉象正常。

辨阴阳易差后劳复病脉证并治

② 损谷：控制进食的数量。

【白话解】

病人病脉已解，脉呈平和之象，却每于傍晚时分出现轻微的心烦，这是疾病刚愈，脾胃功能还很虚弱，消化能力差，这是由于勉强进食，不能消化的缘故。此时，只需适当减少饮食，就会痊愈。

【解析】

病脉已解，尚见日暮微烦，乃因热病新瘥，脾胃运化之力尚弱，而勉强进食，不能消化，所以发生微烦，不需药物治疗，只要减少食物用量，自可痊愈。

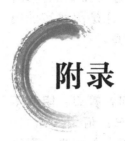

附录

辨脉法第一

◎【原文】

问曰：脉有阴阳者，何谓也？答曰：凡脉大、浮、数、动、滑，此名阳也；脉沉、涩、弱、弦、微，此名阴也，凡阴病见阳脉者生，阳病见阴脉者死。

【白话解】

问：脉象有阴脉、阳脉之分，说的是什么意思呢？答：大体说来，凡脉象表现为大、浮、数、动、滑的，为有余之脉，属于阳脉；凡脉象沉、涩、弱、弦、微，为不足之脉，属于阴脉。凡阴性病症出现阳脉的，这是正能胜邪，疾病向愈，预后良好；凡阳性病症出现阴脉的，这是正不胜邪，多属危候。

◎【原文】

问曰：脉有阳结阴结者，何以别之？答曰：其脉浮而数，能食，不大便者，此为实，名曰阳结也，期十六日当剧。其脉沉而迟，不能食，身体重，大便反硬，名曰阴结也。期十四日当剧。

【白话解】

问：阳结证和阴结证的脉象如何区分呢？答：病人脉象浮而数，能进食而大便秘结的，这是燥热实邪内结，名叫阳结。大约到第十七天，病会加重。病人脉象沉而迟，不能饮食，身体困重，大便反而结硬的，这是阴寒实邪内结，名叫阴结。估计到第十四天，病会加重。

● 【原文】

问曰：病有洒淅恶寒而复发热者，何？答曰：阴脉不足，阳往从之；阳脉不足，阴往乘之。曰：何谓阳不足？答曰：假令寸口脉微，名曰阳不足，阴气上入阳中，则洒淅恶寒也。曰：何谓阴不足？答曰：假令尺脉弱，名曰阴不足，阳气下陷入阴中，则发热也。阳脉浮（一作微）阴脉弱者，则血虚。血虚则筋急也。其脉沉者，荣气微也。其脉浮，而汗出如流珠者，卫气衰也。荣气微者，加烧针，则血流不行，更发热而躁烦也。

【白话解】

问：有一种病症，病人既有恶寒，又有发热，这是什么原因呢？答：阴不足则阳气得以乘之，所以发热；阳不足则阴气得以乘之，所以恶寒。问：什么是阳不足？答：以脉为例，假如寸口脉微，是为阳不足，阳虚则阴气乘之，阴盛则寒，就会出现如凉水洒在身上那样畏寒。问：什么叫阴不足呢？答：尺部脉弱，为阴不足，阴不足则阳气乘之，阳盛则热，所以就会发热。

病人寸脉浮，尺脉弱的，是阳气浮于外，阴血虚于内。卫阳衰不能外固，所以汗出如流珠；阴血亏虚不能濡养筋脉，所以产生筋脉挛急。如果病人脉沉，是营气衰弱。营气衰弱的人，若再用烧针治疗，就会更伤营阴、更助阳热，产生发热和躁扰心烦的变症。

● 【原文】

脉（一云秋脉）蔼蔼，如车盖者，名曰阳结也。

脉（一云夏脉）累累，如循长竿者，名曰阴结也。

脉瞥瞥，如羹上肥者，阳气微也。

脉萦萦，如蜘蛛丝者，阳气（一云阴气）衰也。

脉绵绵，如泻漆之绝者，亡其血也。

脉来缓，时一止复来者，名曰结。脉来数，时一止复来者，名曰促（一作纵）。脉，阳盛则促，阴盛则结，此皆病脉。

阴阳相搏，名曰动。阳动则汗出，阴动则发热。形冷、恶寒者，此三焦伤也。

若数脉见于关上，上下无头尾，如豆大，厥厥动摇者，名曰动也。

阳脉浮大而濡，阴脉浮大而濡，阴脉与阳脉同等者，名曰缓也。脉浮而紧者，名曰弦也。弦者状如弓弦，按之不移也。脉紧者，如转索无常也。

脉弦而大，弦则为减，大则为芤。减则为寒，芤则为虚。寒虚相搏，此名为革。妇人则半产、漏下，男子则亡血、失精。

【白话解】

脉象盛大好像车盖，是阳气偏胜所致，叫做阳结脉；脉象强直连绵不断，如摸长竿一样，是阴气偏胜所致，叫做阴结脉。脉象轻浮于上，状如肉汤上的油脂漂浮，这是阳气衰微的表现。脉象极其细小，状如蜘蛛丝一般的，这是阴气衰微的征象。脉象绵软无力，前大后细，好像漆汁泻下之状，这是大失血后血脉空虚的征象。

脉搏跳动缓慢，时而一止又复跳的，叫做结脉。脉搏跳动快，时而一止又复跳的，叫做促脉。脉促是阳盛所致，脉结是阴盛所致，这些都是病脉。

动脉是阴阳之气相互搏结，脉气不能贯通三部所致。如果寸部出现动脉，为阳虚不能固外，就要汗出；尺中见动脉的，为阴虚阳乘，就要发热；假如既不汗出，又不发热，而见形寒畏冷的，这是三焦阳气受伤，不能通达于外的缘故。动脉的形态是脉跳快，仅见于关部，上下无头无尾，像豆粒般大小，摇动不定，这就叫动脉。

寸部脉浮大而柔软，尺部脉也浮大而柔软，寸脉与尺脉等同，这是阴阳之气平和之象，名叫缓脉，是正常人和缓之脉。

脉象浮而紧的，叫做弦脉，不过弦脉的形状端直，状如弓弦，按之不移动；而紧脉却形如转紧的绳索，按之移动。两者以此为辨。

脉象弦而且大，弦而中取无力，这是阳气衰减的征象；大而中取无力，实即芤脉，是血虚的表现。阳气衰减生寒，血虚则脉芤，弦芤并见，这就叫革脉。妇女如出现此脉，多是流产或崩露下血之后；男子如出现此脉，多有失血或失精疾患。

⬤【原文】▬▬▬▬▬▬

问曰：病有战而汗出，因得解者，何也？答曰：脉浮而紧，按之反芤，此为本虚，故当战而汗出也。其人本虚，是以发战。以脉浮，故当汗出而解也。若脉浮而数，按之不芤，此人本不虚；若欲自解，但汗出耳，不发战也。

【白话解】

问：有的病先发寒战，既而汗出，汗后病就随之而愈，这是什么道理呢？答：这种病人脉象浮而紧，当是表证无疑，但重按中空，这又是正气不足的表现。正气不足，欲驱邪外出，势必与邪激争，所以会发生寒战。因为脉象浮，是正气驱邪于外，所以应当汗出而愈。假如脉象浮而数，重按不中空，说明正气不虚。正气充盛，足以驱邪，邪气不能与正争，所以仅只汗出，表邪自解，而不会发生寒战。

⬤【原文】▬▬▬▬▬▬

问曰：病有不战而汗出解者，何也？答曰：脉大而浮数，故知不战汗出而解也。

【白话解】

问：有的病人不发寒战就自然汗出而病愈，这是什么道理呢？答：这种病人脉象大而浮数，表明正气旺盛，足可驱邪，所以知道不发寒战就可汗出而愈。

●【原文】

问曰：病有不战，不汗出而解者，何也？答曰：其脉自微，此以曾经发汗、若吐、若下、若亡血，以内无津液，此阴阳自和，必自愈，故不战、不汗出而解也。

【白话解】

问：有的病人不发寒战，也不出汗而自行病愈，是什么道理呢？答：这种病人的脉象必然微弱。这是因为病中曾经发过汗，或经过涌吐，或经过泻下，或曾经失血，以致体内津液亏乏，汗源不足，但是邪气已衰，此时只要阴阳能自趋调和，就能既不发寒战也不出汗而自愈。

●【原文】

问曰：伤寒三日，脉浮数而微，病人身凉和者，何也？答曰：此为欲解也。解以夜半。脉浮而解者，濈然汗出也；脉数而解者，必能食也；脉微而解者，必大汗出也。

【白话解】

问：患伤寒三天，脉象浮数而微，病人不发热而身上凉和，这是什么原因呢？答：这是病将解除的征兆，病解的时间，大概在半夜。如果脉浮而病解的，为正气驱邪于外，所以应全身畅汗而病解；脉数而病解的，为胃气旺盛，病人应当能进食；脉微而病解的，是病邪已衰，所以一定会大汗出而病愈。

●【原文】

问曰：病脉，欲知愈未愈者，何以别之？答曰：寸口、关上、尺中三处，大小、浮沉、迟数同等，虽有寒热不解者，此脉阴阳为和平，虽剧当愈。

立夏得洪（一作浮）大脉，是其本位。其人病身体苦疼重者，须发其汗。若明日身不疼不重者，不须发汗。若汗濈自出者，明日便解矣。何以言之？立夏得洪大脉，是其时脉，故使然也。四时仿此。

【白话解】

问：诊察疾病要想知道是否痊愈，应当怎样判断呢？答：如果寸口、关上、尺中三部的脉象大小、浮沉、迟数相等，这是阴阳平和之象。此时，虽然有发热、畏寒等症状没有解除，病情似乎较重，也会痊愈。

病人在立夏出现洪大脉，这是夏令本应见的脉象。此时，如果病人出现身体疼痛重者，必须用发汗法治疗；如果第二天身体已经不疼不重了，那就不需要发汗了；如果全身畅汗，到第二天病就会解除。为什么这样说呢？因为立夏季节见脉象洪大，是夏令本脉。脉能应时，表示正气充足，能够顺应时令变化，所以知道病当痊愈。其他季节的脉象也可以类推。

●【原文】

问曰：凡病欲知何时得？何时愈？答曰：假令夜半得病，明日日中愈；日中得病，夜半愈。何以言之？日中得病，夜半愈者，以阳得阴则解也。夜半得病，明日日中愈者，以阴得阳则解也。

寸口脉浮为在表，沉为在里，数为在腑，迟为在脏。假令脉迟，此为在脏也。

趺阳脉浮而涩，少阴脉如经也，其病在脾，法当下利。何以知之？若脉浮大者，气实血虚也。今趺阳脉浮而涩，故知脾气不足，胃气虚也。以少阴脉弦而浮（一作沉），才见此为调脉，故称如经也。若反滑而数者，故知当屎脓也。

寸口脉浮而紧，浮则为风，紧则为寒。风则伤卫，寒则伤荣。荣卫俱病，骨节烦疼，当发其汗也。

318

趺阳脉迟而缓，胃气如经也。趺阳脉浮而数，浮则伤胃，数则动脾，此非本病，医特下之所为也。荣卫内陷，其数先微，脉反但浮，其人必大便硬，气噫而除。何以言之？本以数脉动脾，其数先微，故知脾气不治，大便硬，气噫而除。今脉反浮，其数改微，邪气独留，心中则饥，邪热不杀谷，潮热发渴，数脉当迟缓，脉因前后度数如法，病者则饥。数脉不时，则生恶疮也。

【白话解】

问：有些疾病，根据起病的时间，怎样能预知病愈的时间？答：假设半夜得病，第二天中午可以痊愈；中午得病，到了半夜也会好转。这是因为，中午为阳，半夜为阴，阳不和得阴就会调和，所以中午得病半夜就会解除；阴不和得阳也会调和，所以半夜得病，第二天中午可愈。

寸口脉浮为病在表，脉沉为病在里，脉数为病在腑，脉迟为病在脏。假如出现迟脉，这就是病在脏。

趺阳脉浮而涩，而少阴太溪脉正常的，主病在脾，依理应当腹泻，根据什么知道的呢？如果脉见浮而大，是气实血虚，现在趺阳脉不是浮大，而是浮而涩，可知是脾胃虚弱，所以应当腹泻。这里所说的少阴脉正常，是指少阴脉弦而浮，这是少阴经气调和之脉，所以说少阴脉如常。如果少阴脉反见滑而数的，则为邪热内郁，应当出现解脓血大便的症状。

寸口脉浮而紧，浮为风邪外受，紧为寒邪外束，浮紧一并出现，为风寒侵表的征象。风邪就会伤卫气，寒邪会伤营气。营气、卫气都患病，就会出现骨节疼痛，这是风寒袭表，经气不畅所致，所以应当采用发汗法治疗。

趺阳脉迟而缓，主胃气调和无病。如果趺阳脉浮而数，浮是胃气受损，数是脾气被扰，这些征象就是脾胃两伤。这并不是脾胃原来虚弱，而是医生误用下法造成的。误下致脾气损伤，营卫之气内陷，故数脉变微，而脉浮仍在。由于脾虚不能运化，所以大便硬，得嗳气症减；其脉仍浮，主邪气独留胃中，所以腹中饥饿，却不能消化水谷，潮热，口渴。如果数脉转为迟缓，并与病前脉的至数相同，同时知饥能食，这是脾胃功能恢复正常。如果病人脉数始终不去，为邪热稽留不去，时间久了，就会生恶疮。

● 【原文】████████████████████

师曰：病人脉微而涩者，此为医所病也。大发其汗，又数大下之，其人亡血，病当恶寒，后乃发热，无休止时，夏月盛热，欲著复衣，冬月盛寒，欲裸其身，所以然者，阳微则恶寒，阴弱则发热，此医发其汗，令阳气微，又大下之：令阴气弱，五月之时，阳气在表，胃中虚冷，以阳气内微，不能胜冷，故欲著复衣；十一月之时，阳气在里，胃中烦热，以阴气内弱，不能胜热，故欲裸其身。又阴脉迟涩，故知血亡也。

【白话解】

老师说：病人脉微而涩的，这是医生误治所造成的病变。由于误用峻汗药发汗，致阳气虚弱，又多次用峻泻药攻下，又损伤阴液，致阴阳俱虚，所以病人畏寒，接着又发热，并且发热、畏寒没有休止，夏天天气炎热，却想多穿衣服，冬季天气寒冷，却想裸露身体。之所以这样，是因为阴阳俱损，阳气衰弱就畏寒，阴血不足就要发热。五月的天气正值盛夏，阳气趋表，里阳微弱，不能胜阴寒，所以想多穿衣服；十一月正值冬令，阳气内潜，阴气内弱，不能胜内热，所以胃中烦热，想减衣裸体。此外，病人尺部脉迟涩，更是营血不足的有力证据。

● 【原文】████████████████████

脉浮而大，心下反硬，有热属脏者，攻之，不令发汗。属腑者，不令溲数。溲数则大便硬，汗多则热愈，汗少则便难，脉迟尚未可攻。

【白话解】

脉象浮而大，浮为邪气在表，大为邪实。脉浮而心下硬满，可见两种情况：如果热邪内结成实，而有便硬等症的，当用下法治疗，不可使用发汗法；如果里实未成，病势偏于表，则当先用汗法，不可先攻里，也不可用渗利小便法。因为小便多，津液更伤，大便就会燥结。表证宜汗，如果汗出透，邪随汗泄，就会热退病愈；如果汗出不透，则热不得泄，津液受损，就会导致大便困难。如果出现迟脉，迟脉主寒，攻下法就须慎用了。

● 【原文】

脉浮而洪，身汗如油，喘而不休，水浆不下，体形不仁，乍静乍乱，此为命绝也。又未知何脏先受其灾，若汗出发润，喘不休者，此为肺先绝也。阳反独留，形体如烟熏，直视摇头，此心绝也。唇吻反青，四肢习者，此为肝绝也。环口黧黑，柔汗发黄者，此为脾绝也。溲便遗失、狂言、目反直视者，此为肾绝也。

又未知何脏阴阳前绝，若阳气前绝，阴气后竭者，其人死，身色必青；阴气前绝，阳气后竭者，其人死，身色必赤，腋下温，心下热也。

【白话解】

脉象浮而洪，身上汗出如油，气喘不止，汤水不进，身体麻木不仁，失去知觉，神情忽而安静忽而躁扰，这是濒临死亡的脉症。要想知道哪一脏的脏气先绝，可以根据其他症状进行判断。假如汗出头发湿润而又气喘不休的，这是肺气先绝；如果阳热独盛，肤色如烟熏一样，并伴有两目直视摇头，这是心气先绝；若口唇青紫，四肢震颤、摇动不休，这是肝气先绝；如果口的周围呈青黑色，冷汗淋漓，皮色泛黄，这是脾气先绝；如果大小便失禁，言语狂乱，两目直视，这是肾气先绝。

另外，对某一脏来说，又有阴先绝或阳先绝的不同，这可从死后的表现判断。如果阳气先绝、阴气后绝，这种人死后，身体必发青色；而阴气先绝、阳气后绝，身体必然出现红色，而且腋下及心窝部仍然温暖。

●【原文】

寸口脉浮大，而医反下之，此为大逆。浮则无血，大则为寒，寒气相搏，则为肠鸣，医乃不知，而反饮冷水，令汗大出，水得寒气，冷必相搏，其人即𩜺。

【白话解】

寸口脉浮大无力，浮为阳气虚浮在外，大为中虚有寒，浮大相合，则里寒盛而虚阳外浮，其证属虚。医生却反用攻下之法，这是严重的治疗错误。误下后阳气更虚，里寒更甚，里寒凝滞，肠道气机受阻，就产生肠鸣，医生却不懂得这个道理，反而使用饮冷水的方法，来发其汗，使得水寒之气相搏结，因此，就发生了气逆噎塞的变症。

●【原文】

趺阳脉浮，浮则为虚，浮虚相搏，故令气𩜺。言胃气虚竭也。脉滑，则为哕。此为医咎，责虚取实，守空迫血。脉浮、鼻中燥者，必衄也。

【白话解】

趺阳脉浮，浮则为虚，虚则胃中不和，胃虚气逆，所以发生气逆而噎塞的症状，如果脉象滑，为胃虚寒饮内停之象，寒饮上逆，就会出现呃逆。这都是医生误治的过失，他们用治实证的方法治疗虚证，对于空虚之证，反而使用攻逐实邪法来劫迫阴血，致使胃气虚竭。如果脉浮而鼻中干燥，势必会出现鼻孔出血。

●【原文】

诸脉浮数，当发热，而洒淅恶寒，若有痛处，饮食如常者，畜积有脓也。脉浮而迟，面热赤而战惕者，六七日当汗出而解。反发热者，差迟。迟为无阳，不能作汗，其身必痒也。

【白话解】

凡是脉象浮数的，一般多见于表证，当有发热、畏寒症状。如果还伴有身体某一部位疼痛，而且饮食和正常人一样，这是局部将患痈肿的表现。脉象浮而迟，颜面发热潮红，同时伴全身发冷颤抖的，到六七天时，应当汗出而愈。如果没有出汗，反而发热的，那么，病愈的日期就会延迟。这是因为，病人脉象迟，这是里阳不足。里阳衰虚，不能蒸化津液作汗外出，邪郁肌表而不得解，所以发热无汗并必伴皮肤瘙痒，于是病愈的时间必然延长。

【原文】

寸口脉阴阳俱紧者，法当清邪中于上焦，浊邪中于下焦。清邪中上，名曰洁也；浊邪中下，名曰浑也。阴中于邪，必内栗也，表气微虚，里气不守，故使邪中于阴也。阳中于邪，必发热、头痛、项强、颈挛、腰痛、胫酸，所为阳中雾露之气，故曰清邪中上。浊邪中下，阴气为栗，足膝逆冷，便溺妄出，表气微虚，里气微急，三焦相混，内外不通，上焦怫郁，脏气相熏，口烂食断也。中焦不治，胃气上冲，脾气不转，胃中为浊，荣卫不通，血凝不流。若卫气前通者，小便赤黄，与热相搏，因热作使，游于经络，出入脏腑，热气所过，则为痈脓。若阴气前通者，阳气厥微，阴无所使，客气内入，嚏而出之，声嗢咽塞，寒厥相逐，为热所拥，血凝自下，状如豚肝，阴阳俱厥，脾气弧弱，五液注下，下焦不阖，清便下重，令便数难，脐筑湫痛，命将难全。

【白话解】

寸口脉三部都呈紧象，寸部脉紧，是雾露等清邪中于上焦，尺部脉紧，是水湿等浊邪中于下焦。由于雾露之邪轻而清，飘浮在上，伤人多伤上焦，故谓之洁，谓之清；水湿之邪重浊而沉，伤人多伤下焦，故谓之浑，谓之浊。清邪伤上伤表，就会出现发热、头痛、项强、腰痛、腿酸等表证；浊邪犯下犯内，就会出现心中寒栗、足膝发凉、大小便失禁等症。这些都是因为表气虚弱，里气不能内守，外邪得以乘虚侵袭所致。无论是病邪乘表虚而外入伤上，或乘里虚内入伤下，均可造成三焦混乱，表里内外不得通调。如果上焦邪气郁滞不通，内热熏灼于上，就会引起口腔和牙龈糜烂。如果中焦不调，就会影响脾胃运化功能，导致胃气上逆，脾失运化，营卫之气的生化和转输受到破坏，营卫之气不能通调，血脉也就不畅了。此时，倘若卫气先得通畅，内郁的邪热随卫气外泄，小便必然黄赤，或经络，或脏腑，凡邪热经过之处，由于邪热熏灼，就会发生痈肿；倘若营阴先得通畅，那么，卫气就会虚弱，阴无所使，卫外不固，外邪得以内入，里气与之抗争，就有打喷嚏、声音混浊难出、咽部哽塞等征象。如果外受的寒气与内在的逆气相搏结而不生热，血被热迫，就会出现大便下血如猪肝色。如果阴阳俱竭，中焦脾气衰败，使体液尽泄于下，下关不固，就会出现大便次数频繁而有后重感，脐腹部拘急绞痛，这时生命就很难保全了。

● 【原文】

脉阴阳俱紧者，口中气出，唇口干燥，蜷卧足冷，鼻中涕出，舌上苔滑，勿妄治也。到七日以来，其人微发热，手足温者，此为欲解；或到八日以上，反大发热者，此为难治。设使恶寒者，必欲呕也；腹内痛者，必欲利也。

【白话解】

脉寸部和尺部都呈紧象，同时出现鼻塞流涕、用口呼吸、唇口干燥、身体蜷曲而卧、足冷、舌苔滑等症，这是表里俱病、虚实混淆，既有寒邪郁闭肌表，又有阳虚里寒。

当此之时，治当精思明辨，分清表里之偏重，妥善处置，切勿随意乱投药物。假如病人畏寒发热，有恶心想吐的感觉，这是表寒偏重，病势偏重于表，治宜解表为主，兼顾其里；如果病人腹痛、腹泻，又是里寒偏甚，里证为重为急，治当先救其里，后治其表，或温里解表兼施。病至七八天后，如果出现微发热而手足转温的，这是正复邪退、疾病向愈的佳兆；若反而发大热，这是正衰邪盛、虚阳外越，病就比较难治了。

● 【原文】

脉阴阳俱紧，至于吐利，其脉独不解，紧去人安，此为欲解。若脉迟至六七日，不欲食，此为晚发，水停故也，为未解；食自可者，为欲解，病六七日，手足三部脉皆至，大烦而口噤不能言，其躁扰者，必欲解也。若脉和，其人大烦，目重，睑内际黄者，此为欲解也。

【白话解】

脉寸、关、尺三部都紧，并出现呕吐、腹泻，是寒邪内盛之象。如果脉紧不解，知邪气仍盛，其病未解；如果紧脉已消，脉转和缓，是阳复阴退之象，其病将要解除。如果脉象由紧转迟，到了六七天，不想吃东西，这是续发水饮内停之病，其病未解；如果食欲恢复正常，是中阳恢复，水饮得去之兆，其病向愈。病至六七天后，如果寸口、趺阳、少阴三处脉都至数如常，同时出现心烦得厉害、牙关紧咬不能说话、手足躁扰不安，这是正邪交争、病邪将退的佳兆；如果病人脉象调和如常，出现心烦异常、眼胞微肿、目黄，也是病将愈的征象。

● 【原文】

脉浮而数，浮为风，数为虚，风为热，虚为寒，风虚相搏，则洒淅恶寒也。

【白话解】

脉象浮而数，是风邪伤表的脉症。浮为风邪在表，数为卫阳不足。风属阳邪，阳盛于表，故而发热；卫阳不足，不能温分肉，所以畏寒。卫阳不足，复为风寒所束，所以身体就像冷水浇洒一样怕冷。

【原文】

脉浮而滑，浮为阳，滑为实，阳实相搏，其脉数疾，卫气失度，浮滑之脉数疾，发热汗出者，此为不治。

【白话解】

脉象浮而滑，浮主热在外，滑主邪气盛，浮滑脉并见，为阳热亢盛之象。如果病人的脉象由浮滑转为数疾，并见发热、汗出而不解，这是阳热亢盛至极，气血运行失去常度，阴液行将枯竭，病情险恶。

【原文】

伤寒咳逆上气，其脉散者死。谓其形损故也。

【白话解】

伤寒病，咳喘气逆，若见脉形散乱无根，以及大骨陷下等形损之症的，是元气将散、脏气将绝的表现，属于死证。

平脉法第二

【原文】

问曰：脉有三部，阴阳相乘。荣卫血气，在人体躬。呼吸出入，上下于中，因息游布，津液流通。随时动作，效象形容，春弦秋浮，冬沉夏洪。察色观脉，大小不同，一时之间，变无经常，尺寸参差，或短或长。上下乖错，或存或亡。病辄改易，进退低昂。心迷意惑，动失纪纲。愿为具陈，令得分明。

326

【白话解】

问：人的脉象有寸、关、尺三部，是阴阳相互依存、维系的反映。脉的搏动与营卫气血及肺气密切相关。在人体内，营卫气血随呼吸出入、气息的活动而循环上下、敷布周身，故有脉的跳动。人与天地相应，四时气候的变化，对人势必产生影响，故脉随四时而有变化，呈现多种多样的形态，如春天脉象弦，秋天脉象浮，冬天脉象沉，夏天脉象洪。同时，病人的脉象，有大小的区别，即使在一段时间内，也往往变化不定。此外，尺部和寸部脉象可参差不齐，或见短脉，或见长脉；上部和下部的脉象可以不一，有的脉搏存在，有的脉搏消失。并且，人一生病脉搏就会发生变化，或见脉搏跳得快，或见脉搏跳得慢，或见脉浮，或见脉沉。这些都容易使人心迷意惑，动辄就丢掉纲领，请老师详加陈述，以便清楚明白。

●【原文】

师曰：子之所问，道之根源。脉有三部，尺寸及关。荣卫流行，不失衡铨。

肾沉、心洪、肺浮、肝弦，此自经常，不失铢分。

出入升降，漏刻周旋，水下二刻，一周循环。当复寸口，虚实见焉。

变化相乘，阴阳相干。风则浮虚，寒则牢坚；沉潜水蓄，支饮急弦；动则为痛，数则热烦。

设有不应，知变所缘，三部不同，病各异端。

太过可怪，不及亦然，邪不空见，中必有奸，审察表里，三焦别焉，知其所舍，消息诊看，料度腑脏，独见若神。为子条记，传与贤人。

【白话解】

老师答：你所问的，正是医道中的根本问题。脉有三部，就是寸、关、尺。营卫气血的流行，如尺之量长短，秤之称轻重，准确无误。所以肾脉沉，心脉洪，肺脉浮，肝脉弦，这是各脏正常的本脉，不会有丝毫差错。随呼吸出入，人体营卫之气流行，按漏刻时间循环周身。漏刻中水下二刻，则循环一周。因此，按寸口之脉，就可察人体虚实，观病情的变化，明阴阳的偏盛偏衰。如果感受风邪，则脉象浮虚，感受寒邪则脉象牢坚，沉伏之脉主水饮停蓄，急弦之脉是支饮为害，动脉主痛，数脉主热甚。假如脉与病症不相对应，必须了解变化的根源。寸、关、尺三部的脉象不同，疾病也就相异。脉搏太过是病态，不及也是病态。总之，邪气不是空无所见的，如果穷究其源，必能找到病变根本。因此，必须审查病在表在里，分辨在上焦、中焦还是下焦，明确邪气所侵犯的部位，诊查推断脏腑的盛衰。如果掌握这些，就会有独到、高超的见解。为此，分条记述如后，以传给有知识的人。

●【原文】

师曰：呼吸者，脉之头也。初持脉，来疾去迟，此出疾入迟，名曰内虚外实也。初持脉，来迟去疾，此出迟入疾，名曰内实外虚也。

【白话解】

老师说：脉随呼吸之气的出入而行。初按脉搏时，其脉来得快，去得慢，这是因为呼吸之气呼出得快吸进得慢，叫做内虚外实。初按脉时，其脉来得慢，去得快，这是因为呼吸之气呼出得慢吸进得快，名叫内实外虚。

●【原文】

问曰：上工望而知之，中工问而知之，下工脉而知之，愿闻其说。师曰：病家人请云，病人若发热，身体疼，病人自卧。师到，诊其脉，沉而迟者，知其差也。何以知之？表有病者，脉当浮大，今脉反沉迟，故知愈也。

假令病人云，腹内卒痛，病人自坐。师到，脉之，浮而大者，知其差也。何以知之？若里有病者，脉当沉而细，今脉浮大，故知愈也。

【白话解】

问：高明的医生，通过察言观色（望诊）就能知道病情，一般的医生，通过问诊就能知道病情，水平低下的医生通过诊脉才能知道病情，请老师给以指教。老师答：假如病人家属来请医生时说，病人发热厉害，身体疼痛，却能自然安睡。到病家后诊病人的脉为沉而迟，知道疾病将要痊愈。根据什么知道的呢？这是因为，患者发热、身体疼痛，是表证之见症，表证脉应浮大，现在脉反见沉迟，为表证而得里脉，由此可知邪气已衰，疾病将要痊愈。假如病人诉腹部突然疼痛，却能安然自坐，切其脉为浮大，也可知道疾病将愈。根据什么知道的呢？这是因为，患者腹内疼痛，是病在里，里有病脉应当沉而细，现脉浮大，是阴证而见阳脉，为正复邪退之兆，所以知道疾病将愈。

◎【原文】

师曰：病家人来请云，病人发热，烦极。明日师到，病人向壁卧，此热已去也。设令脉不和，处言已愈。

设令向壁卧，闻师到，不惊起而盼视，若三言三止，脉之，咽唾者，此诈病也。设令脉自和，处言汝病大重，当须服吐下药，针灸数十百处，乃愈。

【白话解】

老师说：病人家属来请医生时说，病人发热很厉害。第二天医生到了病家，见病人朝墙安然入睡，这是热已经退了。此时，即使脉象还未趋调和，也可以断言疾病已经痊愈。假如病人朝墙而睡，医生来后，并不惊坐而起，却盯着医生，说话吞吐支吾、欲言又止，给他诊查时，却吞咽唾液，这是病人假装生病。假如病人的脉象正常，医生就可故意说这个病很重，应当服涌吐药及泻下药，并须针刺、艾灸数十数百个穴位，以吓唬病人，这样才能痊愈。

●【原文】

师持脉，病人欠者，无病也。脉之，呻者，病也。言迟者，风也。摇头言者，里痛也。行迟者，表强也。坐而伏者，短气也。坐而下一脚者，腰痛也。里实护腹，如怀卵物者，心痛也。

【白话解】

医生诊脉时，病人打哈欠的，这是没有病。医生诊脉时，病人呻吟的，这是有病。如果是说话迟钝不灵活的，是风病；摇头说话的，是里有疼痛的病症；行动迟缓的，是筋脉强急的病变；俯伏而坐的，是短气；不能正坐的，是腰痛；双手护腹，好像怀抱鸡蛋不肯放手，惧怕人触碰的，这是脘腹疼痛。

●【原文】

师曰：伏气之病，以意候之，今月之内，欲有伏气。假令旧有伏气，当须脉之。若脉微弱者，当喉中痛似伤，非喉痹也。病人云：实咽中痛，虽尔，今复欲下利。

【白话解】

老师说：伏气这种病，必须时时留意观察，注意及时发现病人，以便尽早治疗。假如过去确有邪气内伏，就应该及早诊查。如果脉象微弱的，就会出现咽喉疼痛剧烈，好像创伤一样，这不是喉痹证。病人说：确实有咽喉疼痛。虽然如此，但现在又想腹泻。

●【原文】

问曰：人病恐怖者，其脉何状？师曰：脉形如循丝，累累然，其面白脱色也。

【白话解】

问：人在恐惧害怕的时候，脉的形态怎么样？老师答：

脉形好像用手指按丝线，纤细而连贯，同时，病人的面部
失色而显苍白。

◎【原文】
问曰：人不饮，其脉何类？师曰：其脉自涩，唇口干
燥也。

【白话解】
问：人如果不饮水，以致津液亏虚，脉的表现怎么样？
老师答：脉象涩，并见唇、口干燥。

◎【原文】
问曰：人愧者，其脉何类？师曰：脉浮，而面色乍白
乍赤。

【白话解】
问：人羞愧时，脉的表现怎么样？老师答：脉象浮，
并见面色忽红忽白。

◎【原文】
问曰：经说，脉有三菽、六菽重者，何谓也？师曰：
脉者，人以指按之，如三菽之重者，肺气也；如六菽之重
者，心气也；如九菽之重者，脾气也；如十二菽之重者，
肝气也；按之至骨者，肾气也。

假令下利，寸口、关上、尺中，悉不见脉，然尺中时
一小见，脉再举头者，肾气也。若见损脉来至，为难治。

【白话解】
问：《难经》说脉有三菽重、六菽重，是怎么回事？老
师答：医生用手指按脉，如三粒小豆一样的重量就能切得
脉搏，是肺气之脉；如六粒小豆一样的重量而切得脉搏，
是心气之脉；如九粒小豆一样的重量而切得脉搏，是脾气
之脉；如十二粒小豆的重量而切得脉搏，是肝气之脉；重
按至骨始得脉搏的，是肾气之脉。假如病人腹泻，寸、关、

尺均摸不到脉搏，但尺部时而出现脉微微搏动，随呼吸而至的，这是肾气尚未竭绝；如果出现一息而脉二至的损脉，则是难治之证。

● 【原文】

问曰：脉有相乘、有纵、有横、有逆、有顺，何也？师曰：水行乘火，金行乘木，名曰纵；火行乘水，木行乘金，名曰横；水行乘金，火行乘木，名曰逆；金行乘水，木行乘火，名曰顺也。

【白话解】

问：脉象有相互乘侮、有纵横、有顺逆，讲的是什么呢？老师答：四时各有平脉，五脏之气与之相应，所以有春弦、夏洪、秋浮、冬沉之脉。如果五脏之气相乘相克，则为病脉。其中，如果脏腑之气相乘，克其所胜的，如夏令脉应洪，反见沉脉，是肾水乘心火；春季脉应弦，反见浮脉，是肺金乘肝木，这些就叫纵。如果脏腑之气反侮，反乘其不胜的，如冬季脉应沉，反见洪脉，是心火反侮肾水；秋令脉当浮，反见弦脉，是肝木反侮肺金，这些就叫横。如果秋令反见沉脉，是肾水乘肺金；春季反见洪脉，是心火乘肝木，这些是子气克母，名叫逆。如果冬令反见浮脉，是肺金乘肾水；夏令反见弦脉，是肝木乘心火，这些是母气乘子，名叫顺。

● 【原文】

问曰：脉有残贼，何谓也？师曰：脉有弦、紧、浮、滑、沉、涩，此六者名曰残贼，能为诸脉作病也。

【白话解】

问：脉象中有邪气伤人的病脉，是怎么回事？老师答：脉象中有弦、紧、浮、滑、沉、涩，这六种脉象就是邪气伤人所致的病脉，是邪气侵害各经脉所致病变的反映。

●【原文】

问曰：脉有灾怪，何谓也？师曰：假令人病，脉得太阳，与形证相应，因为作汤。比还送汤，如食顷，病人乃大吐，若下利，腹中痛。师曰：我前来不见此证，今乃变异，是名灾怪。又问曰：何缘作此吐利？答曰：或有旧时服药，今乃发作，故名灾怪耳。

【白话解】

问：脉象中有灾怪，是怎么回事？老师答：假如有一个病人，既有太阳之脉，又有太阳之证，脉与证相应，于是制作汤药治疗，待到服药后约一顿饭的时间，病人突然出现剧烈呕吐，或者严重腹泻，并见腹中疼痛。而医生就诊时没有这些见症，是现在才发生的意外变化，这就叫灾怪。又问：是什么原因引起的呕吐、腹泻？老师答：可能是以前服的其他药，现在才发生作用，所以引起了呕吐、腹泻等症，产生了意外变化。

●【原文】

问曰：东方肝脉，其形何似？师曰：肝者木也，名厥阴，其脉微弦濡弱而长，是肝脉也。肝病自得濡弱者，愈也。

假令得纯弦脉者，死，何以知之？以其脉如弦直，是肝脏伤，故知死也。

【白话解】

问：东方肝脉，它的表现怎么样？老师答：肝，属木，又叫厥阴，其脉微弦濡弱而长，是肝的平脉，如果肝病而见濡弱之脉，示疾病将愈。假如为单纯弦脉，预后不良。为什么呢？因为其脉如弓弦一样直，这是肝脏损伤，所以知道预后不良。

●【原文】

南方心脉，其形何似？师曰：心者火也，名少阴，其脉洪大而长，是心脉也。心病自得洪大者，愈也。

假令脉来微去大，故名反，病在里也。脉来头小本大者，故名复，病在表也。上微头小者，则汗出；下微本大者，则为关格不通，不得尿。头无汗者可治，有汗者死。

【白话解】

南方心脉，它的表现怎么样？老师答：心属火，又叫少阴，其脉洪大而长，是心的平脉。心病而见洪大脉，是疾病将愈。假如脉象来时微弱去时大，这是反常的现象，叫做"反"，主病在里。如果脉来时小而去时大，这叫"覆"，主病在表。如果脉浮取而微来时小的，就会出现汗出。如果脉沉取微而去时大的，则会出现关格不通，没有小便。此时，倘若头部无汗的，其病尚可以治疗；倘若有汗，属于死候。

● **【原文】**

西方肺脉，其形何似？师曰：肺者金也，名太阴，其脉毛浮也，肺病自得此脉。若得缓迟者，皆愈；若得数者，则剧。何以知之？数者南方火，火克西方金，法当痈肿，为难治也。

【白话解】

西方肺脉，它的表现怎么样？老师答：肺属金，又叫太阴，其脉如毛之浮，是肺的平脉。如果肺病而见此脉，或见缓迟，是疾病将愈。如果出现数脉，那么疾病就将增剧。为什么呢？脉数，主南方火邪盛，火克西方金，就会形成痈肿，是难治之症。

● **【原文】**

问曰：二月得毛浮脉，何以处言至秋当死。师曰：二月之时，脉当濡弱，反得毛浮者，故知至秋死。二月肝用事，肝脉属木，应濡弱，反得毛浮者，是肺脉也。肺属金，金来克木，故知至秋死。他皆仿此。

【白话解】

问：二月见毛浮脉，根据什么断言到秋天就会死亡呢？老师答：二月期间，脉象应当濡弱，反而出现毛浮（如毛之浮），所以知道到冬天会死。二月是肝气当令的时候，肝属木，脉应濡弱，却反而见毛浮脉，毛浮是肺脉，肺属金，金来克木，所以知道到秋天就会死亡。其他各季的脉象都可依此类推。

●【原文】

师曰：脉，肥人责浮，瘦人责沉。肥人当沉，今反浮；瘦人当浮，今反沉，故责之。

【白话解】

老师说：给肥胖人诊脉，如果脉浮，应当寻求致浮的原因；为瘦弱人诊脉，如果脉沉，应当查找致沉的根源。这是因为，肥胖人脉象本应当沉，现反而见浮；瘦弱人脉象本应浮，现反而见沉，都是反常之脉，所以应当查找原因。

●【原文】

寸脉下不至关，为阳绝；尺脉上不至关，为阴绝。此皆不治，决死也。若计其余命死生之期，期以月节克之也。

【白话解】

老师说：寸脉下不及关，是阳绝于上；尺脉上不达关，是阴绝于下，这都是不治之候，必死无疑。如果要预测病人的死期，可以根据月令季节与疾病相克的规律来推算。

●【原文】

脉病人不病，名曰行尸，以无王气，卒眩仆不识人者，短命则死。人病脉不病，名曰内虚，以无谷神，虽困无苦。

【白话解】

老师说：脉象有病而外形无病的，叫做行尸，是脏腑生气已竭的表现，如果突然昏眩仆倒不省人事的，就会夭折而死亡。如果外形病而脉象正常的，叫做内虚，这是缺乏水谷之气所致，虽然身体困苦，也无危害。

●**【原文】**

问曰：翕奄沉，名曰滑，何谓也？沉为纯阴，翕为正阳，阴阳和合，故令脉滑。关尺自平，阳明脉微沉，食饮自可。少阴脉微滑，滑者紧之浮名也，此为阴实，其人必股内汗出，阴下湿也。

【白话解】

问：脉来大而盛，又忽然沉下，像转珠一样的，叫做滑脉，这是什么意思？老师答：沉脉是少阴纯阴之象，脉大而盛是阳明正阳之象。少阴为先天之本，阳明是后天之本，阳明、少阴两相结合，则气血充盈，流行疾急，所以脉滑，而其关尺脉必自然相平。如果关脉不平而微沉，是阳明里实未甚，则饮食尚可；如果尺脉不平而微浮紧，这是少阴阴盛，病人一定会出现两大腿内侧出汗、阴部潮湿的症状。

●**【原文】**

问曰：曾为人所难，紧脉从何而来？师曰：假令亡汗、若吐，以肺里寒，故令脉紧也。假令咳者，坐饮冷水，故令脉紧也。假令下利，以胃中虚冷，故令脉紧也。

【白话解】

问：我曾被人问难，紧脉是怎样产生的？老师答：假如发汗太过，或者催吐，导致肺脏虚寒，可致紧脉；假如咳嗽的病人，因喝冷水，致寒饮内停，也能产生紧脉；如果患虚寒腹泻，因胃中虚寒，同样可致紧脉。

◎【原文】▬▬▬▬
寸口卫气盛，名曰高；荣气盛，名曰章；高章相搏，名曰纲。卫气弱，名曰惵；荣气弱，名曰卑；惵卑相搏，名曰损。卫气和，名曰缓；荣气和，名曰迟；迟缓相搏，名曰沉。

【白话解】
寸口卫气过盛的，叫高；营气过盛的，叫章；营卫之气均盛的，名叫纲。卫气弱的叫惵；营气弱的叫卑；营卫之气均弱的，名叫损。卫气调和的，名叫缓；营气调和的，名叫迟；营卫之气均调和的，名叫沉。

◎【原文】▬▬▬▬
寸口脉缓而迟，缓则阳气长，其色鲜，其颜光，其声商，毛发长；迟则阴气盛，骨髓生，血满，肌肉紧薄鲜硬。阴阳相抱，荣卫俱行，刚柔相搏，名曰强也。

【白话解】
寸口脉缓而迟，缓脉是卫气调和之象，卫气充盛于外，所以其人皮肤颜色鲜明，有光泽，声音清晰高亢，毛发生长旺盛；迟脉为营卫调和之象，营血盛于内，所以其人骨髓生长，血脉充盛，肌肉丰腴结实。阴阳相互促进，营卫之气流通，刚柔相济，所以身体强壮无病。

◎【原文】▬▬▬▬
趺阳脉滑而紧，滑者胃气实，紧者脾气强。持实击强，痛还自伤，以手把刃，坐作疮也。

【白话解】
趺阳脉滑而紧，滑主胃有实邪，紧主脾有实邪。脾胃之邪相互搏击，各持其强，自相伤害，这就好像用手握住刀口，因而产生创伤。

● 【原文】

寸口脉浮而大，浮为虚，大为实。在尺为关，在寸为格。关则不得小便，格则吐逆。

【白话解】

寸口脉浮而大，浮主正气虚，大主邪气实。浮大脉见于尺部的，是正虚于下，邪气关闭下焦，而致小便不通，这就叫"关"；浮大脉见于寸部的，是正虚于上，邪气格拒上焦，所以吐逆，这就叫"格"。

● 【原文】

趺阳脉伏而涩，伏则吐逆，水谷不化，涩则食不得入，名曰关格。

【白话解】

趺阳脉伏而涩，伏为中焦壅塞，水谷不化，所以吐逆；涩为脏气内结，脾虚不运，所以饮食不能入口，这也叫关格。

● 【原文】

脉浮而大，浮为风虚，大为气强，风气相搏，必成瘾疹，身体为痒。痒者名泄风，久久为痂癞。

【白话解】

脉象浮而大，浮是感受风邪，大是邪气盛。风邪与正气相互搏结，轻的邪犯肌表而出现皮肤出疹，身体瘙痒，名叫泄风；重的风邪久羁不去，皮肤溃烂结痂，而形成痂癞。

● 【原文】

寸口脉弱而迟，弱者卫气微，迟者荣中寒。荣为血，血寒则发热；卫为气，气微者心内饥，饥而虚满不能食也。

【白话解】

寸口脉弱而迟，弱是卫气虚弱，迟是营中有寒。营是血，血中受寒就发热；卫是气，气不足就会出现胃脘痞满，

338

虽感觉饥饿却不能饮食。

○【原文】
跌阳脉大而紧者，当即下利，为难治。
【白话解】
跌阳脉大而紧，脉大为虚，紧为寒盛，正虚而阴寒邪甚，应当见腹泻等症，治疗较为困难。

○【原文】
寸口脉弱而缓，弱者阳气不足，缓者胃气有余。噫而吞酸，食卒不下，气填于膈上也（一作下）。
【白话解】
寸口脉弱而缓，弱主阳气不足，运化不及；缓主胃中谷气有余，饮食停滞，所以出现嗳气、吞酸、饮食不下、胸脘满闷的症状。

○【原文】
跌阳脉紧而浮，浮为气，紧为寒。浮为腹满，紧为绞痛。浮紧相搏，肠鸣而转，转即气动，膈气乃下。少阴脉不出，其阴肿大而虚也。
【白话解】
跌阳脉浮而紧，浮为气虚，紧为寒甚，气虚则腹部胀满，寒甚则腹中绞痛。气虚寒甚相合，就会出现肠鸣，腹中气机转动，气机一转动则胸膈壅滞之气得以下行。如果少阴脉不现，是虚寒之气结于下焦，可致外阴部肿大而疼痛。

○【原文】
寸口脉微而涩，微者卫气不行，涩者荣气不逮。荣卫不能相将，三焦无所仰，身体痹不仁。荣气不足，则烦疼、口难言；卫气虚，则恶寒数欠。三焦不归其部，上焦不归者，噫而酢吞；中焦不归者，不能消谷引食；下焦不归者，则遗溲。

【白话解】

寸口脉微而涩，微是卫气虚运行不力，涩是营阴不足。卫虚而营不足，营卫不能相互协调，三焦失去依靠，就会导致身体麻痹不仁。营气不足，筋脉失养，则身体疼痛剧烈、口难说话；卫气虚弱，不能卫外，则怕冷、呵欠连连。营卫俱虚，三焦失养，不能各司其职，上焦失职，则嗳气吞酸；中焦失职，则不能消化饮食；下焦失职，则大小便失禁。

●**【原文】**

跌阳脉沉而数，沉为实，数消谷。紧者，病难治。

【白话解】

跌阳脉沉而数，沉主邪实于里，数主热，热能消化水谷，治疗较易。如果脉不沉数而沉紧，为里寒甚，属难治之候。

●**【原文】**

寸口脉微而涩，微者卫气衰，涩者荣气不足。卫气衰，面色黄；荣气不足，面色青。荣为根，卫为叶。荣卫俱微，则根叶枯槁，而寒栗咳逆，唾腥吐涎沫也。

【白话解】

寸口脉微而涩，微主卫气虚，涩主营气不足。卫气虚弱，则面色萎黄；营气不足，则面色发青。营好比树根，卫好比枝叶，营卫俱虚，则根及枝叶皆枯萎，所以出现畏寒战栗、咳嗽气逆、唾吐腥臭脓血及涎沫。

●**【原文】**

跌阳脉浮而芤，浮者卫气衰，芤者荣气伤，其身体瘦，肌肉甲错，浮芤相搏，宗气衰微，四属断绝。

【白话解】

跌阳脉浮而芤，浮主卫气虚，芤主营气伤，营卫之气衰微，不能充养形体，所以身体消瘦、皮肤粗糙，甚至皮肤干燥成鳞甲之状。浮和芤相互搏击，使宗气衰弱，也使皮、肉、脂、髓和四肢、骨骼都失去营养。

○【原文】

寸口脉微而缓，微者卫气疏，疏则其肤空；缓者胃气实，实则谷消而水化也。谷入于胃，脉道乃行，而入于经，其血乃成。荣盛，则其肤必疏，三焦绝经，名曰血崩。

【白话解】

寸口脉微而缓，微为卫气不足，不能固外，则肌腠空虚；缓是胃气有余，胃气充盛则能消化饮食、吸取水分。饮食入胃，才能生成营卫，运行于脉道；水分经胃的吸收，输送于经脉，才有血液的生成。营气虽盛而卫气弱，外则不能固护肌表，内则不能固其血，就会产生血崩之证。

○【原文】

跌阳脉微而紧，紧则为寒，微则为虚，微紧相搏，则为短气。

【白话解】

跌阳脉微而紧，紧为里寒，微为气虚。微紧相合，为脾胃虚寒、中气不足，所以产生短气症状。

○【原文】

少阴脉弱而涩，弱者微烦，涩者厥逆。

【白话解】

少阴脉弱而涩，弱为阴虚，阴虚心火上炎，则微见心烦；涩为血少，阴血虚少，血行不畅，不能温暖四肢，则为四肢厥冷。

◎【原文】

趺阳脉不出，脾不上下，身冷肤硬。

【白话解】

趺阳脉隐伏不显，主脾阳衰微。脾虚不能运化，水谷精微不能营养周身上下，所以身体冷而皮肤硬。

◎【原文】

少阴脉不至，肾气微，少精血，奔气促迫，上入胸膈，宗气反聚，血结心下，阳气退下，热归阴股，与阴相动，令身不仁，此为尸厥。当刺期门、巨阙。

【白话解】

少阴脉象不现，是肾气衰竭、精血不足。肾阴虚竭，不能潜阳，阳气上奔，迫促胸膈，宗气反而被阻，聚而不行，致血结心下。阳气若退于下，阳气下行，则阴部及两大腿内侧发热；阳与阴相争，阴阳之气两相郁遏，营卫俱不通行，所以出现身体厥冷不仁，失去感觉，状若死人，这就叫尸厥，应当针刺期门、巨阙穴。

◎【原文】

寸口脉微，尺脉紧，其人虚损多汗，知阴常在，绝不见阳也。

【白话解】

寸部脉微，尺部脉紧，微为阳气衰微，紧是阴寒内盛。阴邪常盛而阳衰，所以病人虚弱多汗。

◎【原文】

寸口诸微亡阳，诸濡亡血，诸弱发热，诸紧为寒。诸乘寒者，则为厥，郁冒不仁，以胃无谷气，脾涩不通，口急不能言，战而栗也。

【白话解】

一般来说，寸口脉微主阳虚，濡主血少，弱主阴虚发热，紧主寒。凡阳虚血少而又被寒邪所乘，气血不能通达内外，轻则出现口紧急，不能言语、畏寒战栗，重则出现四肢厥冷、昏晕而失去知觉。究其根源，在于胃虚不能纳谷，脾虚不能运化，外不能滋养形骸，内不能营养五脏。

● 【原文】
问曰：濡弱何以反适十一头？师曰：五脏六腑相乘故令十一。

【白话解】
问：濡弱脉为什么对十一脏都适宜？老师答：濡弱是胃气调和之脉，五脏六腑相生相克，俱赖胃气以滋生，所以濡弱脉对十一脏都适宜。

● 【原文】
问曰：何以知乘腑，何以知乘脏？师曰：诸阳浮数为乘腑，诸阴迟涩为乘脏也。

【白话解】
问：根据什么知道病入于腑？根据什么知道病入于脏？老师答：凡见阳脉如浮或数的，是病入于腑；凡见阴脉如迟或涩的，是病入于脏。

伤寒例第三

四时八节二十四气七十二候决病法：

立春正月节斗指艮	雨水正月中指寅
惊蛰二月节指甲	春分二月中指卯
清明三月节指乙	谷雨三月中指辰
立夏四月节指巽	小满四月中指巳
芒种五月节指丙	夏至五月中指午
小暑六月节指丁	大暑六月中指未
立秋七月节指坤	处暑七月中指申
白露八月节指庚	秋分八月中指酉

寒露九月节指辛　　　　霜降九月中指戌
立冬十月节指乾　　　　小雪十月中指亥
大雪十一月节指壬　　　冬至十一月中指子
小寒十二月节指癸　　　大寒十二月中指丑

●【原文】

《阴阳大论》云：春气温和，夏气暑热，秋气清凉，冬气冷冽，此则四时正气之序也。冬时严寒，万类深藏，君子固密，则不伤于寒。触冒之者，乃名伤寒耳。其伤于四时之气，皆能为病。以伤寒为毒者，以其最成杀厉之气也。

【白话解】

《阴阳大论》说：春天气候温暖，夏天气候炎热，秋天气候凉爽，冬天气候严寒，这是四季正常气候的变化规律。冬季严寒，自然界各种生物深深潜藏、伏匿，懂得养生的人能顺应自然之性而防护固密，所以不能被寒邪所伤。如果不慎感受了寒邪，这就叫伤寒。四时之气皆能伤人而致病，但伤寒这种邪气，是最为凛冽、肃杀的邪气，所以为害最烈。

●【原文】

中而即病者，名曰伤寒；不即病者，寒毒藏于肌肤，至春变为温病，至夏变为暑病。暑病者，热极重于温也。是以辛苦之人，春夏多温热病，皆由冬时触寒所致，非时行之气也。

【白话解】

感邪后立即发病的，名叫伤寒。感邪后不立即发病，寒毒邪气藏于肌肤之内，到了春季发病的，就成为温病；到夏季发病的，就成为暑病。所谓暑病，是热甚而重于温病的病症。所以辛苦劳累的人，春夏季之所以多患温热病，并不是感受了时行之气，而是由于冬季触犯了寒邪，寒邪伏藏所致。

【原文】

凡时行者，春时应暖，而复大寒；夏时应大热，而反大凉；秋时应凉，而反大热；冬时应寒，而反大温。此非其时而有其气，是以一岁之中，长幼之病多相似者，此则时行之气也。

【白话解】

所谓时行之气，是指时令的反常气候，如春季天气应该温暖却反而很冷，夏季天气应该炎热却反而很凉爽，秋季天气应该凉爽却反而酷热，冬季天气应该寒冷却反而温暖异常。人们如果感受了时行邪气，不论男女老幼，就会患相似的病症，这就是时行病。

【原文】

夫欲候知四时正气为病，及时行疫气之法，皆当按斗历占之。九月霜降节后，宜渐寒，向冬大寒，至正月雨水节后，宜解也。所以谓之雨水者，以冰雪解而为雨水故也。至惊蛰二月节后，气渐和暖，向夏大热，至秋便凉。

从霜降以后，至春分以前，凡有触冒霜露，体中寒即病者，谓之伤寒也。九月十月，寒气尚微，为病则轻；十一月十二月，寒冽已严，为病则重；正月二月，寒渐将解，为病亦轻。此以冬时不调，适有伤寒之人，即为病也。

其冬有非节之暖者，名曰冬温。冬温之毒，与伤寒大异，冬温复有先后，更相重沓，亦有轻重，为治不同，证如后章。

【白话解】

如果要想知道四时正常气候致病及四时不正常的疫疠之气致病的规律，可以按历法来推算。一般来说，农历九月霜降节以后，气候应当逐渐变冷。渐至冬季严寒，一直到正月雨水节前后，寒冷才渐渐解除。之所以叫"雨水节"，是因为冰雪融化而变为雨水的缘故。到了二月惊蛰节前后，气候渐渐温暖，渐至夏季炎热，到了秋季气候又变凉爽。从霜降节以后到春分节以前，凡是触犯霜雪雾露，感受寒邪后，立即就病的，叫做伤寒。九月至十月间寒气还较轻，致病也较轻微；十一月至十二月间严寒凛冽，致病就重；正月至二月间寒冷渐渐消退，致病也较轻。这些都是冬季调摄不当，恰好感受寒邪，立即就病的病症。如果冬季反常温暖，触犯而致病的，就叫冬温。冬温毒邪与伤寒根本不同。冬温的发病有先有后，或交相重叠，病情有轻有重，其治法也就不同，它的症候表现如后章所述。

◉【原文】▬▬▬▬

从立春节后，其中无暴大寒，又不冰雪；而有人壮热为病者，此属春时阳气，发于冬时伏寒，变为温病。

【白话解】

在立春节以后，如果没有突然出现严寒天气而又没有结冰下雪，却发生了高热的疾病，这是春天阳气升发，引动了冬季伏藏的寒邪，变成了温病。

◉【原文】▬▬▬▬

从春分以后，至秋分节前，天有暴寒者，皆为时行寒疫也。三月四月，或有暴寒，其时阳气尚弱，为寒所折，病热犹轻；五月六月，阳气已盛，为寒所折，病热则重；七月八月，阳气已衰，为寒所折，病热亦微。其病与温及暑病相似，但治有殊耳。

【白话解】

从春分节以后到秋分以前，气候突然变冷，因而致病的，都是时行寒疫。三月至四月间，有时天气骤然寒冷，此时人体阳气还较弱，若被寒邪所伤，患热病尚较轻。五月至六月人体阳气已经旺盛，一旦感受了寒邪，产生的热病就重。七月至八月人体阳气已经减弱，此时感受寒邪，产生的热病也轻。这种疾病与温病、暑病相似，但治疗却有区别。

十五日得一气，于四时之中，一时有六气，四六名为二十四气也。然气候亦有应至而不至，或有未应至而至者，或有至而太过者，皆成病气也。

但天地动静，阴阳鼓击者，各正一气耳。是以彼春之暖，为夏之暑；彼秋之忿，为冬之怒。

是故冬至之后，一阳爻升，一阴爻降也。夏至之后，一阳气下，一阴气上也。斯则冬夏二至，阴阳合也；春秋二分，阴阳离也。阴阳交易，人变病焉。此君子春夏养阳，秋冬养阴，顺天地之刚柔也。

小人触冒，必婴暴疹。须知毒烈之气，留在何经，而发何病，详而取之。是以春伤于风，夏必飧泄；夏伤于暑，秋必痎疟；秋伤于湿，冬必咳嗽；冬伤于寒，春必病温。此必然之道，可不审明之。

【白话解】

在一年四季中，每十五天为一节气，每一季度有六个节气，一年共有二十四个节气。一般来说，气候应与节气相应。但是气候的变化异常复杂，有时节气已到，而此时的气候却没有到；有时节气未到，而此时的气候却提前到来；有时气候虽应时而至，但表现太过，这些都能成为致病的邪气。然而，天地之间，阴阳之气相互鼓动推进，各自禀受一气。所以气候会由春天的温暖，变为夏天的炎热；由秋天的凉爽，变为冬季的严寒。冬至以后，阴气最盛，阴极则阳生，所以阳气开始上升，阴气开始下降。夏至以后，阳气最盛，阳极则阴生，所以阳气开始下降，阴气开始上升。这样，到了冬至、夏至，是阴阳二气相合之时；春分秋分，是阴阳二气相离之期。当阴阳转换之时，人如果不能适应就会生病。所以，懂得养生的人在春夏季养阳、秋冬季养阴，以与自然界的变化相适应。不懂养生的人，就不能顺应自然界的变化，触冒四时邪气，就会患急性热病。若要知道这些毒烈的邪气侵害哪一经，产生什么病，就必须详细诊察，才能得出正确结论。所以，春季感受风邪，夏天就发生泄泻；夏天感受暑邪，秋冬就会发生疟疾；秋天感受湿邪，冬天就会发生咳嗽；冬天受寒，春天就会产生温病。这是正常的规律，医者务须深究明白。

● 【原文】

伤寒之病，逐日浅深，以施方治。

今世人伤寒，或始不早治，或治不对病，或日数久淹，困乃告医。医人又不依次第而治之，则不中病。皆宜临时消息制方，无不效也。今搜采仲景旧论，录其证候诊脉声色，对病真方，有神验者，拟防世急也。

【白话解】

伤寒这种病，是逐渐由浅向深发展的，所以应当根据病情的发展来施治处方，现今社会上的人患伤寒病，初起时不及时治疗，或者治疗不对症，或者拖延日久，直到病情危重了才去就医，医生又不按规律和次序施治，当然就没有效果。如果医生能够根据病情变化，随证处方施治，就没有不收到效果的。现在我搜集整理张仲景原著，记录其症候和诊察疾病的方法，以及有良效的方剂，以备社会急需。

● 【原文】

又土地温凉，高下不同；物性刚柔，餐居亦异。是黄帝兴四方之问，岐伯举四治之能，以训后贤，开其未悟者。临病之工，宜须两审也。

【白话解】

此外，地域有温凉高低不同，物体属性有刚柔差异，人们的饮食起居也不相同，病症与治法也应有别。所以黄帝提出四方居民治法不同的问题，岐伯则列举了砭石、毒药、微针、灸焫四种不同的治疗方法及其作用，以教诲后代有知识的人，启发不知道变通的人，诊病的医生，必须

——明察。

◉【原文】

凡伤于寒，则为病热，热虽甚，不死。若两感于寒而病者，必死。

【白话解】

大凡感受寒邪，则会形成发热的疾病。发热虽然很甚，也不会导致死亡。但是如果是相表里的两经同时感受寒邪而发病，就容易死亡。

◉【原文】

尺寸俱浮者，太阳受病也，当一二日发。以其脉上连风府，故头项痛，腰脊强。

尺寸俱长者，阳明受病也，当二三日发。以其脉夹鼻、络于目，故身热、目疼、鼻干、不得卧。

尺寸俱弦者，少阳受病也，当三四日发。以其脉循胁络于耳，故胸胁痛而耳聋。此三经皆受病，未入于腑者，可汗而已。

尺寸俱沉细者，太阴受病也，当四五日发。以其脉布胃中，络于嗌，故腹满而嗌干。

尺寸俱沉者，少阴受病也，当五六日发。以其脉贯肾，络于肺，系舌本，故口燥舌干而渴。

尺寸俱微缓者，厥阴受病也，当六七日发。以其脉循阴器、络于肝，故烦满而囊缩。此三经皆受病，已入于腑，可下而已。

【白话解】

尺部、寸部脉象均浮的，是太阳受邪患病，多在一两天发病。因为太阳经脉上连风府，行于头项、腰脊部位，所以有头项疼痛、腰脊拘紧不柔和等症状。

尺部、寸部脉象都长的，是阳明受邪患病，大多在两三天发病。因为阳明经脉起于鼻旁，行于目下，所以有身体发热、目痛、鼻干燥、不能安卧等症状。

尺部、寸部脉象都弦的，是少阳受邪患病，大多在三四天发病。因为少阳经脉循行胸胁、出入耳中，所以有胸胁疼痛、耳聋的症状。太阳、阳明、少阳这三经患病，为病在经脉，邪气尚未传入腑，可以用发汗法治愈。

尺部、寸部脉象都沉细的，是太阴受邪生病，大多在四五天发病。因为太阴经脉络于胃，循行咽部，所以有腹部胀满、咽喉干燥的症状。

尺部、寸部脉象都沉的，是少阴受邪生病，大多在五六天发病。因为少阴经脉穿过肾、络于胸膈，连系舌根，所以少阴病见舌燥、口渴症状。

尺部、寸部脉象都微缓的，是厥阴受邪生病，大多在六七天发病。因为厥阴的经脉环绕阴器，入属于肝，所以有烦闷、阴囊缩入的症状。太阴、少阴、厥阴这三经患病，邪气已经传入胃腑，可用泄下法治愈。

● 【原文】

若两感于寒者，一日太阳受之，即与少阴俱病，则头痛、口干、烦满而渴；二日阳明受之，即与太阴俱病，则腹满身热、不欲食、谵语；三日少阳受之，即与厥阴俱病，则耳聋，囊缩而厥，水浆不入，不知人者，六日死。若三阴三阳、五脏六腑皆受病，则荣卫不行，腑脏不通，则死矣。

【白话解】

至于说到两感病，是指互为表里的阴阳两经同时感受寒邪而发病。例如，第一天太阳受邪，就与少阴同时发病，出现头痛、口干、心烦、腹部胀满而渴等症；第二天阳明受邪，就与太阴同时发病，出现腹部胀满、身体发热、不想进食、谵语等症；第三天少阳受邪，就与厥阴同时发病，出现耳聋、阴囊缩入、四肢冰冷、汤水喝不进、不省人事等症，大约六天就会死亡。如果三阴三阳、五脏六腑都受邪患病，导致营卫之气不流行，脏腑不通，则必死无疑。

●【原文】

其不两感于寒，更不传经，不加异气者，至七日太阳病衰，头痛少愈也；八日阳明病衰，身热少歇也；九日少阳病衰，耳聋微闻也；十日太阴病衰，腹减如故，则思饮食；十一日少阴病衰，渴止舌干，已而嚏也；十二日厥阴病衰，囊纵，少腹微下，大气皆去，病人精神爽慧也。

【白话解】

如果病人不是两感病，又没有发生传经，并且未再感受新的致病邪气的，到第七天，太阳病就会衰退，头痛就会好转；第八天，阳明病衰退，发热就会稍退；第九天，少阳病衰退，耳聋渐渐恢复，就能听得见声音；第十天，太阴病衰退，腹部胀满减轻，恢复到正常，并想吃东西；十一天少阴病衰退，口渴就会停止，舌干消失，并且打喷嚏；十二天厥阴病衰退，缩入的阴囊就会松弛复原，少腹拘急缓解，邪气均去，病人精神爽慧。

●【原文】

若过十三日以上不间，尺寸陷者，大危。若更感异气，变为他病者，当依旧坏证病而治之。若脉阴阳俱盛，重感于寒者，变成温疟。

【白话解】

如果经过了十三天病情仍继续发展，尺、寸脉均沉伏不显的，则预后险恶。如果又感受其他邪气，变成其他疾病的，应当依据后述坏病症进行施治。如果尺寸脉都紧而有力，又感受寒邪的，就会转变成温疟。

●【原文】

阳脉浮滑，阴脉濡弱者，更遇于风，变为风温。阳脉洪数，阴脉实大者，遇温热，变为温毒。温毒为病最重也。

阳脉濡弱，阴脉弦紧者，更遇温气，变为温疫（一本作疟）。以此冬伤于寒，发为温病，脉之变证，方治如说。

【白话解】

如果寸脉浮滑、尺脉濡弱，感受风邪的，就会转变成风温。如果寸脉洪数、尺脉实大，再感受温热，就会转变成温毒。温毒是最严重的一种病。如果寸脉濡弱、尺脉弦紧的，又感受温邪，就会转变成温疫。这些都是冬季感受寒邪，而变成温病的疾病。总之，必须详加诊察所变之证，因证立法处方，随证施治。

【原文】

凡人有疾，不时即治，隐忍冀差，以成痼疾。小儿女子，益以滋甚。时气不和，便当早言，寻其邪由，及在腠理，以时治之，罕有不愈者。患人忍之，数日乃说，邪气入脏，则难可制，此为家有患，备虑之要。凡作汤药，不可避晨夜，觉病须臾，即宜便治，不等早晚，则易愈矣。若或差迟，病即传变，虽欲除治，必难为力。服药不如方法，纵意违师，不须治之。

【白话解】

大凡人们有了疾病，往往不及时就医，却隐瞒忍耐，希望能够侥幸痊愈，结果成了顽固难治的疾病。小孩及妇女，尤其如此。因此，一旦感受时令不正之气而身体不适，就应该及早告诉医生，及时找出病因，趁邪尚在肌表、病势尚轻浅时，及时进行治疗，多能治愈。如果患病的人隐瞒忍耐，多天后才找医生，邪气已经深入脏腑，就难以治疗了。这是那些有患者的人家，应当注意的要点。凡是制作汤药，要不拘时间，不避早晚，发觉起病后，不论早晨晚上，马上就煎汤服药治疗，那么疾病就容易痊愈。如果稍有迟误，疾病就会传变，虽然想根治，也无能为力了。此外，服药不遵法度，随意违反医嘱，还不如不治疗。

【原文】

凡伤寒之病，多从风寒得之。始表中风寒，入里则不消矣。未有温覆而当不消散者。不在证治，拟欲攻之，犹当先解表，乃可下之。若表已解，而内不消，非大满，犹生寒热，则病不除。若表已解，而内不消，大满大实，坚有燥屎，自可除下之。虽四五日，不能为祸也。若不宜下，而便攻之，内虚热入，协热遂利，烦躁诸变，不可胜数，轻者困笃，重者必死矣。

【白话解】

大凡伤寒病，多为感受风寒所致。风寒开始侵袭肌表，渐至由表入里，病邪入里就不容易解除了。因此，凡风寒在表，应及时治疗，施用发汗解表法，并注意服药后适当覆盖衣被，使周身温暖而得汗，病邪就会消散。如果不遵循表里先后的证治规律，一起病就行攻下，就会引起变证。因此，如果表证尚未解除，还应当先解表，表解后，才能使用攻下的方法。如果表证已解而里证未除，一般可用下法。但若里实未成，未见大满大实之证，则不可攻下，若过早攻下，则病不能解除，如果表证已解，而里实已甚，肠中燥屎已成，而见大满大实之证，就应攻下燥屎，燥屎得去，则病可愈。如果不能攻下，而妄行攻下，致正气损伤，邪热内入，而产生协热下利、烦躁等各种变证，不可胜数，病变轻的就会加重，病情重的就会死亡。

【原文】

夫阳盛阴虚，汗之则死，下之则愈；阳虚阴盛，汗之则愈，下之则死。夫如是，则神丹安可以误发？甘遂何可以妄攻？虚盛之治，相背千里，吉凶之机，应若影响，岂容易哉！况桂枝下咽，阳盛则毙；承气入胃，阴盛以亡，死生之要，在乎须臾，视身之尽，不暇计日。此阴阳虚实之交错，其候至微；发汗吐下之相反，其祸至速，而医术浅狭，懵然不知病源，为治乃误，使病者殒殁，自谓其分，

至今冤魂塞于冥路，死尸盈于旷野，仁者鉴此，岂不痛欤！

【白话解】

阳热炽盛阴液亏虚的症候，误用发汗法治疗就会导致死亡，用泻下法治疗就会痊愈。寒邪外盛、卫阳被遏的症候，用发汗法治疗就会痊愈，用泻下法治疗就会导致死亡。如果明白这些道理，那么怎么会误用神丹来发汗？又怎么会妄用甘遂来泻下？虚证与实证的治疗，相距千里，疾病吉凶安危的变化，与治疗息息相关。治疗得当，就可去邪愈疾；治疗不当，反会促使患者死亡。治疗得当与否与疾病吉凶的变化，真可以说是如影随形，如响应声。由此可见，治病是多么不容易的事啊！更何况阳热盛的人服下桂枝汤，就会毙命；阴寒盛的人服下承气汤，就会死亡。死亡与生存的关键，发生在顷刻间，甚至在很短的时间内就会眼看着病人死亡。这些阴阳虚实、错综复杂的症候，其表现差异极其微小，如果发汗、吐下正好颠倒，那么灾祸马上就会到来。而一些医术浅薄、知识狭窄的医生，看病懵懵懂懂，不知病的根源，一治疗就发生错误，从而导致病人死亡，还妄称病人该死。至使冤魂堵塞了阴间的道路，死尸堆满了旷野。仁慈的人看到这种情况，怎么能不痛心呢？

●【原文】

凡两感病俱作，治有先后，发表攻里，本自不同，而执迷妄意者，乃云神丹、甘遂，合而饮之，且解其表，又除其里，言巧似是，其理实违。夫智者之举错也，常审以慎；愚者之动作也，必果而速。安危之变，岂可诡哉！世上之士，但务彼翕习之荣，而莫见此倾危之败，惟明者，居然能护其本，近取诸身，夫何远之有焉。

【白话解】

凡属两感病表里同病的，治疗应当有先有后。解表与攻里，本来就属两种不同的治法，但固执、主观臆断的人，却说什么神丹甘遂混合服用，既解表邪，又除里邪，言语虽巧，道理却根本不通。聪明人常审查周严、谨慎从事，而愚蠢的人往往鲁莽急躁。医生的行为直接关系到病人的安危，怎么可以置病人安危于不顾，而强行狡辩呢？现今社会上有地位的人，只知追求显赫的荣华富贵，却看不到身体有死亡的危险。只有明白事理的人，才懂得爱护自己的生命，而不为名利所动摇。

●【原文】

凡发汗温服汤药，其方虽言日三服，若病剧不解，当促其间，可半日中尽三服。若与病相阻，即便有所觉，重病者，一日一夜，当日卒时观之，如服一剂，病证犹在，故当复作本汤服之。至有不肯汗出，服三剂乃解；若汗不出者，死病也。

【白话解】

凡是温服发汗的汤药，处方后虽然说明一日服三次，但如果病情严重，服一次药后病不能解除的，应当适当缩短服药间隔时间，可以在半天内服完三次。如果药不对证，服药后就会有不适的感觉。病情重的，应该昼夜服药，并严密观察 24 小时，以防病情变化。如果服完一剂药后，病症还在的，应当再煎制汤药服用。此外，有的病人服药后不易汗出，直至服完三剂药后才汗出病解。如果服药后始终不出汗的，属于危险的症候。

●【原文】

凡得时气病，至五六日，而渴欲饮水，饮不能多，不当与也，何者？以腹中热尚少，不能消之，便更与人作病也。至七八日，大渴，欲饮水者，犹当依证与之。与之常令不足，勿极意也。言能饮一斗，与五升。若饮而腹满，小便不利，若喘若哕。不可与之。忽然大汗出，是为自愈也。

【白话解】

凡是患时气病，到了五六天，病人口渴想饮水，却又不能多喝的，就不应给病人喝。为什么呢？因为此时病人里热未甚，饮水后不能消耗掉，就会产生疾病。到了七八天，口渴严重想要喝水的，应当依病情酌情给予，但不能让病人喝满喝足。譬如，病人说要饮一斗水，只给予五升。如果喝水后病人感觉腹部胀满，小便不通畅，或气喘，或呃逆，就不能再给了，如果喝水后突然大汗出，这是病要自愈的征兆。

【原文】

凡得病，反能饮水，此为欲愈之病。其不晓病者，但闻病饮水自愈，小渴者，乃强与饮之，因成其祸，不可复数。

【白话解】

一般来说，虚寒证口多不渴，如果反而出现口渴能饮水的，这是阳气恢复、阴寒邪去、疾病将愈之兆。如果有不懂医道的人，偶听说患病能喝水，就会痊愈，于是稍见口渴的，就勉强给病人喝水，因而酿成变证，不可胜数。

【原文】

凡得病厥，脉动数，服汤药更迟；脉浮大减小；初躁后静，此皆愈证也。

【白话解】

大凡患病，病人脉象动数，服汤药后变成迟脉；或者原来的脉象浮大，现在变成小脉；或者初起神情躁烦不安，后来转为神情安静，这都是疾病将要痊愈的征象。

【原文】

凡治温病，可刺五十九穴。又身之穴，三百六十有五，其三十九穴，灸之有害；七十九穴，刺之为灾，并中髓也。

【白话解】

大凡治疗温热病，可以针刺人体的 59 个穴位。人体的穴位共有 365 个，其中 30 个穴位禁用艾灸，如果误灸就会对人造成损害；79 个穴位禁用针刺，如果针刺就会造成灾祸，这是因为针刺或艾灸这些穴位，都会损伤骨髓。

●【原文】

凡脉四损，三日死。平人四息，病人脉一至，名曰四损。脉五损，一日死。平人五息，病人脉一至，名曰五损。脉六损，一时死。平人六息，病人脉一至，名曰六损。

【白话解】

凡出现四损之脉的，三天就会死亡。所谓"四损"，是指正常人呼吸四次，病人脉搏来一次。如出现五损之脉的，一天就会死亡。所谓"五损"，是指正常人呼吸五次，病人脉搏来一次。如出现六损之脉的，一个时辰就会死亡。所谓"六损"，是指正常人呼吸六次，病人脉搏来一次。

●【原文】

脉盛身寒，得之伤寒；脉虚身热，得之伤暑。

【白话解】

脉象盛大而身体怕冷，是伤寒病；脉象虚软而身体发热，是中暑病。

●【原文】

脉阴阳俱盛，大汗出，不解者，死。脉阴阳俱虚，热不止者，死。脉至乍疏乍数者，死。脉至如转索者，其日死。谵言妄语，身微热，脉浮大，手足温者，生。逆冷，脉沉细者，不过一日，死矣。此以前是伤寒热病证候也。

【白话解】

脉象尺、寸部都大，大汗淋漓而病不解的，为正不胜邪之兆，属于死亡症候。脉尺部、寸部都呈虚象，发热不停止的，为正虚邪热亢极，属于危险症候。脉搏跳动忽快忽慢的，是心气将竭、营卫之气断绝之象，病情危重。脉搏跳动坚硬搏指，如扭转的绳索，是真脏脉现之兆，预后不良。病人神昏谵言妄语，身体轻微发热，脉象浮大，手足温暖的，尚有生机；如果手足厥冷，脉象沉细的，则预后不良。以上所叙述的，是伤寒热病的症候。

辨痉湿暍脉证第四

● 【原文】

伤寒所致太阳，痉、湿、暍三种，宜应别论，以为与伤寒相似，故此见之。

【白话解】

外邪所致的痉、湿、暍这三种病，应该另外讨论。由于此三者与太阳病的表现相似，所以在本篇叙述。

● 【原文】

太阳病，发热无汗，反恶寒者，名曰刚痉。

【白话解】

太阳病，有痉病的表现，而又见发热、无汗、怕冷的，名叫刚痉。

● 【原文】

太阳病，发热汗出，不恶寒者，名曰柔痉。

【白话解】

太阳病，有痉病的表现，而又见发热、出汗、不怕冷的，名叫柔痉。

● 【原文】

太阳病，发热，脉沉而细者，名曰痉。

【白话解】

太阳病，有颈项强急、口噤不开、角弓反张等痉病的表现，又见发热、脉象沉而细的，名叫痉。

● 【原文】

太阳病，发汗太多，因致痉。

【白话解】

太阳病，因为发汗太过，汗出过多，津液损伤，筋脉失养，因而形成痉病。

● 【原文】

病身热足寒，颈项强急，恶寒，时头热面赤，目脉赤，独头面摇，卒口噤，背反张者，痉病也。

【白话解】

病人身上发热足部发凉，颈项强急，畏寒，有时头部烘热，面部及眼睛发红，头部动摇不停，突然出现牙关咬紧不开、背部强直、角张反张的，这就是痉病。

● 【原文】

太阳病，关节疼痛而烦，脉沉而细（一作缓）者，此名湿痹（一云中湿）。湿痹之候，其人小便不利，大便反快，但当利其小便。

【白话解】

太阳病，关节疼痛厉害，脉象沉细的，这叫湿痹，湿痹的症候表现，多有小便不通畅、大便溏泄，应通利小便。

● 【原文】

湿家之为病，一身尽疼，发热，身色如似熏黄。

【白话解】

久患湿病的人，出现周身疼痛、发热、肌肤发黄、色如烟熏的，这是湿邪久郁化热、湿热郁遏之候。

● 【原文】

湿家，其人但头汗出，背强，欲得被，覆向火，若下之早，则哕，胸满，小便不利，舌上如胎者，以丹田有热，胸中有寒，渴欲得水而不能饮，则口燥烦也。

【白话解】

久患湿病的人，出现头部出汗，背部强硬不舒，形寒怕冷，想要盖被或烤火取暖，这是寒湿郁于肌表，卫阳被遏之证，治当温阳化湿解表，不可攻下。如果误用攻下，势必损伤正气，导致阳气下陷、湿阻于中，出现呃逆、胸闷、小便不通畅、口渴不能饮、舌上生苔等症。

● 【原文】

湿家下之，额上汗出，微喘，小便利（一云不利）者，死。若下利不止者，亦死。

【白话解】

久患湿病的人，如果误用攻下，出现额上出汗、微微气喘、小便通利的，是阴竭于下、阳脱于上，病情险恶；如果出现腹泻不停止，为脾阳衰竭，也属危候。

● 【原文】

问曰：风湿相搏，一身尽疼痛，法当汗出而解，值天阴雨不止，医云：此可发汗，汗之病不愈者，何也？答曰：发其汗，汗大出者，但风气去，湿气在，是故不愈也。若治风湿者，发其汗，但微微似欲汗出者，风湿俱去也。

【白话解】

问：风湿之邪相合，引起周身疼痛，依照治疗法则，应当发汗驱邪，汗出邪散则病可痊愈。但正遇到天阴下雨不止，医生说可以发汗，发了汗病却不愈，这是什么原因呢？答：这是因为发汗太过，汗出很多，这样只驱除了风邪，而湿邪仍然存在，所以没有痊愈。倘若用发汗法治疗风湿病，只宜让病人微微出汗，这样风邪和湿邪才能同时解除。

● 【原文】
湿家病，身上疼痛，发热面黄而喘，头痛，鼻塞而烦，其脉大，自能饮食，腹中和无病，病在头中寒湿，故鼻塞，内药鼻中，则愈。

【白话解】
久患湿病的人，出现身体疼痛、发热、面色发黄、气喘、头痛、鼻塞、心烦不安，如果病人脉象大，饮食正常，这是胃肠调和无病，湿热郁滞在上所致，所以鼻塞。在治疗上，可用药塞入鼻孔内，就可痊愈。

● 【原文】
病者一身尽疼，发热，日晡所剧者，此名风湿。此病伤于汗出当风，或久伤取冷所致也。

【白话解】
病人周身疼痛，发热，午后增剧的，这叫风湿。风湿的成因，是汗出后感受风邪，或长期贪凉取冷所致。

● 【原文】
太阳中热者，暍是也，其人汗出恶寒，身热而渴也。

【白话解】
感受暑热之邪而引起的太阳病证，就是暍。病人症状表现是身热、口渴、出汗、怕冷。

● 【原文】
太阳中暍者，身热疼重，而脉微弱，此亦夏月伤冷水，水行皮中所致也。

【白话解】

太阳中暑证，出现身体发热、沉重、疼痛，脉象微弱的，这是夏季被冷水所伤，水湿侵入肌表所致。

●【原文】

太阳中暍者，发热恶寒，身重而疼痛，其脉弦细芤迟，小便已，洒洒然毛耸，手足逆冷，小有劳，身即热，口开，前板齿燥。若发汗，则恶寒甚；加温针，则发热甚；数下之，则淋甚。

【白话解】

太阳中暑证，出现发热，怕冷，身体沉重疼痛，脉象弦细芤迟，解了小便后，就毛骨悚然、怕冷更甚，手足冰凉，稍微劳动，身体就发热，口就张开呼吸，门齿干燥。这是暑湿相兼而又气阴不足之证，治当清暑益气化湿，禁用发汗、攻下、温针法。如果误用发汗法治疗，会使怕冷更加严重；误用温针，会使发热更剧；如果屡次攻下，就会出现小便淋涩不通。

方剂索引

参 考 文 献

[1] 熊曼琪等.伤寒论.北京：人民卫生出版社，2011.

[2] 刘渡舟.伤寒论通俗讲话.第2版.北京：人民卫生出版社，2013.

[3] 刘渡舟，傅士垣，王庆国等.伤寒论诠解.第2版.北京：人民卫生出版社，2013.

[4] 陈亦人.陈亦人伤寒论讲稿.北京：人民卫生出版社，2011.

[5] 李赛美，李宇航等.伤寒论讲义.北京：人民卫生出版社，2012.

[6] 李培生等.伤寒论讲义.上海：上海科学技术出版社，2013.

[7] 王庆国等.伤寒论选读.北京：中国中医药出版社，2012.

[8] 冯世伦.胡希恕讲伤寒杂病论.北京：人民军医出版社，2009.